Tobias Matreitz
unter Mitarbeit von PD Dr. André-Michael Beer, M.Sc.

BASICS Naturheilverfahren

ELSEVIER
URBAN & FISCHER

URBAN & FISCHER
München • Jena

Zuschriften und Kritik an:
Elsevier GmbH, Urban & Fischer Verlag, Lektorat Medizinstudium, Karlstraße 45, 80333 München
medizinstudium@elsevier.de

Wichtiger Hinweis für den Benutzer
Die Erkenntnisse in der Medizin unterliegen laufendem Wandel durch Forschung und klinische Erfahrungen. Herausgeber und Autoren dieses Werkes haben große Sorgfalt darauf verwendet, dass die in diesem Werk gemachten therapeutischen Angaben (insbesondere hinsichtlich Indikation, Dosierung und unerwünschter Wirkungen) dem derzeitigen Wissensstand entsprechen. Das entbindet den Nutzer dieses Werkes aber nicht von der Verpflichtung, anhand der Beipackzettel zu verschreibender Präparate zu überprüfen, ob die dort gemachten Angaben von denen in diesem Buch abweichen, und seine Verordnung in eigener Verantwortung zu treffen.

Bibliografische Information der Deutschen Nationalbibliothek
Die Deutsche Nationalbibliothek verzeichnet diese Publikation in der Deutschen Nationalbibliografie; detaillierte bibliografische Daten sind im Internet unter http://dnb.ddb.de abrufbar.

07 08 09 10 11 5 4 3 2 1

Programmleitung: Dr. Dorothea Hennessen
Lektorat: Inga Dopatka
Redaktion: Dr. Manuel Abels, Heidrun Koskowski, Hannover
Herstellung: Christine Jehl, Rainald Schwarz
Satz: Kösel, Krugzell
Druck und Bindung: MKT-Print
Umschlaggestaltung: SpieszDesign, Neu-Ulm
Titelfotografie: © DigitalVision/GettyImages, München
Gedruckt auf 100 g/qm Eurobulk 1,1 Volumen

Printed in Slovenija
ISBN 978-3-437-42306-2

Aktuelle Informationen finden Sie im Internet unter **www.elsevier.de** und **www.elsevier.com**

Vorwort

Von „Vorwörtern" lese ich meist nur die ersten Zeilen, um mich dann darüber zu amüsieren, dass der Vorwortschreibende stets verspricht, er werde sich kurz fassen, dies aber in den seltensten Fällen tatsächlich schafft. Nicht so mein Vorwort – ich sag's gleich: Mein Vorwort wird lang. Das vorliegende Buch ist nämlich mein erstes Buch, und ich habe ordentlich dafür gerackert. Darum werde ich den Platz nutzen und an dieser Stelle alles loswerden, was mir auf dem Herzen liegt.

Die Naturheilverfahren haben mich schon von jeher gereizt. Was mir besonders gefällt, ist, dass viele sehr verschiedene, auseinandergehende und gegensätzliche Meinungen aufeinandertreffen. Man stößt meist auf extreme Meinungen – total dafür oder total dagegen, selten etwas anderes. Ich hatte nun das außerordentliche Glück, dass meine Uni – die Ruhruniversität Bochum – mit der Modellabteilung für Naturheilverfahren der Klinik Blankenstein und dem Lehrbereich Naturheilverfahren für die vorklinischen und klinischen Semester Wahlpflichtkurse anbietet. So war es mir möglich, mich umfassend und fundiert mit den Möglichkeiten und Grenzen von Naturheilverfahren theoretisch und praktisch zu beschäftigen. Die Möglichkeiten, die Naturheilverfahren bieten, und vor allem ihre wissenschaftliche Seriosität haben mich fasziniert. Immer wieder motivierten mich besonders jene Patientinnen und Patienten, die nach langen, zermürbenden Behandlungszeiten mit kaum Aussicht auf Heilung zumindest wieder auf Linderung und auf eine Verbesserung ihrer Lebensqualität hoffen konnten! Als mir dann angeboten wurde, dieses Buch zu schreiben, musste ich nicht lange überlegen, ob ich das machen sollte. Mit großer Begeisterung habe ich mich der Herausforderung gestellt, die Naturheilverfahren anderen Studenten und allen Interessierten nahezubringen und ihnen fundierte Informationen zu bieten – mit fachkundiger Hilfe wohlgemerkt.

Natürlich kann dieses Buch entsprechend seinem Konzept lediglich als „Appetizer" dienen. Immerhin entsprechen die Naturheilverfahren einem Querschnittsfach, das im Grunde mit allen Disziplinen der Medizin verknüpft ist. Dementsprechend habe ich an vielen Stellen darauf hingewiesen, dass weiterführende Literatur lohnenswert ist. Mit diesem Buch kann und soll kein Anspruch auf Vollständigkeit erhoben werden. Vielmehr möchte ich ein Grundlagenwissen vermitteln und das Interesse für dieses Fach wecken. Denn es bietet einen reichen Schatz an Möglichkeiten, von dem unsere Patienten profitieren können.

Doch dieses Buch ist nicht allein mein Werk, sondern es ist mit der wertvollen Hilfe vieler Beteiligten entstanden, bei denen ich mich von Herzen bedanken möchte:

Zuerst fachlich bei Herrn PD Dr. med. André-Michael Beer, Chefarzt der Modellabteilung für Naturheilverfahren der Klinik Blankenstein und Leiter des Lehrbereiches Naturheilverfahren. Er war nicht nur mein Mentor bei diesem Buch und hat mich dabei intensiv unterstützt. Mit seinem Wahlpflichtfach „Naturheilverfahren in Theorie und Praxis" vertiefte er mein Interesse für dieses Fach und überzeugte mich von dessen Möglichkeiten.

Dank gebührt auch dem Elsevier-Verlag, insbesondere Willi Haas und Inga Dopatka, die mir bei allen Widrigkeiten des Büchermachens mit Rat und Tat zur Seite standen.

Ganz besonders danke ich meiner wunderbaren Freundin Nina, die oft auf mich verzichten musste, mich aber immer liebevoll und mit viel Geduld unterstützt und selbst oft zurückgesteckt hat!

Last, but not least bedanke ich mich bei den besten Eltern der Welt: MEINEN! Für all die Unterstützung, nicht nur bei diesem Buch, sondern über die ganzen letzten Jahre hinweg. Für all eure Kraft, eure Zuversicht, euren Glauben an mich, für die Opfer, die ihr für mich in Kauf genommen habt. Ohne eure Unterstützung hätte ich mein „Traumstudium" nie durchziehen können. Mit eurer Liebe und eurem Vertrauen habt ihr mir – und auch meiner Schwester Sara – etwas unermesslich Wertvolles mitgegeben.

Dieses Buch ist für euch!

Bochum, im Sommer 2007
Tobias Matreitz

Für Hans-Jürgen und Eleonore Matreitz.

Inhalt

Grundlagen zu den Naturheilverfahren

A Allgemeiner Teil

Einführung in die Naturheilverfahren

Standortbestimmung

Natürliche und schonende statt invasiver Medizinverfahren erfreuen sich immer größerer Beliebtheit – und das weltweit. In der Bundesrepublik Deutschland zählen heute etwa 70% der Bevölkerung zu den Anwendern von Naturheilmitteln (▮ Tab. 1). Folgt man nationalen und internationalen epidemiologischen Studien, liegt der Wunsch nach einer Behandlung mit Naturheilverfahren bei 70–80%.
Diesem Trend der Bevölkerung folgen nun auch die Verantwortlichen in den jeweiligen Fachbereichen. Immer mehr Podiumsdiskussionen, Fachverbände, Autoren und auch die Politik beschäftigen sich mit Alternativen und Ergänzungen zur klassischen Schulmedizin als sogenannter konventioneller Medizin. Selbst auf die Lehre wirken sich diese Diskussionen aus: am 26. April 2002 wurde die Reform (9. Novelle) der **Approbationsordnung für Ärzte** mit großer Mehrheit vom Bundesratsplenum verabschiedet. Für den Bereich der Naturheilverfahren wesentlich erscheint die Empfehlung zur Modifikation des § 27. Der Ausschuss empfiehlt, Naturheilverfahren, Physikalische Medizin und Rehabilitation stärker in der Ausbildung zu berücksichtigen. Die Begründung dafür: „Unabhängig von der fachlichen Bewertung werden Naturheilverfahren von den Patienten in hohem Maße nachgefragt. Daher ist es erforderlich, dass der Arzt – unabhängig von seiner späteren fachlichen Ausrichtung – Grundkenntnisse in Naturheilverfahren besitzt und diese Verfahren beurteilen kann. Grundkenntnisse in den Naturheilverfahren sollen daher zu den Zulassungsvoraussetzungen zum zweiten Abschnitt der ärztlichen Prüfung gehören." [5]

	Bevölkerung ab 16 Jahre insgesamt	Männer	Frauen
1970	52%	49%	55%
1997	65%	55%	74%
2002	73%	66%	79%

Aus: Allensbacher Archiv, IfD-Umfrage 7016, Januar 2002

▮ Tab. 1: Starke Ausweitung des Kreises der Naturheilmittelanwender.

Wie aber sieht es in der Praxis aus? In der Tat stecken wir zurzeit mitten im Umbruch. Es besteht viel Klärungsbedarf in den unterschiedlichsten Bereichen. So müssen wissenschaftliche Evidenz und Unbedenklichkeit der verschiedenen Verfahren überprüft werden, zudem ist die Abrechnung der neuen Verfahren noch lange nicht ausreichend im **GKV-Katalog** berücksichtigt. An den Universitäten herrscht ein großer Bedarf an naturheilkundlich ausgebildetem Personal und entsprechenden Stundenplänen, dieser kann jedoch lokal nur sehr unterschiedlich gedeckt werden. Hinzu kommen verschiedene Vorstellungen sowie Schulen in den Naturheilverfahren und weiterer Medizinsysteme wie Homöopathie und anthroposophische Medizin. Unzureichende Definitionen und Abgrenzungen der Begriffe und das Zusammenfassen der verschiedensten Systeme unter den Begriff „Komplementärmedizin" erschweren es dem Studierenden, den Überblick zu behalten. Zudem wird die Diskussionen um das Für und Wider von Alternativen zur konventionellen „Apparatemedizin" unnötig angeheizt.
Ziel dieses Kapitels ist es, eine Definition nach aktuellem Stand der Wissenschaft zu den **klassischen Naturheilverfahren** bzw. ihren **fünf Säulen** und den zugrunde liegenden Wirkmechanismen und Therapiegrundlagen zu geben sowie eine klare Abgrenzung gegenüber den anderen Medizinsystemen zu ziehen. Im Speziellen Teil werden zu ausgewählten Krankheitsbildern konkrete naturheilkundliche Therapiekonzepte vorgestellt. In den jeweiligen Kapiteln sollen Praxisbezug und wissenschaftliche Fundierung der einzelnen Verfahren deutlich werden. Aufgrund des vorgegebenen Rahmens kann jedoch lediglich ein Über- bzw. Einblick geleistet werden; für tiefer gehende Informationen siehe weiterführende und speziellere Lehrbücher.

Entwicklung der Medizin

Seit Urzeiten bedient sich die Heilkunde der **genuinen Heilfaktoren** wie Wärme, Kälte, Erde, Wasser, Luft, Pflanzen etc., so dass der Einsatz von Naturheilmitteln seit jeher als fester Bestandteil der medizinischen Behandlung gilt. Im Mittelalter wurden Naturprodukte wie verschiedene Salze und vor allem **Heilpflanzen** (Klosterheilkunde) eingesetzt. Im 19. Jahrhundert, mit der Entwicklung der Analytik, konnte man mit der Dosierung von Einzelstoffen aus Pflanzen beginnen, die im 20. Jahrhundert mit der vollständigen Synthetisierung ihren Abschluss fand (z. B. Acetylsalicylsäure). Durch die Entwicklung der Grundlagenfächer wie u. a. Physiologie, Biochemie wurde die Entwicklung synthetischer Arzneimittel in Gang gesetzt (z. B. Sulfonamide, Antiseptika). Durch ihre definierte und belegbare Wirksamkeit kam es zur überwiegenden Verordnung von synthetischen Arzneimitteln. Die Fortschritte der Naturwissenschaften führten zur Abwendung von der Humoralpathologie hin zum zellularpathologischen Denken.
Durch diese Entwicklungen traten die Behandlung mit Naturheilmitteln und -heilverfahren sowie deren Erforschung deutlich in den Hintergrund, blieben aber an einigen Universitäten und anderen klinischen Institutionen, vor allem aber in zahlreichen Praxen ein wichtiger Bestandteil der konventionellen Medizin.
Die Naturheilkunde wurde über Jahrhunderte von Erfahrungen (→ Erfahrungsmedizin), Beobachtungen und spirituellen/religiösen Einflüssen geprägt und lieferte ein auch durch philosophische Kriterien untermauertes medizinisches Weltbild. Sie sah den Menschen sowohl als Individuum als auch in seinem sozialen und spirituellen Gefüge.
Die fortschreitenden Spezialisierungen atomisierten das medizinische Denken. Durch eine immer mehr symptomfixierte Vorgehensweise des Schulmediziners wurde das Individuum als Ganzes aus den Augen verloren. Der Patient war in seinen Gesundungsprozess nicht mehr eingebunden, weil Krankheiten als rein wissenschaftliches Problem verwaltet und von Spezialist zu Spezialist weitergereicht wurden, ohne das individuelle Gesamtbild und die persönlichen Beobachtungen und Erfahrungen der Patienten zu berücksichtigen. Diese

Entwicklungen scheinen nun gestoppt zu sein: Die Wissenschaft weiß heute um die enorme Bedeutung einer gesunden **Körper-Seele-Geist-Beziehung.** Der Patient muss dort abgeholt werden, wo er gerade steht, d. h., seine Beobachtungen des Krankheitszustandes werden in die Diagnose einbezogen, auch wenn die Geräte zunächst nichts erkennen lassen. Die Erfahrungen des Patienten mit der Therapie beeinflussen zudem deren weiteren Verlauf.

Ein Beispiel: In früheren Zeiten wurden die Säuglinge von der Mutter nach Bedarf gestillt. Anfang des 20. Jahrhunderts wurde die Säuglingsernährung durch die neue Generation naturwissenschaftlich geprägter Ärzte systematisch untersucht. Die Vielschichtigkeit der Beziehung von Mutter und Säugling während des Stillens wurde in der mechanistisch geprägten Zeit vollkommen außer Acht gelassen, was dazu führte, dass streng reglementierte Stillempfehlungen entstanden. Heute weiß man aufgrund fortgeschrittener medizinischer und entwicklungspsychologischer Erkenntnisse, dass der Säugling in der Lage ist, seine Bedürfnisse und das, was sein Körper braucht, durch eine besondere Art der Mutter-Kind-Kommunikation auszudrücken. Dies führte dazu, dass den natürlichen Vorgehensweisen wieder mehr Beachtung geschenkt wurde und wir heute die gleichen Stillempfehlungen wie vor über 100 Jahren haben.

Naturheilverfahren – eine Definition

Wenn wir von Naturheilverfahren (bzw. -kunde) sprechen, sind damit die klassischen Naturheilverfahren gemeint. Zwischen den klassischen Naturheilverfahren und dem Begriff der **Komplementärmedizin** muss eine klare Abgrenzung getroffen werden! Der Begriff Komplementärmedizin hat sich aus dem angelsächsischen Sprachraum von „complementary medicine" (CAM; komplementärmedizinische Verfahren) abgeleitet und ist unscharf gefasst. So beinhaltet die Komplementärmedizin auch Verfahren, die in Europa kein fester Bestandteil der konventionellen Medizin (Schulmedizin) sind, und schließt sogar die eigenständigen Medizinsysteme wie Homöopathie oder Anthroposophische Medizin undifferenziert mit ein. Dazu konstatiert die Initiative für komplementäre und alternative Medizin der EU: „Unkonventionelle Medizin ist ein sehr heterogener Sektor. Die Wissensgrundlage für komplementärmedizinische Verfahren bleibt unsicher und ist Gegenstand von Spekulationen anstelle von gesichertem Wissen." Dies trifft auf die klassischen Naturheilverfahren nicht zu. Sie sind die historische Grundlage und ein traditioneller Bestandteil der konventionellen Medizin mit einem großen, jahrhundertealten Erfahrungswissen in unserem Kulturkreis. Dabei wird jedes Naturheilverfahren pragmatisch und (heute) wissenschaftlich belegbar nach seinen Wirkfaktoren, Wirkprinzipien und Wirkweisen definiert (nach Hentschel; s. S. 4). Dies ist auch die Grundlage für die stärkere Berücksichtigung der Naturheilverfahren im Studium. In Deutschland bilden traditionell die fünf klassischen Naturheilverfahren den Kern der sogenannten Naturheilkunde: Hydro-/Thermotherapie, Bewegungstherapie/Massagen, Ernährungstherapie, Phytotherapie sowie Ordnungstherapie (▮ Abb. 1).

Es fällt auf, dass vier der klassischen Naturheilverfahren fest in der konventionellen Medizin verankert und allgemein bekannt sind. Die Ausnahme bildet die **Ordnungstherapie** als die Basis der klassischen Naturheilkunde. Sie macht die ganzheitliche Perspektive der klassischen Naturheilkunde aus – mit Hauptaugenmerk auf die Körper-Seele-Geist-Beziehung des Menschen in Wechselwirkung mit seiner Umwelt. Dadurch bildet sie den „menschlichen" Gegenpol zur sonst eher rein naturwissenschaftlich ausgerichteten Schulmedizin.

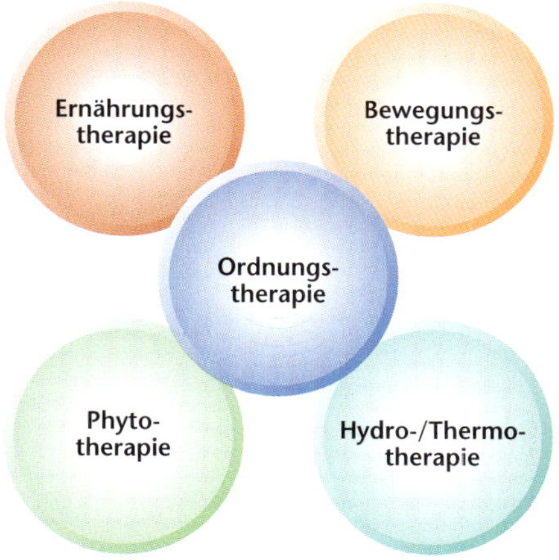

▮ Abb. 1: Die fünf klassischen Naturheilverfahren.

Zusammenfassung

- Naturheilverfahren bzw. natürliche, schonendere Heilverfahren und Arzneimittel sind in der Gesellschaft immer mehr gefragt.
- Zurzeit ist das deutsche Gesundheitssystem diesem Trend folgend von einer starken Umbruchstimmung geprägt, um diese Erkenntnisse in Forschung und Lehre einzubringen.
- Die klassischen Naturheilverfahren waren und sind stets traditioneller **Bestandteil der Schulmedizin** und bilden deren entwicklungshistorische Grundlage.
- Die klassischen Naturheilverfahren sind konkret definiert und müssen deutlich von dem Begriff der Komplementärmedizin, anderen Medizinsystemen und extremen Außenseiterverfahren abgegrenzt werden.
- In Deutschland bilden traditionell **fünf klassische Naturheilverfahren** den Kern der Naturheilkunde.

Therapie- und Diagnosegrundlagen der Naturheilverfahren

Nach einer kurzen historischen Einleitung und Standortbestimmung sowie einer Definition der klassischen Naturheilverfahren (Naturheilkunde) können sicherlich nicht alle Spannungen in diesem Bereich als geklärt bezeichnet werden. Gesundheitspolitische, ökonomische und medizinwissenschaftliche Betrachtungsweisen sowie individuelle Patientenkasuistiken müssen untersucht und auf das Niveau der evidenzbasierten Medizin gebracht werden. Nur so können die Naturheilverfahren nachhaltig in den universitären Lehrbetrieb integriert werden.
Eine sehr einfache und doch eindrucksvolle Möglichkeit besteht darin, die **Wirkfaktoren**, **Wirkprinzipien** und **Wirkweisen** der Naturheilverfahren (nach Prof. Dr. H.-D. Hentschel, Arbeitsgemeinschaft klassische Naturheilverfahren) darzulegen. Davon ausgehend könnte eine Aussöhnung gelingen und damit vielleicht auch die endgültige Überwindung der Abgrenzung zur konventionellen Medizin.

Wirkfaktoren, Wirkprinzipien und Wirkweisen

Wirkfaktoren

Die Wirkfaktoren der Naturheilverfahren entspringen – wie der Name schon sagt – aus der Natur selbst. Dazu gehören alle **genuinen Naturfaktoren** bzw. ihre wirksamen Lebensreize, wie Licht, Luft, Erde (Peloide = Heilschlamm, z. B. in Moorbädern, Fangopackungen), Wasser, Wärme und Kälte (wie bei der Hydro- und Thermotherapie), Bewegung und Ernährung, inbegriffen die Nahrungsenthaltung, sowie die Anwendung von Heilpflanzen.
Hinzu kommen auch die natürlichen Bedürfnisse nach Ruhe, positiven seelischen Impulsen und einer gesicherten Lebensordnung, die einen wesentlichen Einfluss auf die Gesundheit des Organismus haben.

Wirkprinzipien

Die Wirkprinzipien der Naturheilverfahren ergeben sich aus einer therapeutisch wirksamen Kombination der beschriebenen Faktoren, angepasst an den individuellen Zustand des Patienten.
So wird der Organismus durch entsprechende Faktoren unterschiedlich „gereizt", worauf dieser entsprechend seinen Möglichkeiten und seinem Zustand reagiert (▮ Tab. 1). Die Reize können dabei unterschiedlich abgestuft eine Be- oder Entlastung des Körpers ausmachen und verschiedene Wirkmechanismen auslösen. Das Prinzip der Naturheilverfahren besteht demnach zusammengefasst in einer **Reaktionstherapie** mit indirekten und sekundär-hygiogenetischen Wirkungen durch eine serielle Reizung.
Aus diesen Prinzipien ergeben sich auch ganz deutlich die Grenzen der Naturheilverfahren (s. u. und ▮ Tab. 2).

Wirkweisen

Aus den beschriebenen Wirkprinzipien ergeben sich unterschiedliche Wirkmechanismen, wie sie z. B. in ▮ Tabelle 1 unter „Aktivierung und Nutzung der körpereigenen Fähigkeiten zur Selbstordnung & Selbstheilung" beispielhaft beschrieben sind. Die Naturheilverfahren sind demnach hygiogenetisch, d. h. gesundheitserhaltend bzw. gesundheitsfördernd ausgerichtet. Ihre Anwendung beginnt streng genommen nicht erst im Krankheitsfall, sondern bereits davor im Sinne einer **Prävention**. Diese Indikation erklärt, warum die historischen Naturheilverfahren als Erfahrungsmedizin ein durch philosophische Kriterien untermauertes medizinisches Weltbild mitlieferten. Eine wesentlich unterscheidende Wirkweise der Naturheilverfahren besteht also in der Betrachtung der Faktoren und Fähigkeiten, die schon normalerweise die Gesundheit ausmachen **(Hygiogenese)** und die auch im erkrankten Organismus bis zu einem bestimmten Maß noch angesprochen werden können (**Salutogenese**, Gesundwerdung).
Ein weiteres wesentliches Problem in der Medizin ist die **Compliance** des Patienten, d. h. die Bereitschaft des Patienten, aktiv an den therapeutischen Maßnahmen teilzunehmen und die ärztlichen Anweisungen ordnungsgemäß zu befolgen. Eine gestörte Kommunikation zwischen Arzt und Patient kann dazu führen, dass der Patient den Sinn von z. T. schmerzhaften Maßnahmen nicht mehr nachvollziehen kann oder sich mit seinen Ängsten alleine gelassen fühlt. Erfolgt keine ausreichende Aufklärung über die Nebenwirkungen eines Medikaments oder ist die Einnahme nur schwierig in den Alltag integrierbar, kann es sein, dass der Patient ein Präparat eigenhändig absetzt. Oft äußert der Patient dann lediglich die Aussage, das Medikament habe nicht gewirkt. Bei den Naturheilverfahren steht dem u. a. durch die Säule der **Ordnungstherapie** eine stark patientenorientierte Konzeption entgegen. Die Therapieplanung verfolgt das Ziel, eine möglichst hohe Compliance bei den Patienten zu erreichen und diese auch kontinuierlich abzufragen bzw. zu untersuchen. Das heißt, der Patient muss selbst aktiv werden. Begünstigt wird dies durch den „Genusswert" der

a) Naturfaktoren bewirken durch dosierte und kombinierte Reize	
Schonung	z. B. bei alters- oder situationsbedingten Beschwerden
Kräftigung	z. B. bei Kindern im Wachstum oder nach Erkrankungen
Anregung und Verbesserung endogener Leistungen	z. B. durch Klimawechsel oder Sport Appetitanregung, Verbesserung der Blutzirkulation, Leber- und Nierenleistung durch Verarbeitung von Stoffwechselprodukten nach sportlicher Betätigung etc.
b) Aktivierung und Nutzung der körpereigenen Fähigkeiten zur Selbstordnung und Selbstheilung	
Regulation	z. B. durch geordneten Lebenswandel (Ernährung etc.)
Kompensation	z. B. Fettabbau bei Nahrungsmangel/Fasten
Anpassung	z. B. bei Klimawechsel, Ernährungsumstellung etc.
Regeneration	z. B. nach Erkrankung durch erhöhten Ruhebedarf
Abwehr pathogener Noxen	z. B. Abhärtung gegen Erkältungen durch regelmäßiges Saunieren

▮ Tab. 1: Beispiele für die Anwendung der Wirkprinzipien der Naturheilverfahren.

Naturheilverfahren: Therapien werden oft als äußerst angenehm, entlastend und nachhaltig wirkungsvoll empfunden (z. B. lockernde Massagen, entspannungsfördernde Bäder).

Grenzen der Naturheilverfahren

Natürliche Verfahren kontra künstliche Verfahren?

Aus den beschriebenen Wirkfaktoren, Wirkprinzipien und Wirkweisen ergeben sich ganz klare **Grenzen** für die Anwendung von Naturheilverfahren:

- Der Körper verfügt über keine eigenen Fähigkeiten zur Regulation mehr **(Regulationsstarre),** bzw.
- die Regulationsfähigkeit des Körpers ist zu schwach, um mit den Wirkfaktoren der Naturheilverfahren ausreichend gesteigert werden zu können (Vorstufe der Regulationsstarre, auch **Reaktionsträgheit** genannt), oder
- es liegt eine vitale Bedrohung vor, die eine sofortige Notfallmaßnahme erforderlich macht.

Leider führte der Trend bei Patienten zu natürlicheren Maßnahmen oft zu einer unberechtigten Verteufelung einer apparativen Schulmedizin und ihrer fälschlichen Abgrenzung von natürlichen Verfahren. Schon in der Definition auf S. 3 (Einführung in die Naturheilkunde) wurde deutlich, dass Naturheilverfahren ein integraler Bestandteil der Schulmedizin waren und sind. Außerdem liegen beiden Verfahrensarten jeweils unterschiedliche Wirkprinzipien zugrunde, die sowohl den natürlichen als auch den künstlichen Verfahren eigene Indikationsbereiche, aber auch Überschneidungen und Ergänzungen zuordnen. So sind die künstlichen Verfahren pathogenetisch und auf eine primäre/unmittelbare Beseitigung krankhafter Veränderung oder ihrer Ursachen ausgerichtet, wo bei dem Organismus eine passive Rolle zugedacht ist (▮ Tab. 2).
Wichtig ist, dass künstliche Therapien in ihrer Wirkungsdauer auf die Anwesenheit der Kunsthilfen und Wirkstoffe begrenzt bleiben. Darüber hinausgehende, sekundäre Heilerfolge sind nur durch Hilfe körpereigener Prozesse möglich.

Naturheilverfahren in der Praxis

Zunächst einmal muss deutlich gemacht werden, dass es sich bei den Naturheilverfahren nicht um ein medizinisches Teilgebiet handelt. Die Naturheilverfahren bzw. die Anwendung ihrer Prinzipien und Therapiemethoden entsprechen einem **Querschnittsfach,** das alle Teilgebiete der Medizin, jedes mögliche Patientenalter (vom Säugling bis zum Greis) und jede mögliche Patientensituation einschließt.
Entsprechend den fünf Säulen der klassischen Naturheilverfahren (s. S. 3 Einführung in die Naturheilkunde) werden dem Patienten ein Team von Ärzten unterschiedlichster Fachbereiche sowie ein speziell ausgebildetes Pflegepersonal zur Seite gestellt. Dies geschieht z. B. in der Akutklinik Blankenstein in Hattingen, in der die routinemäßige Anwendung der Naturheilverfahren zum Klinikalltag gehört. Natürlich hat dies Auswirkungen auf die Anamnesegespräche, die Diagnose und die darauf folgenden Therapie. Auch die Zusammenarbeit zwischen dem Ärzteteam und dem Pflegepersonal bzw. dessen Einbeziehung in die Therapieplanung gestaltet sich intensiver und kollegialer.

Diagnosegrundlagen

Der Diagnose liegt – wie in jeder medizinischen Behandlung – eine entsprechende Anamnese zugrunde. In den Naturheilverfahren wird großer Wert auf eine **umfassende Anamnese** aus allen Blickrichtungen (→ Querschnittsfach) gelegt, unter Einbeziehung aller Beobachtungen, Erfahrungen und der psychosozialen Situation des Patienten (→ Patientenorientierung, Ordnungstherapie s. S. 24). Selbstverständlich werden für die Diagnosefindung auch alle modernen technischen Verfahren wie z. B. die bildgebende Diagnostik eingesetzt.

Korrektur	z. B. pharmakologisch bei Hypertonie, chirurgisch bei Frakturen, ophthalmologisch durch Brille oder Laserkorrekturen etc.
Ersatz	z. B. durch Insulinersatz bei Diabetes, Transplantationen bei Organversagen, Prothesen bei Zahnverlust etc.
Ausschaltung	z. B. durch Strahlentherapie bei Krebserkrankungen, Antibiotika bei bakteriellen Erkrankungen, Amputation bei Nekrose etc.
Notfall	z. B. durch lebensrettende Maßnahmen wie Intubation, Reanimation etc.

▮ Tab. 2: Beispiele für die Anwendung der Wirkprinzipien der künstlichen Verfahren.

Zusammenfassung

- Den Naturheilverfahren liegen definierte **Wirkfaktoren, Wirkprinzipien** und **Wirkweisen** zugrunde, die Grundlagen, Möglichkeiten und Grenzen der Verfahren ausmachen.
- Sie sind entsprechend objektiv nachweisbar und damit wissenschaftlich belegbar.
- Natürliche und künstliche Verfahren lassen **eigene Indikationsbereiche** erkennen, die entsprechend der individuellen Situation einzeln oder kombiniert angewendet werden.
- Zwei besondere Wirkweisen der Naturheilverfahren ergeben sich aus dem Genusswert und der erhöhten **Compliance** der Patienten, sich aktiv an den Maßnahmen zu beteiligen.

Naturheilverfahren im deutschen Gesundheitssystem

Die aktuelle Diskussion um die Reformierung des deutschen Gesundheitssystems zeigt den Handlungsbedarf hinsichtlich einer Erweiterung und Ergänzung der medizinischen Leistungen. Da sowohl bei Patienten als auch bei Ärzten und Studierenden in diesem Punkt große Verwirrung herrscht, soll im Folgenden ein Blick auf die Berücksichtigung von Naturheilverfahren im deutschen Gesundheitssystem geworfen werden.

Das deutsche Gesundheitssystem – ein kurzer Überblick

Ziel des Gesundheitssystems ist die Gewährleistung einer möglichst umfassenden medizinischen Versorgung. Diese wird durch entsprechend ausgebildetes medizinisches Personal wie z. B. niedergelassene Ärztinnen und Ärzte (Primärversorgung), Krankenhäuser (Akutversorgung) oder Rehabilitationskliniken angeboten. Die Bezahlung dieser Dienstleistungen ist in Deutschland durch die Prinzipien der sozialen Sicherung, u. a. durch eine entsprechende Versicherungspflicht, geregelt. So ist die Versicherung bei einer gesetzlichen Krankenversicherung bis zu einer bestimmten Einkommensgrenze Pflicht. Personen mit einem höheren Einkommen sowie Beamte und Selbständige können sich auch privat versichern. Auf diese Weise soll für jeden Einzelnen eine angemessene medizinische Basisversorgung gesichert sein. In Deutschland wurden nach den letzten aktuellen Erhebungen 353 gesetzliche Krankenkassen gezählt (Quelle: Bundesministerium für Gesundheit). Wichtig – gerade auch für die Frage nach der Berücksichtigung von Naturheilverfahren – ist die Organisation der gesetzlichen Krankenversicherung (GKV). Sie sind Solidargemeinschaften, die die durch die Beiträge zur Verfügung stehenden Gelder treuhänderisch verwalten. Welche Leistungen die gesetzlichen Krankenkassen erbringen müssen, ist im Sozialgesetzbuch rechtlich verankert:

- Untersuchungen und Maßnahmen zur Prävention
- Früherkennung von Krankheiten bzw. deren Gewährleistung durch entsprechende Untersuchungsprogramme
- Bezahlung von Krankengeld nach Ende der Lohnfortzahlung (Langzeitkranke oder chronisch Erkrankte: ab der 6. bis zur 78. Woche des Krankheitsfalles 80% des Lohns)
- Übernahme (ganz oder teilweise) der Kosten für Medikamente oder Hilfsmittel (z. B. Gehhilfen etc.)
- ambulante und stationäre Versorgung

Vertreter der Kostenträger und Leistungserbringer (also der Krankenkassen, der Ärzteschaft und der Krankenhäuser) bilden einen **Gemeinsamen Bundesausschuss,** der über den genauen Umfang von Leistungen entscheidet. Selbstverständlich muss sich dieser Bundesausschuss dabei an aktuellen wissenschaftlichen Erkenntnissen orientieren.

Stand der Naturheilverfahren in Forschung und Entwicklung

Naturheilverfahren und natürliche Behandlungen nehmen sich viel Zeit für die Behandlung der Patienten und deren Genesung und erfreuen sich zunehmender Beliebtheit. Dieser Trend wurde bereits in den IGeLleistungen (**i**ndividuelle **Ge**sundheits**l**eistungen, nicht im Katalog der GKV) sowie von den privaten Krankenversicherungen aufgegriffen. Damit diese Verfahren in den Katalog ärztlicher Pflichtleistungen der gesetzlichen Krankenkassen aufgenommen werden, ist jedoch ein Umdenken notwendig. Häufig sind die Verfahren noch zu wenig bekannt oder werden skeptisch beäugt.
Die schon erwähnte **evidenzbasierte Medizin** ist ein wichtiges Entscheidungskriterium, da sie prognostisch wichtige Auswirkungen auf die Kosten im Gesundheitssystem im Zuge von Einsparungsmaßnahmen etc. hat. Ihre wesentliche Aufgabe ist es, die beste verfügbare Evidenz aus systematischer klinischer und patientenorientierter Forschung (z. B.: Wie hilfreich ist ein erneutes Röntgen?) mit der individuellen klinischen Expertise durch erfahrenes medizinisches Personal zu kombinieren. Für eine optimale Patientenbetreuung ausreichend ist weder ein erfahrener Arzt mit veraltetem Wissen noch ein wissenschaftlich fundiert und aktuell ausgebildeter Studienabgänger ohne klinische Erfahrung. Trotz vergleichsweise geringerer finanzieller Ressourcen und Beteiligung an öffentlichen Forschungsmittel sind die Naturheilverfahren durchaus sehr aktiv, den Ansprüchen der evidenzbasierten Medizin gerecht zu werden. Dies beweisen weit über 20 000 kontrollierte klinische Studien in der Anwendung der Naturheilverfahren sowie mehr als 2500 weitere Studien allein für den Bereich der modernen Phytotherapie. Hinzu kommt, dass die Naturheilverfahren im Gegensatz zu allen modernen Therapieverfahren ein jahrtausendealtes **Erfahrungswissen** bezüglich ihrer Anwendung, Wirkung und des Erlebens der Anwendungen für den Patienten im Heilungsprozess aufweisen. Gerade Patienten mit langwierigen oder chronischen Erkrankungen empfinden Naturheilverfahren als subjektiv sehr angenehm und weniger bedrohlich. Dies liegt auch an der Philosophie, den Patienten durch seine Einschätzung der Situation (z. B. Einschränkungen des Alltags) als Handelnden in den Therapieprozess einzubinden. Eine Vielzahl nachweislich wirksamer Methoden und Medikamente aus den Naturheilverfahren wurden leider nicht in den Leistungskatalog gesetzlicher, und nur sehr weniger privater Krankenkassen aufgenommen. Lediglich bei einer lebensbedrohlichen Erkrankung darf nach einem Urteil des Ersten Senats des Bundesverfassungsgerichtes vom 6. 12. 2005 „eine vom Patienten gewählte, ärztlich angewandte Behandlungsmethode nicht ausgeschlossen werden, wenn eine [...] spürbar positive Einwirkung auf den Krankheitsverlauf besteht und keine allgemein anerkannte, medizinischen Standards entsprechende Behandlung zur Verfügung steht“ (Aktenzeichen: 1 BvR 347/98). Dass dies unzureichend ist, zeigen außer den erwähnten Studien auch die Zahlen über vielfach durchgeführte komplizierte Operationen wie Bandscheibenoperationen oder die Verschreibung von Medikamenten mit starken Nebenwirkungen – oft ohne eine dem

Risiko und den Kosten entsprechende Notwendigkeit. Vertreter von Naturheilverfahren prognostizieren demgegenüber Einsparungen in Milliardenhöhe durch die Vermeidung unnötiger Therapien. So könnten z. B. Folgeerkrankungen aufgrund starker Nebenwirkungen der genannten Therapien – oft mit Arbeitsunfähigkeit einhergehend – vermieden werden. Auch eine Verbesserung der Lebensqualität chronisch Erkrankter und sogenannter Austherapierter (Patienten, bei denen alle medizinisch bekannten Standardbehandlungen erfolglos blieben) könnte durch Naturheilverfahren erreicht werden.

Qualitätssicherung und Abrechnung der Kosten für Naturheilverfahren

Zusätzlich zu den beschriebenen Problemen der Kostenübernahme von Naturheilverfahren durch die GKV muss auch ein Blick auf die Leistungen geworfen werden, die durch das ausführende Personal erbracht werden. Naturheilverfahren sind das genaue Gegenteil der sogenannten 90-Sekunden-Medizin, wie sie häufig in Praxen oder unterbesetzten Kliniken zur Wahrung der Rentabililtät praktiziert wird. Die Grundlage der Naturheilverfahren, Reize seriell – also über eine längere Zeit – einzusetzen oder ordnungstherapeutisch eine auf Vertrauen basierende und medizinisch beidseitig effektive Arzt-Patienten-Kommunikation aufzubauen, lässt auch einen deutlich größeren Zeitaufwand erkennen. Bei den daraus resultierenden Kosten sollte berücksichtigt werden, wie effektiv eine solche auf Wertschätzung und Würdigung des Individuums (sowohl des Patienten als auch des Arztes) beruhende und äußerst kompetente Medizin ist. Als Paradebeispiel sind chronische Erkrankungen zu nennen, die eine lebenslange Behandlung des Patienten erforderlich machen und entsprechende Kosten verursachen. Deshalb sollte eine Regelung dieses sich lohnenden Mehraufwands erfolgen.
Außerhalb der Kostenübernahme durch die Krankenkassen gilt für die Leistungsberechnung des Arztes die offizielle **Gebührenordnung für Ärzte (GOÄ).** In dieser sind die meisten Naturheilverfahren nicht explizit genannt, wodurch diese nach § 6 (2) GOÄ nach einer in Kosten-, Zeitaufwand und Therapieart gleichwertigen und in der GOÄ geregelten Leistung berechnet werden dürfen. Dies ist auch Grundlage für die Abrechnung von privaten Krankenversicherungen, von der GKV werden diese analogen Leistungen jedoch nicht erstattet. Auch das neu eingeführte **Fallpauschalensystem (DRG)** erschwert die Abrechnung von Naturheilverfahren im Krankenhaus. Um eine Qualitätssicherung der Naturheilverfahren gemäß ihrer Effektivität zu gewährleisten, muss gerade hier auf eine genaue, seriöse Abrechnung geachtet werden.

Naturheilverfahren in der Aus- und Weiterbildung

Eine offizielle Qualitätssicherung für die Naturheilverfahren kann nur durch eine adäquate Ausbildung erreicht werden. Bisher ist es leider so, dass Medizinstudierende im Studium nur sehr wenig darüber erfahren, denn lediglich die Hälfte der Universitäten bieten überhaupt Vorlesungen und Seminare zu Naturheilverfahren an. Dies ist umso erstaunlicher, da sie Prüfungsgegenstand im **zweiten Teil des Staatsexamens** sind. Hier sollte schnell ein einheitliches Curriculum geschaffen werden; dies macht jedoch auch ein Engagement seitens der Studierenden erforderlich.
Die Universitäten in Bochum und Essen haben den Trend bereits aufgegriffen. In Bochum finden nicht nur im klinischen Studienabschnitt Vorlesungen statt, bereits im Vorklinikum bietet die Abteilung Allgemeinmedizin mit der Modellabteilung für Naturheilkunde der Klinik Blankenstein in Hattingen Naturheilverfahren als Wahlpflichtfach an. Oft jedoch ist eine Einrichtung solcher Vorlesungen und Seminare aufgrund mangelnder personeller Ressourcen nicht realisierbar. In ganz Deutschland entstehen zwar fortlaufend naturheilkundliche Abteilungen in Akutkrankenhäusern, doch stehen zur Ausbildung derzeit lediglich drei Lehrstühle (Essen, Rostock, Ulm) zur Verfügung. An der Universität Bochum wurde ein eigener Bereich in der Abteilung für Allgemeinmedizin etabliert und an der TU München befindet sich das Zentrum für naturheilkundliche Forschung (ZNF).
Für Ärztinnen und Ärzte besteht die Möglichkeit, eine **Zusatz-Weiterbildung Naturheilverfahren** zu erlangen. Genaueres regelt die Weiterbildungsordnung der zuständigen Ärztekammer. Zur Erlangung der Zusatzbezeichnung Naturheilverfahren legt die Weiterbildungsordnung von 2005 unter Abschnitt II folgende Punkte fest:

- Nachweis über ein zweijährige klinische Tätigkeit (= Grundvoraussetzung)
- vier einwöchige Kurse über naturgemäße Heilweisen
- drei Monate Weiterbildung an einer Weiterbildungsstätte gemäß § 8 Abs. 1 oder
- 80 Stunden Fallseminare einschließlich Supervision

Für die Punkte 2 bis 4 müssen die Kursanbieter für die Aus- und Weiterbildung anerkannt sein.

Zusammenfassung

- Naturheilverfahren werden in Deutschland stark erforscht und zeigen ein enormes therapeutisches Spektrum und auch **Einsparungspotenzial** durch Vermeidung komplizierter Operationen, nebenwirkungsreicher Medikamente und Folgeerkrankungen.
- Sie sind aber noch nur unzureichend in den **Leistungskatalogen** von Krankenkassen und den Abrechnungsvorgaben der GOÄ aufgenommen.
- Für die Naturheilverfahren besteht die Möglichkeit einer **Zusatz-Weiterbildung.** Die Verfahren werden verstärkt in die universitäre Lehre integriert, es besteht aber noch sehr viel Bedarf.

Abgrenzung der klassischen Naturheilverfahren I

In den folgenden Kapiteln werden die verschiedenen Therapieformen der klassischen Naturheilverfahren und weiterer, historisch bewährter und wissenschaftlich gesicherter sowie nicht-westlicher (chinesischer) Therapieverfahren erläutert und ihre wesentlichen Wirkprinzipen beschrieben. Zunächst geht es jetzt darum, eine klare und begründende Abgrenzung dieser Verfahren von den komplementären und anderen alternativen Medizinverfahren sowie den paramedizinischen Verfahren zu treffen.

Die Legitimation besteht für die klassischen und die historisch bewährten Naturheilverfahren darin, dass trotz mancher methodischer Probleme die Wirksamkeit durch Grundlagenforschung und klinische Studien, vor allem durch die langjährige Anwendungserfahrung, mehr und mehr belegt ist. Sie kann somit als integraler Bestandteil der Schulmedizin anerkannt werden. Eine wesentliche Aufgabe bei den Naturheilverfahren besteht darin, noch offene Fragen systematisch anzugehen und z. B. für Verfahren, die aufgrund ihrer **Wirkfaktoren** zu den Naturheilverfahren gerechnet werden können, durch klinische Studien eine wissenschaftliche Grundlage zu schaffen.

Die Wirkfaktoren spielen bei der Abgrenzung der verschiedenen Verfahren eine wesentliche Rolle (s. S. 10, Abgrenzung der klassischen Naturheilverfahren II, ▮ Tab. 1).

Komplementäre Medizinverfahren

Zu den komplementären Medizinverfahren gehören Verfahren, die laut EU in Europa keinen festen Bestandteil der konventionellen Schulmedizin (mit den Naturheilverfahren als integralen Bestandteil) bilden, in Europa aber zunehmend angewendet werden. Wichtig bleibt dabei, dass diese Verfahren komplementär, d. h. ergänzend zur konventionellen Medizin, zum Einsatz kommen, diese jedoch in keinem Fall ersetzen (daher der Name).

Zu den komplementären Medizinzweigen zählen aktuell die **Homöopathie** und die **anthroposophische Medizin.** Diese beiden Verfahren werden deshalb von den klassischen Naturheilverfahren abgegrenzt, weil ihre Wirksamkeit zwar erfahrungsbasiert, jedoch wissenschaftlich noch nicht ausreichend belegt ist. Sie genügen somit nicht den Ansprüchen der evidenzbasierten Medizin. Die anthroposophische Medizin kann auch deshalb nicht zu den Naturheilverfahren gerechnet werden, weil sie nicht nur „in der Natur vorkommende Mittel" zur Diagnose und Therapie verwendet, sondern durch eine entsprechende Philosophie hinterlegt ist, für die der Begriff Naturheilverfahren zu eng und somit unzutreffend gefasst ist. So wird sie auch nach Belegung durch wissenschaftliche Studien niemals als Ganzes zu den Naturheilverfahren gezählt werden können.

Die Homöopathie beruht auf dem **Simileprinzip**, das ihr Gründer, der deutsche Arzt Samuel Hahnemann, 1796 aufstellte: Ähnliches wird durch Ähnliches geheilt (similia similibus curentur). Demnach besteht die grundlegende Annahme der Homöopathie darin, dass Krankheiten durch Arzneimittel in sehr kleinen Mengen geheilt werden, die bei einem Gesunden in hohen Dosen dieselben Krankheitssymptome hervorrufen wie die Krankheit selbst. Es ist also eine Reiztherapie, die die **Selbstheilungskräfte** des jeweiligen Organismus aktivieren soll (diese müssen aber noch vorhanden sein). Zusammenfassend liegen der Homöopathie drei Prinzipen zugrunde: das Ähnlichkeitsprinzip, die Dosierungslehre (Wirkstoffangaben in Potenzierung für hochverdünnte Arzneien) und die Materia medica (Arzneimittelprüfung) nach Hahnemann (durch Selbstversuche zusammengestellter Katalog an körperlich-pathologischen und seelisch-geistigen Phänomenen mit dahintersteckendem „Arzneimittelbild"). Darüber hinaus findet man in der Diskussion der Homöopathie auch noch eigene Konstitutionen bzw. Einteilungen in Krankheitsbilder, die eine klare Eingrenzung komplexieren; hier besteht sicherlich weiterer Arbeitsbedarf. Die wesentliche Kritik besteht in der mangelnden wissenschaftlichen Untermauerung und der Dosierung nach D-, C- und LM- (heute Q-) **Potenzierung**. So steht z. B. D1 (D für lat. decem = zehn) für eine Verdünnung von 1:10, C1 (C für lat. centum = hundert) für 1:100 und LM (L für lat. = fünfzig; M für lat. mille = tausend) 1:50000. Pharmakologisch ist ab einer Potenz D23 oder C12 die Ausgangsubstanz statistisch nicht mehr vorhanden, d. h., die Verdünnung geht so weit, dass kein einziges Molekül des Wirkstoffes in der Arznei mehr nachweisbar ist. Nach wissenschaftlichen Erklärungsansätzen wird noch gesucht.

Den beiden komplementären Medizinverfahren kommt insofern eine Sonderrolle zu, da sie zwei in sich geschlossene Medizinsysteme mit vielen einzelnen Therapieformen und -erklärungen darstellen. Einige davon sind eindeutig den paramedizinischen Verfahren zuzuschreiben (z. B. gehörte auch die Behandlung mit Blei und Quecksilber in teilweise extremen Dosierungen dazu, die in jedem Fall als veraltet und gefährlich abzulehnen ist).

Alternative Medizinverfahren

Die alternativen Medizinverfahren umfassen unkonventionelle Untersuchungs- und Behandlungsmethoden und werden auch – nicht wertend – als sogenannte **Außenseiterverfahren** bezeichnet. Die wichtigste und auch einleuchtendste Begründung für ihre eindeutige Abgrenzung von den Naturheilverfahren besteht darin, dass sie meist keine in der Natur vorkommenden Mittel zur Diagnose und/oder Therapie verwenden. Die Bezeichnung Naturheilverfahren ist damit nicht gerechtfertigt.

Die theoretischen Grundlagen dieser Verfahren beruhen lediglich auf spekulativen Denkmodellen oder unbewiesenen Theorien. Erschwerend kommt hinzu, dass bis heute keine den aktuellen Anforderungen entsprechenden Therapiestu-

dien vorgelegt wurden. Die behauptete Wirksamkeit konnte daher nicht dokumentiert werden und entspricht nicht einmal ansatzweise den Ansprüchen der evidenzbasierten Medizin.
Zu diesen alternativen Außenseitermethoden gehören u.a.: die Elektroakupunktur, die Ozontherapie, die Sauerstoffmehrschritttherapie, die Chelattherapie, Bioresonanztherapie, die Bach-Blüten-Therapie, Kirlian-Fotografie und die Irisdiagnose (s. S. 10, Abgrenzung der klassischen Naturheilverfahren II, ▮ Tab. 1).
Eine wesentliche Problematik der alternativen oder paramedizinischen Verfahren besteht darin, dass oft die Meinung besteht (oder erzeugt wird), sie könnten die konventionelle Medizin ersetzen. Die Abgrenzung der alternativen Verfahren gegenüber der als Apparatemedizin bezeichneten Schulmedizin entbehrt jeder Grundlage: einige alternative Medizinverfahren sind viel technischer und apparativer als die schulmedizinischen Verfahren.

Paramedizinische Verfahren

Paramedizinische Verfahren sind dem Namen nach sogenannte **nebenmedizinische Verfahren.** Die Liste ist äußerst umfangreich, da die Wirkmechanismen oder Therapieformen so gut wie jede Art der Ausprägung haben können und die Verfahren auch mit anderen wissenschaftlichen Bereichen kombiniert werden. So findet man Verfahren, die meist keine in der Natur vorkommenden Mittel zur Diagnose und/oder Therapie verwenden. Außerdem finden sich unter den nebenmedizinischen Verfahren häufig Therapien oder therapieähnliche Maßnahmen, die die medizinischen Anwendungen einer Therapie unterstützen (z.B. die Beschäftigungstherapie). Sie sind daher nicht als medizinische, sondern höchstens als Medizintherapie-unterstützende Verfahren zu beschreiben.
Der Bereich der paramedizinischen Verfahren ist aufgrund seiner großen Heterogenität und schweren Definierbarkeit sowie der nicht eingrenzbaren Verfahrensvielfalt weder zu überblicken noch zu reglementieren. Dadurch beinhaltet dieser Bereich auch die meisten Therapieformen, die als Scharlatanerie entlarvt werden können. Die Methoden ähneln dabei den Horoskopen in Illustrierten: Sie können so ausgelegt werden, dass die Erwartungen immer erfüllt werden. Externe Qualitätsmerkmale sind nicht vorhanden. Viele dieser paramedizinischen Verfahren stammen aus der Esoterik. Zusammenfassend kann man versuchen, die paramedizinischen Verfahren als **unwissenschaftliche Verfahren in der Medizin** zu definieren, die keine überprüfbaren diagnostischen Ergebnisse liefern und keine überprüfbare therapeutische Wirksamkeit besitzen.
Besonders empfänglich für diese Verfahren sind verzweifelte Patienten in medizinisch ausweglosen Situationen, die sich mit einem letzten Hoffnungsschimmer auf Genesung solchen Scharlatanen anvertrauen. Dadurch wird nicht nur die Glaubwürdigkeit der wissenschaftlichen Medizin und der Naturheilverfahren beschädigt, sondern auch das Leid der Patienten nur vergrößert. In der Presse sind solche „Wunderheiler“ des Öfteren ein Gesprächsthema.
Zu den paramedizinischen Verfahren zählen u.a. die Augendiagnose, die Edelsteintherapie (Lithotherapie), die Farbtherapie, die Aura-Soma-Therapie, die Decoderdermografie, die Anthroposkopie, der Kristallisationstest, das Pendeln sowie das Wünschelrutengehen oder die Anwendung von Detektoren für Erdstrahlen.

Zusammenfassung

- **Komplementäre Medizinverfahren** sind z.B. die in sich geschlossenen Medizinsysteme wie Homöopathie und anthroposophische Medizin, die in Europa zunehmen angewendet werden. Sie sind wissenschaftlich nicht ausreichend belegt und genügen nicht den Ansprüchen evidenzbasierter Medizin.
- Alternative Medizinverfahren sind sogenannte **Außenseiterverfahren**, die u.a. auf spekulativen Denkmodellen und unbewiesenen Theorien beruhen. Ihre behauptete Wirksamkeit wurde nie durch Therapiestudien belegt.
- **Paramedizinische Verfahren** sind Verfahren, die meist völlig unwissenschaftlich und u.a. esoterisch, teils sogar gesundheitsgefährdende Therapien anbieten. Sie liefern keine überprüfbaren diagnostischen Ergebnisse und besitzen keine therapeutische Wirksamkeit.
- Die paramedizinischen Verfahren sind besonders geprägt von Scharlatanerie und **unverantwortlichen Heilungsversprechen**.
- Alle diese Verfahren haben gemeinsam, dass sie sich in einer unberechtigten Abgrenzung zur wissenschaftlichen Medizin als menschenorientiert darzustellen versuchen, indem sie als natürliche Verfahren angepriesen werden.
- Neben der **Unwissenschaftlichkeit** ist ein weiterer wichtiger Abgrenzungsgrund, dass die meisten der Verfahren keine in der Natur vorkommenden Mittel zur Diagnose und/oder Therapie verwenden und somit nicht als „echte“ Naturheilverfahren bezeichnet werden können.

Abgrenzung der klassischen Naturheilverfahren II

Übersicht Medizinverfahren

Komplementäre Medizinverfahren	▶ Bilden in sich geschlossene Medizinzweige. ▶ Umfassen viele Therapieformen und eine eigene (Medizin-)Philosophie. ▶ Werden in Europa zunehmend angewendet, sind wissenschaftlich aber nicht ausreichend belegt. Ihre Wirksamkeit beruht auf Erfahrungen. ▶ Verwenden nicht nur Naturmittel zur Diagnose und/oder Therapie.	– Homöopathie – Anthroposophische Medizin
Alternative Medizinverfahren/Außenseiterverfahren	▶ Verwenden meist keine in der Natur vorkommenden Mittel zur Diagnose und/oder Therapie. ▶ Ihre Grundlagen beruhen lediglich auf spekulativen Denkansätzen und/oder unbewiesenen Theorien. ▶ Die behauptete Wirksamkeit wurde bis heute nicht ausreichend dokumentiert.	– Elektroakupunktur – Ozontherapie – Sauerstoffmehrschritttherapie – Chelattherapie – Bioresonanztherapie – Bach-Blüten-Therapie – Kirlian-Fotografie – Irisdiagnose – Magnetfeldtherapie – Biochemie nach Schüssler
Paramedizinische Verfahren	▶ Verwenden meist keine in der Natur vorkommenden Mittel zur Diagnose und/oder Therapie. ▶ Medizintherapie-unterstützende Verfahren ▶ Gekennzeichnet von großer Heterogenität und schwerer Definierbarkeit durch eine große Verfahrensvielfalt. ▶ Sehr anfällig für Scharlatanerie und falsche Heilsversprechungen, da externe Qualitätsmerkmale fehlen. ▶ Haben keine wissenschaftlich fundierten und nachvollziehbaren Grundlagen.	– Augendiagnose, – Edelsteintherapie (Lithotherapie) – Krebsheilung durch Vitamine – Farbtherapie – Eutonie – Aura-Soma-Therapie – Metalltherapie – Kapillardynamische oder holistische Bluttests – Decoderdermografie – Anthroposkopie – Kristallisationstest – Pendeln – Astrologie – Wünschelrutengehen – Anwendung von Detektoren für Erdstrahlen – Geisteraustreibungen bzw. Geistheilen – Alexander-Technik – Aromatherapie
Medizinverfahren anderer Kulturen	▶ Sind eigene, in sich schlüssige Medizinsysteme. ▶ Sind sich insofern untereinander ähnlich, dass entsprechend den Möglichkeiten einer Kultur, z. B. einheimische Pflanzen, ähnliche Vorgehensweisen entwickelt wurden (s. Ähnlichkeit der chinesischen und europäischen Phytotherapie) ▶ Die jeweiligen Medizinsysteme (auch die europäischen Naturheilverfahren) sind in ihrer Entwicklung, z. B. ihren zugrunde liegenden Philosophien, stets auch vom politischen System stark beeinflusst worden (→ Akupunktur)	– Chinesische Medizin – Qigong – Ayurveda (Indien) – Tibetische Medizin

Tab. 1: Übersicht über die verschiedenen Verfahren.

Es wurde der Versuch unternommen, einige der abzugrenzenden Verfahren zu den Naturheilverfahren zu zählen, um ihnen einen medizinisch anzuerkennenden Status zu geben. Leider hat dies eher dazu geführt, den Begriff der Naturheilverfahren – gerade für den Laien – unübersichtlich zu machen und ihn als Kurpfuscherei ins Abseits zu drängen.

Der Begriff „Naturheilverfahren"

Ein Ziel dieses Buches ist es, die wissenschaftliche Fundierung und Seriosität der Naturheilverfahren zu betonen. Das zeigt schon die Begrifflichkeit „Naturheilkunde". In diesem Buch wird versucht, statt von der Naturheilkunde stets von den Naturheilverfahren zu sprechen. Das liegt daran, dass der Begriff der Naturheilkunde eigentlich aus dem volkstümlichen Sprachgebrauch stammt. Er entwickelte sich in der zweiten Hälfte des 19. Jahrhunderts und sollte einen konkreten Gegensatz zur damals praktizierten Medizinheilkunde bilden. Da die lehrmäßigen Verfahren z. T. abgelehnt wurden, versuchte man mit der Konstruktion des Wortes Naturheilkunde darauf hinzuweisen, dass ausschließlich natürliche, also der Natur entstammende Verfahren ohne künstliche Mittel verwendet bzw. zugelassen werden sollten. Hier wurde durch eine „Naturheilbewegung" durch Freiheiler und die damals naturphilosophische Schule allerdings genauso überzogen dogmatisiert wie von manchen nur auf „Kunstmittel" bestehende Ärzte.
Der Begriff Naturheilkunde ist dadurch – rein historisch und durch die Forderungen der damaligen Naturheilbewegung – mit z. T. irrtümlichen bzw. dogmatisierten Vorstellungsweisen eines damals volkstümlichen Denkens besetzt, so dass es bis heute viel Anlass zur Entstehung von Missverständnissen gegeben hat. Allerdings hat der Begriff Naturheilkunde durch seine Werbe-

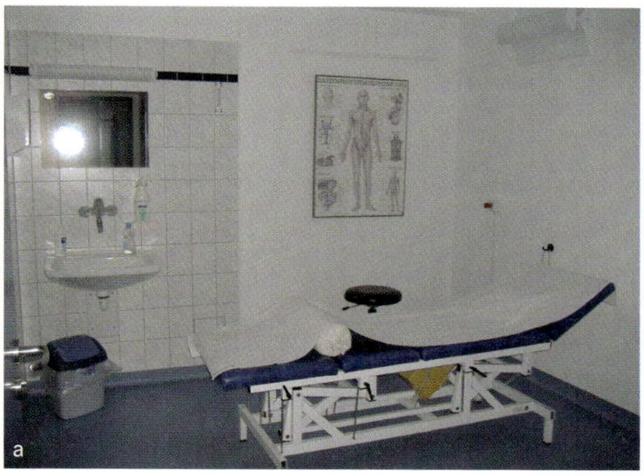

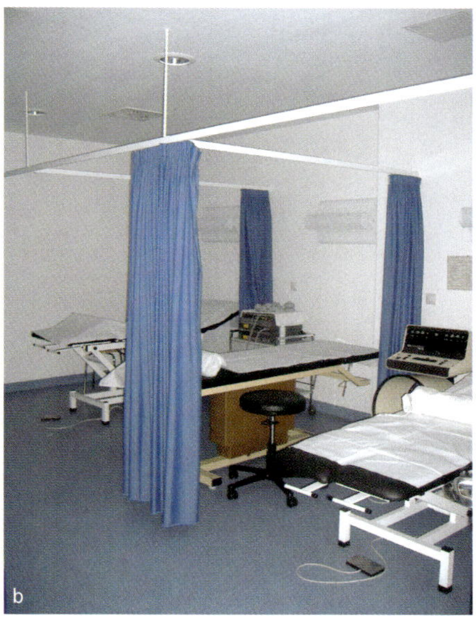

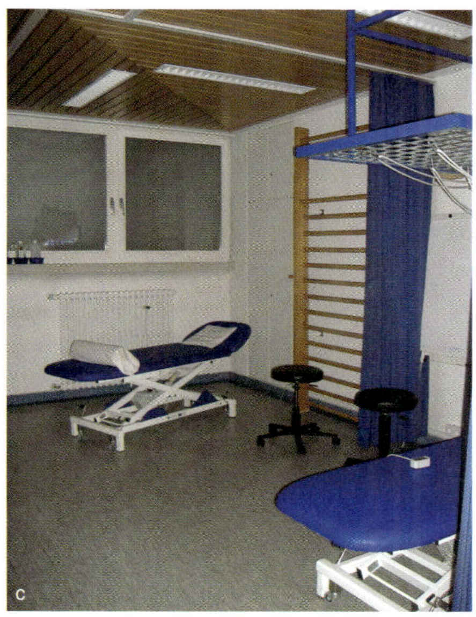

Abb. 1: Physikalische Abteilung der Klinik Blankenstein.
a) Lymphtherapie/-drainage
b) Elektro- und Ultraschalltherapie
c) Krankengymnastik

wirksamkeit auch zu vielen vorantreibenden Entwicklungen geführt, so dass er sich im Sprachgebrauch festsetzen konnte. Er kann daher auch schlecht abgeschafft werden, da eine scharfe Definition des Begriffes nicht mehr durchsetzbar ist. Für eine klinische, wissenschaftliche Definition, für den wissenschaftlichen Austausch und auch für die zugrunde liegenden Lehraussagen und systematischen Voraussetzungen ist der Fachausdruck **Naturheilverfahren** anzuwenden. Nur so kann man dem Charakter und den Prinzipien der Naturheilverfahren gerecht werden. Sie wenden zwar eine natürliche Vorgehensweise an, verwenden Mittel aus der Natur zur Diagnostik und Therapie, stehen aber eigentlich in keinerlei Konflikt zur Kunsttherapie – sondern unterstützen diese im Gegenteil und definieren für jede Therapieform eigene oder kombinierte Indikationen. Sie sind demnach auch als integrativer Bestandteil der Schulmedizin zu verstehen, da sie ebenso wissenschaftlich untersucht und durch Studien fundiert werden können (s. S. 2, Einführung in die Naturheilkunde, und S. 4, Therapie- und Diagnoseverfahren).

Anwendung von Naturheilverfahren in einer Akutklinik

Für die Anwendung von Naturheilverfahren in einer Akutklinik, wie z. B. in der Klinik Blankenstein in Hattingen mit ihrer Modellabteilung für Naturheilverfahren, ist natürlich eine entsprechende Konzeption nötig. In der Klinik Blankenstein fällt eine dementsprechende Organisationsstruktur sofort auf:

- Zur Durchführung der jeweiligen Naturheilverfahren werden entsprechende Einrichtungen benötigt. Dazu gehören z. B. für die Hydro- und Thermotherapie eine entsprechend ausgestattete physikalische Abteilung mit Wannen für die Moorbadbehandlung oder ein Kneipp'sches Tretbecken (Abb. 1). Auch für die Ordnungstherapie sind entsprechende Räumlichkeiten erforderlich wie etwa eine angemessen ausgestattete (Lehr-)Küche und Kantine.
- Natürlich muss auch entsprechend ausgebildetes und interdisziplinär zusammenarbeitendes Therapie- und Pflegepersonal vorhanden sein. So findet man in der Klinik Blankenstein neben den Ärztinnen und Ärzten unterschiedlichster Fachgebiete und Zusatzqualifikationen (Naturheilverfahren, Akupunktur) u. a. auch psychologisches und geistliches Personal, Ökotrophologen, Bewegungstherapeuten, die gleichberechtigt in das Behandlungskonzept eingebunden sind.

Zusammenfassung

- Eine Übersicht bietet eine **zusammenfassende Abgrenzung** und Auflistung der verschiedensten Therapieverfahren.
- Die Begrifflichkeiten **Naturheilkunde** und **Naturheilverfahren** sind voneinander abzugrenzen; zugrunde liegen hauptsächlich historische Entwicklungen.
- Für die verantwortungsbewusste Integration von den klassischen und historisch bewährten Naturheilverfahren müssen personelle und ausstattungstechnische Anforderungen erfüllt werden.

Die 5 Säulen der klassischen Naturheilverfahren

Weitere Verfahren

B Spezieller Teil

Hydro- und Thermotherapie I

Grundlagen

Die therapeutische Anwendung von Wasser bezeichnet man als Hydrotherapie. Diese wurde über Jahrtausende rein empirisch betrieben und war z. B. schon bei den alten Römern sowie in Japan und China bekannt. Systematisiert wurde sie erst im 19. Jahrhundert, u. a. durch die Naturheiler Prießnitz und Kneipp, nach denen es im letzten Viertel des 19. Jahrhunderts zur wissenschaftlichen Erforschung vor allem durch einige Universitätskliniken für Physikalische Medizin kam. Bei der Thermotherapie handelt es sich um die therapeutische Anwendung von Wärmeanwendungen, zu denen die **Wärmezufuhr** (Wärmetherapie) ebenso zählt wie der **Wärmeentzug** (Kryotherapie). Wesentliche Grundlage dabei ist Wasser als Wärme-/Kälteträger, weswegen diese beiden Therapieformen in Zusammenhang gesehen werden. Die Wärmetherapie wird auch in Form von Wärmestrahlung etc. angewendet. Die im Zuge der klassischen Naturheilverfahren angewendete Hydro- und Thermotherapie umfasst dabei im Wesentlichen die von Pfarrer Kneipp reformierte Hydrotherapie mit einem umfassenden Programm kalter und warmer Wasseranwendungen. Einen Überblick über die Kneipp'schen Anwendungen in der Hydro- und Thermotherapie bietet ▮ Tabelle 1.

Güsse	kalt, warm-heiß oder Wechselgüsse (warm-kalt-warm-kalt)
(Teil-)Bäder	kalt, warm-heiß, Wechselbäder, temperaturansteigend und temperaturabsteigend; warm-heiße Bäder mit Kräuterzusätzen
Waschungen	meist kalt; auch mit Zusätzen, z. B. Retterspitz-Lösung
Wickel	meist kalt; auch mit Zusätzen, z. B. Quark, Lehm
Auflagen & Packungen	meist heiß, z. B. Heusack, Moorpackung
Inhalationen & Dämpfe	z. B. Kopfdampfbad, aber auch Sole, Sekretolytika und Bronchospasmolytika
Spezialanwendungen	Trockenbürstungen. Wassertreten, Tautreten, Schneegehen

▮ Tab. 1: Überblick über die Kneipp'schen Anwendungen in der Hydro- und Thermotherapie.

Die Physiologie der Hydro- und Thermotherapie

Nach den Wirkprinzipen der klassischen Naturheilverfahren als Reizregulationstherapie werden die unterschiedlichen Anwendungen entsprechend ihrer gewünschten Wirkung ausgesucht und wird die Stärke des zu applizierenden Reizes an den Patienten individuell angepasst. Einflussfaktoren auf die Reizstärke sind dabei u. a. Alter und Befinden des Patienten, Umfang der zu reizenden Körperpartie, Anwendungsort (z. B. Wickel im Bett), -zeit und -dauer sowie Temperatur. Außerdem müssen zusätzliche mechanische (z. B. Wassermassagen) oder chemische Reize (z. B. Kräuterzusätze) und ihre Wirkung bedacht werden.
Kaltanwendungen sollen außer bei Entzündungen und Fieber nicht abkühlen, sondern einen Kaltreiz setzen, der von einer reflektorischen Hyperämie abgelöst wird, die mit einem angenehmen Wiedererwärmungsgefühl und Wohlbefinden einhergeht. Sie dauern ca. 20–30 Sekunden, wobei es wenig relevant ist, ob die Wassertemperatur etwas höher oder niedriger ausfällt. Wichtig für die Auslösung des Reizes ist jedoch eine Temperatur deutlich unter der Hauttemperatur (um ca. 15 °C). Der Mensch reagiert als Warmblüter umfassend auf den Kaltreiz, insbesondere mit Ausschüttung von Katecholaminen. Wenn die reaktive Hyperämie nicht eintritt (Fehlreaktion), muss eine bessere Vorerwärmung durch Bewegung, Wechselanwendungen oder Sauna vor oder nach der Anwendung herbeigeführt werden. Bei einem Kaltreiz reagiert nicht nur die behandelte Körperpartie, sondern auch die kontralaterale Seite. Diese konsensuelle Reaktion besteht auch zwischen oberen und unteren Extremitäten, zwischen den Extremitäten und dem Blasen-Genital-Bereich sowie dem Hals-Nasen-Rachen-Bereich. Die durch einen Kaltreiz erzeugte eigene, aktive Körperwärme hält länger an als die durch eine Warmanwendung erzeugte Wärme. Auf letztere reagiert der Körper durch vermehrtes Schwitzen, was leicht zu einer Unterkühlung oder Erkältung führen kann. **Cave:** Kaltreize sollen mit möglichst kaltem Leitungswasser durchgeführt werden und nur wenige Sekunden andauern. Wichtig ist die rasche Wiedererwärmung (reaktive Hyperämie). Nicht abtrocknen!
Wärmeentzug durch feucht-nasse, lauwarme Wickel bei Entzündung und Fieber soll die initiale Vasokonstriktion vermeiden, deshalb werden z. B. bei Kindern mit Fieber die bewährten Brust- oder Wadenwickel oder temperaturabsteigende Teilbäder herangezogen.
Warmanwendungen fördern die kutane Durchblutung und reflektorisch den Stoffwechsel sowie segmental zugeordnete Organfunktionen. Sie werden mit warm-heißem Wasser zwischen 36 und 40 °C durchgeführt und dauern in der Regel 3–5 Minuten. Bei schmerzhaften Muskelbeschwerden, z. B. im Rahmen von degenerativen rheumatischen Erkrankungen, werden durch die kutane Hyperämisierung reflektorisch Muskeltonus und Muskelschmerz gesenkt. Manche Warmanwendungen werden durch eine kurze Kaltanwendung abgeschlossen, um ein Nachschwitzen mit Unterkühlungsgefahr zu vermeiden.
Wechselanwendungen (Wechselteilbäder und Wechselgüsse) beginnen warm und enden nach zweimaligem Wechsel immer kalt (warm-kalt-warm-kalt). Die Anwendungen sollten individuell bis zum Auftreten eines Kältegefühls durchgeführt werden.
Temperaturansteigende Bäder beginnen bei moderaten Temperaturen um 35 °C und werden durch zulaufendes heißes Wasser bis auf Temperaturen von ca. 40 °C gesteigert. Ein paradoxes Frösteln durch initial heiße Temperaturreize wird dabei vermieden.
Temperaturabsteigende Bäder oder lauwarme Bäder werden zur Fiebersenkung verwendet. Sie liegen deutlich unter Körpertemperatur, eine Vasokonstriktion sollte jedoch vermieden werden.

Anwendungsgebiete

Die Anwendungen sollten mit möglichst großer Abwechslung durchgeführt und ihre Stärke allmählich gesteigert werden. Sie sind im Therapieplan (Kneipp-

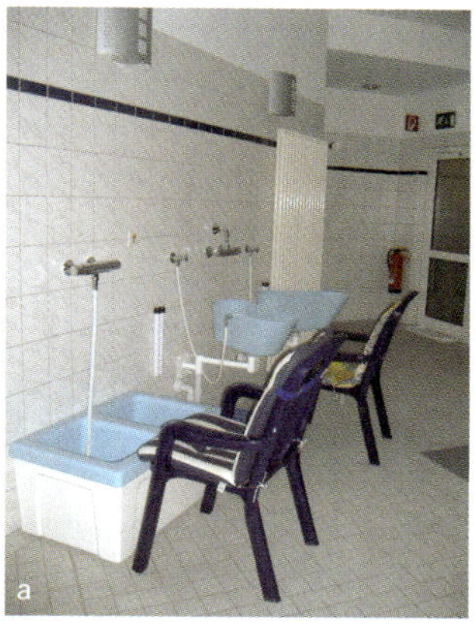

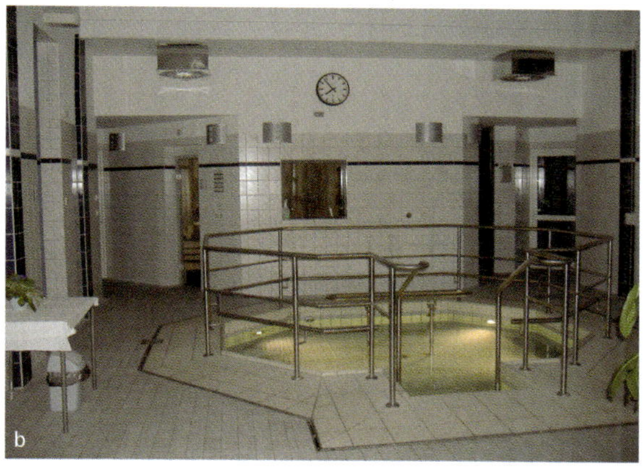

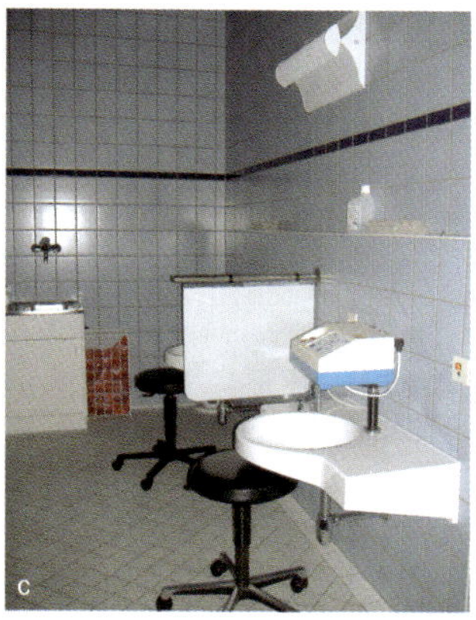

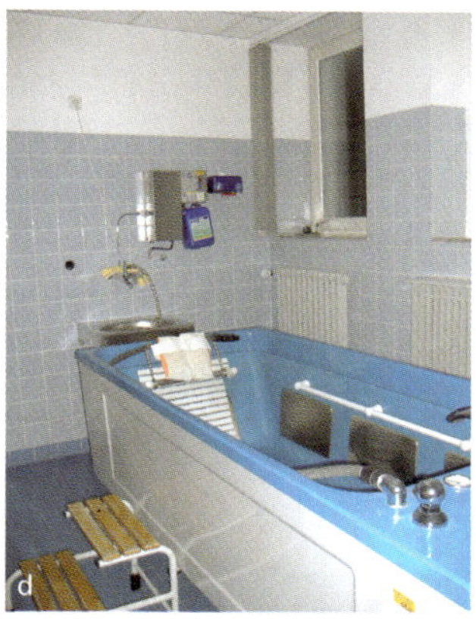

Abb. 1: Physikalische Abteilung der Klinik Blankenstein.
a) Becken für Wasseranwendung an Armen und Beinen
b) Kneipp' Wassertretbecken
c) Inhalationstherapie
d) Stanger-Bad

Kur) mit 3–4 Anwendungen täglich eingetragen, wobei je nach Tageszeit andere oder wiederholte Anwendungen vorgenommen werden.

> Für einen Behandlungserfolg mit chronobiologisch deutbaren Umstellungsprozessen (Reaktionszeit, körperliche Leistungsfähigkeit, Pulsfrequenz) ist selten die einzelne Anwendung entscheidend! Das endgültige Behandlungsergebnis ergibt sich erst durch die iterative, serielle Verabreichung dieser Reize.

Die Hydro- und Thermotherapie hat sich bei folgenden Krankheitsbildern nicht nur empirisch, sondern auch wissenschaftlich gesichert bewährt:

- Akute fieberhafte Erkrankungen und Entzündungen
- Alle Arten von rheumatischen Erkrankungen
- Durchblutungsstörungen der Koronararterien, peripheren arteriellen und venösen Gefäße
- Hyper-/Hypotonie, organischen oder funktionellen Durchblutungsstörungen
- Funktionellen Leibbeschwerden, Adipositas
- Chronisch rezidivierende Infektionskrankheiten z. B. der Atem- oder Harnwege
- Neurovegetative Regulationsstörungen, stressassoziierte Erkrankungen (zur Abhärtung gegen Stress bzw. zur Entspannung)

Für den gestressten Studierenden: Die oft als Klischees abgelehnten Tipps finden in der Hydro- und Thermotherapie ihre Begründung. Ein warmes Bad (ideal sind 37 °C) wirkt auf die Muskulatur, fördert die Durchblutung und reflektorisch den Stoffwechsel. Es kommt zur bewussten Entspannung, die die Kreativität fördert und Stress abbaut. Zusätze wie Baldrian, Hopfen, Lavendel (auch Teil der Phytotherapie) etc. sorgen zudem vor Prüfungen für eine stressfreie und angenehme Nachtruhe.

Kontraindikationen

Die Kontraindikationen für Anwendungen nach der Hydro- und Thermotherapie sind recht überschaubar:

- Schwächezustände mit Reaktionsunfähigkeit bzw. Fehlreaktion
- Die Head'schen Zonen betreffende Organerkrankungen (v. a. Angina pectoris)
- Alle Arten von Herz-Kreislauf-Erkrankungen/-Schwächen. **Cave:** Die meisten Warm-/Kaltanwendungen wirken belastend auf den Kreislauf.
- Akute Infekte & lokale Unterkühlungen (gilt nur für Kaltanwendungen)
- Allergien (bei Anwendungen mit Zusätzen)

Zusammenfassung

- Die Hydro- und Thermotherapie in den klassischen Naturheilverfahren beruht im Wesentlichen auf den **Kneipp'schen Anwendungen** und weist ein umfassendes Programm warmer und kalter Wasseranwendungen auf.
- Pfarrer Sebastian Kneipp begründete mit der Systematisierung seiner Kneipp-Kur auch die fünf Säulen der klassischen Naturheilverfahren.
- Die Hydro- und Thermotherapie besteht in einer **unspezifischen Reizregulationstherapie** und wird individuell auf das jeweilige Krankheitsbild, den Patienten und sein Empfinden zugeschnitten.
- Die Kontraindikationen sind überschaubar und lassen sich gut abklären.

Hydro- und Thermotherapie II

Einführung in die einzelnen Anwendungen

Güsse

Die Applizierung von Güssen erfolgt:

- kalt, warm-heiß oder in Form von Wechselgüssen
- ohne Druck (Ausnahme ist der sogenannte Blitzguss, s. u.), da der rein thermische Reiz ohne mechanische Begleiteffekte zur Wirkung kommen soll
- zu Beginn möglichst herzfern; im Verlauf werden die Güsse zügig über den ganzen Körper in Richtung Herz geführt
- am Ende mit einem Wassermantel (ca. 10 Sekunden an der höchsten Stelle verweilen und das Wasser möglichst glatt abströmen lassen).

Als Material wird lediglich ein Schlauch (ca. 1 Zoll dick) benötigt, der so eingestellt ist, dass der Strahl eine Handbreit nach oben steigt. Güsse können somit auch durch den Patienten selbst appliziert werden. Die Häufigkeit der Anwendung variiert nach Indikation und Konstitution 1–4-mal täglich.

Wirkungen

Die Güsse wirken zentral, primär durch reflektorische Erwärmung; Segmentreize wirken reflektorisch auf Organe. Güsse fördern zudem die Durchblutung und regulieren den Kreislauf, indem die Gefäße tonisiert, angeregt oder beruhigt werden.
Nebenwirkungen: Kreislaufstörungen, Unwohlsein und Kopfschmerzen bei Arm-, Brust- und Oberguss (meist durch vornübergebeugte Haltung bedingt)

Applikationsarten

Folgende Güsse können je nach Applikationsort unterschieden werden: Knieguss, Schenkelguss, Unterguss, Armguss, Brustguss, Oberguss, Gesichtsguss, Lumbalguss, Vollguss und – mit mechanischer Reizung – Blitzguss bzw. Rückenblitzguss.

Indikationen

- Bei Erkrankungen des Gefäßsystems, z. B. Krampfaderleiden
- Zur allgemeinen Roborierung (subjektive Abhärtung)
- Zur Stärkung des Immunsystems

Bäder und Teilbäder

Bäder und Teilbäder sind zum einen Bestandteil der Kneipp-Therapie, umfassen aber auch ein eigenes Kapitel der Bädertherapie. Je nach Anwendungsgebiet und Zusätzen werden die unterschiedlichsten Bäderkuren eingeteilt. Im Folgenden werden die jeweiligen Bäderarten angeführt; für eine ausführlichere Beschreibung siehe weiterführende Literatur zu Naturheilverfahren bzw. Bädertherapie.
Nach **behandeltem Körperteil** unterscheidet man:
Fußbäder, Armbäder, Sitzbäder, Halbbäder und DreivierteIbäder.
Nach **Temperatur** unterscheidet man: kalte Teilbäder (z. B. kalte Fußbäder bei Venenleiden), warm-heiße [ansteigende] Teilbäder (z. B. ansteigende Fußbäder bei beginnender Erkältung) und Wechselteilbäder.
Bei der **Bädertherapie**, auch Balneologie – im engeren Sinne die Wissenschaft von der Anwendung der Bäder und Teilbäder –, kommen folgende drei Mechanismen zur Wirkung:

- Immersion (Wasserdruck, Auftrieb, Widerstand)
- Temperatur (kalt-warm-heiß)
- Chemische bzw. pflanzliche Zusätze (durch die Haut/Inhalation)

Eine ausführliche Beschreibung aller Möglichkeiten in der Bädertherapie würde den Umfang dieses Buches bei Weitem sprengen, daher siehe ausführlichere Lehrbücher. Lediglich eine Übersicht soll die Vielfalt der verschiedenen Möglichkeiten der Balneologie aufzeigen (Tab. 1).

Waschungen

Waschungen sind die milden Reize der Hydrotherapie. Vorgenommen werden können Ganzkörperwaschungen sowie belebende Oberkörper- oder eher beruhigende Unterkörperwaschungen (→ Teilwaschung). Sie bewirken als Kaltanwendung (Wassertemperatur 20–25 °C) eine reaktive Hyperämie und werden wegen ihrer leicht belebenden, kreislaufregulierenden und abwehrsteigernden Wirkung bei Indikationen wie z. B. Müdigkeit (→ lerngeplagte Studierende), Hypotonie, Immunsystemschwäche oder psychovegetativen Störungen eingesetzt.

Wickel

Wickel gehören zu den kombinationsreichen und stark variierbaren Reizen der Hydro- und Thermotherapie. Ihre Anwendung kann indikationsbezogen und patientenspezifisch angepasst werden. Variierbar ist die Reizstärke der Wickel über Temperaturunterschiede, Wickelgröße, Dauer der Anwendung und evtl. verwendete, meist pflanzliche Zusätze.

Durchführung

Das Anlegen des Wickels erfolgt meist im Bett, indem der Körper oder Körperteile mit drei Tüchern eingefasst bzw. eingewickelt werden. Dazu wird zunächst eine Einmalfolie auf dem Bett ausgebreitet, gefolgt vom Außen- und zuletzt vom Innentuch. Nachdem sich der Patient niedergelassen hat, wird

Mineralbäder	
Thermalwässer	Mineral- bzw. Heilwässer
Solebäder	Kohlendioxid-Bäder (CO_2)
Schwefelbäder (SH)	Radonbäder
Peloidbäder	Jod-Bäder
Bäder mit chemischen Zusätzen wie Salicylaten und Nicotinsäureester	
O_2-/CO_2-Wasserbäder	**Hydroelektrische Bäder**
Moorbäder	**Überwärmungsbäder**
Kräuterbäder	

Tab. 1: Die verschiedenen Bäder in der Balneologie.

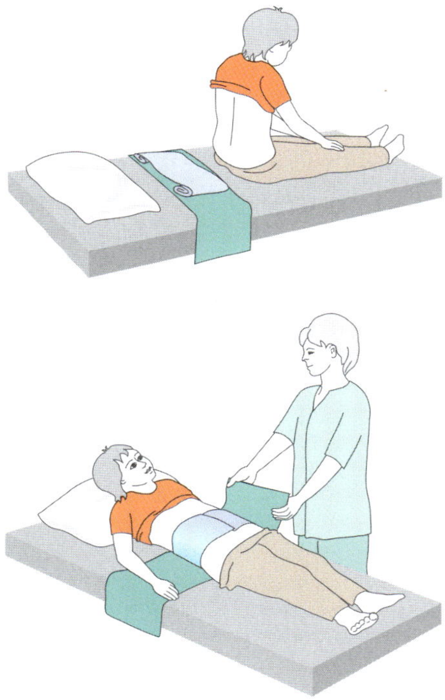

Abb. 1: Anlegen eines Bauchwickels.

ein entsprechend der Behandlungsfläche großes, mit Wasser oder zu applizierender Substanz getränktes Trägertuch aufgelegt. Anschließend wird der Patient mit Innen- und Außentuch fest umwickelt und mit der Bettdecke zugedeckt.
Cave: Vor der Behandlung sollten Darm und Blase geleert werden, während des Wickels sollten Luftkammern unter der Decke sowie Zugluft vermieden und auf eine bequeme Lage, Ruhe, Dunkelheit und die angemessene Liegezeit geachtet werden. Nach dem Wickel – der Patient wickelt sich selbst aus – sollte eine der Liegezeit im Wickel entsprechende Nachruhe erfolgen; dabei wieder gut zudecken. Das Pflegepersonal führt diese Anwendung selbstständig durch und weist dabei auf die Bedeutung hin, den Patienten stets angemessen über jeden Schritt der Anwendung zu informieren (→ Compliance).

Wickelarten

Außer den in ▮ Abbildung 2 dargestellten Wickelarten sind noch folgende Wickel gebräuchlich: Fußwickel, Lendenwickel, Kurzwickel (ab Achselhöhle bis Mitte Oberschenkel, Arme bleiben frei), Unterwickel (ab Achselhöhle bis zu den Füßen, Arme bleiben frei), Leberwickel und Ganzwickel (ganzer Körper, einschließlich Armen, nur Kopf bleibt frei).

Wirkung, Indikation und Kontraindikation

S. S. 18 f., Übersicht Wickel und Auflagen.

Auflagen und Packungen

Auflagen oder Packungen entsprechen feucht-warmen oder feucht-kalten Wickeln, können jedoch auch voluminöse Zusätze wie z. B. Quark enthalten. Für eine Übersicht s. S. 18 f., Wickel und Auflagen.

Inhalationen und Dämpfe

Für Inhalationen und Dämpfe bietet die Hydro- und Thermotherapie das **Kopfdampfbad** (nach Kneipp). Es hat je nach pflanzlichem Zusatz symptomlindernde Wirkung (z. B. Kamille = entzündungshemmend) und kann wegen seiner durchblutungsfördernden Wärmewirkung bei Indikationen wie z. B. grippalen Infekten, Kopfschmerzen appliziert werden. Die Dämpfe werden über einer Schüssel heißes Wasser inhaliert. Das Kopfdampfbad ist natürlicher als technische Inhalationen wie Sprays oder Aerosole; in den meisten Thermalbädern findet man auch (Ganzkörper-) Dampfbäder.

Spezialanwendungen

Spezialanwendungen der Hydro- und Thermotherapie – hier nicht aufgeführt – sind außerdem: **Trockenbürstungen, Wassertreten, Taulaufen, Schneegehen.**

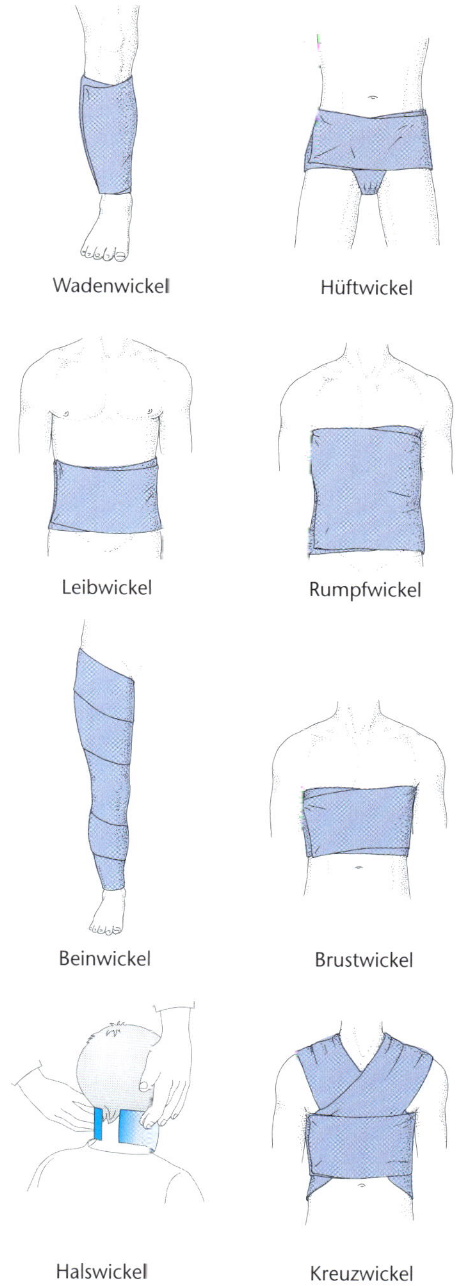

Abb. 2: Verschiedene Wickelarten.

Außerdem nicht aufgeführt wurden die **CO_2-Gasbehandlung** und das **Saunabaden.**

Zusammenfassung

- Dieses Kapitel bietet eine Übersicht mit **Kurzauflistung der Verfahren** in der Hydro- und Thermotherapie.
- **Wickel und Auflagen** werden mit ihren Parametern als Übersicht im entsprechenden Kapitel auf S. 18 dargestellt.

Übersicht Wickel & Auflagen

Wirkung	Indikationen	Kontraindikationen	Dauer/Häufigkeit
Wadenwickel			
Beruhigend auf das vegetative Nervensystem bei Einschlafstörungen. Anwendungsdauer 20 – 30 min; kalt	Schlafstörungen, vegetative Labilität	Kalte Haut, Harnwegsinfektion	Schlafstörungen/vegetative Labilität: 1-mal tgl. abends
Fiebersenkend bei einer Anwendung von ca. 5 – 10 min → Temperaturunterschied zur Körpertemperatur ca. 2 – 4 °C.	Fieber		Zur Fiebersenkung: seriell, dem Allgemeinzustand angepasst 3 – 5-mal tgl.
Senfmehlwickel			
Aktivierung lokaler Stoffwechselvorgänge, leitet Entzündungen ab, hilft dem Körper, Wärme abzugeben, bewirkt tiefes Durchatmen	Akute Pneumonie, Pneumonie-Prophylaxe Pleuritis, Bronchitis, Asthma	Allergie, offene Wunden im Behandlungsgebiet, Hypertonie	1. Wickel: 2 – 3 min, 2. Wickel: 3 – 4 min, Steigerung bis zu 12 min möglich, solange der Patient den Wickel als angenehm empfindet und nur eine leichte Hautreaktion hervorgerufen wird. 1-mal tgl., nach 5 Tagen 2 Tage Pause
Cave: Verbrennung möglich; wenn am nächsten Tag die Rötung nicht abgeklungen ist, wird zusätzlich pausiert; entsprechende Körperstelle warm halten. Bei den ersten Anwendungen sollte die Pflegekraft den Raum nicht verlassen.			
Schafgarbenwickel (Leberwickel)			
Entgiftend, stoffwechselanregend, durchblutungsfördernd, verdauungsanregend, wärmend, entspannend, entkrampfend	Lebererkrankung, Stoffwechselstörungen, Obstipation, zur Entgiftung während des Heilfastens, Depression, Neurodermitis, Menstruationsbeschwerden, erhöhter Oberbauchkapseldruck bei Tumor oder Metastasen	Allergie	Solange Wickel als angenehm empfunden wird, mind. 30 min, 1-mal tgl. nach dem Mittagessen
Cave: Bei Tumorpatienten keinen Wärmeträger benutzen!			
Kamillebauchwickel			
Krampflösend, entspannend, erwärmend, schmerzlindernd	Magen-Darm-Krämpfe, Blähungen, Obstipation, angespannter Bauch, Schlafstörungen, Nervosität, Stress, kalte Füße, Narbenbeschwerden nach Bauch-OP	Allergie, akute Entzündungen im Bauchraum	Solange Wickel als angenehm empfunden wird; 1-mal tgl. nach dem Mittagessen
Thymianbrustwickel			
Krampflösend, entzündungshemmend, schleimlösend, abwehrsteigernd antibakteriell	Bronchitis, Asthma, krampfartiger Husten, Keuchhusten	Allergie, Hypertonie, Schlafstörung	Solange Wickel als angenehm empfunden wird; 1-mal tgl., vor oder direkt nach dem Abendessen
Cave: Kann beim Asthmatiker einen Anfall auslösen, Wirkstoff daher vorher antesten. Keine Wärmeträger bei Tumorpatienten; nach Standard wickeln.			
Ingwerwickel			
Erwärmung des ganzen Körpers, gleichmäßige Atmung (Einatmung betonend), Sekretlösung, Anregung der Urinausscheidung, schmerzlindernd, stimmungsaufhellend	U. a. chronische Bronchitis, Asthma bronchiale, Rheuma, Gicht, Rückenschmerzen, Muskelverspannungen, Anorexie, Depression, Aszites durch Leberzirrhose, Steinleiden	Allergie, Hypertonie, manische Depression, Schwangerschaft, Schizophrenie, Karzinom	Solange Wickel als angenehm empfunden wird, max. 30 min; 1-mal tgl., nach 5 Tagen 2 Tage Pause, vorzugsweise morgens oder vormittags
Cave: Unter der Therapie kann es zu gesteigerten Sinnesempfindungen kommen (Gefühle, Erinnerungen).			

Wirkung	Indikationen	Kontraindikationen	Dauer/Häufigkeit
Weißkohlwickel			
Abschwellend, beruhigend, schmerzlindernd, wundreinigend, die Beweglichkeit fördernd, stoffwechselaktivierend	Erysipel, infizierte Wunden, Panaritien, Thrombophlebitis, Ulcus cruris, chronische Polyarthritis, Arthrose	Keine bekannt	1-mal tgl. über Nacht, kann bis zu 24 Std. belassen werden. Bei offenen Wunden abhängig von der Stärke der Sekretion mehrmals tgl. wechseln
Stimmungsaufhellender Bauchwickel			
Stimmungsaufhellend, entspannend, das Wohlgefühl fördernd	Stress, Erschöpfungszustand, unterstützend bei reaktiver Depression	Allergie, Schwangerschaft	Solange Wickel als angenehm empfunden wird, mind. 30 min; 1-mal tgl., vorzugsweise mittags
Heublumensackauflage			
Grundlagen: Der würzige Geruch von geschnittenen Wiesengräsern (Heu) sowie der Hauptwirkstoff Cumarin entstehen durch einen Fermentationsprozess beim Trocknen der Gräser. Der Heublumensack ist als Wickel oder Auflage möglich.			
Schmerzlindernd, durchblutungssteigernd mit erhöhtem Gewebestoffwechsel, Tonusminderung der Muskulatur, Elastizitätszunahme des Bindegewebes, beruhigend und entspannend, reflektorische Organwirkungen	Rheumatische Erkrankungen, Muskelverspannungen, Gelenkarthrosen, außerdem sinnvoll bei Menstruationsbeschwerden, chronischen Lebererkrankungen, vegetativer Dystonie, funktionelle Magen-Darm-Beschwerden	Allergie gegen Heublumen, akute Neuralgie, instabiler Kreislauf (zu starke Belastung), Gerinnungsstörungen (Gefahr der Blutung, bei markumarisierten Patienten bestehen jedoch keine Bedenken)	20–40 min oder solange die Wickel als angenehm empfunden wird; 1–3-mal tgl.
Cave: Die ätherischen Substanzen verflüchtigen sich an der Luft. Bei der Zubereitung sollte ein geschlossenes Gefäß (Topf) benutzt werden. Es empfehlen sich handelsübliche Einmal-Heublumensäcke, die es in unterschiedlichen Größen und Einfassungen gibt.			
Quarkauflage			
Schmerzlindernd, kühlend, entzündungshemmend, abschwellend	U. a. oberflächliche Thrombophlebitis, Varikose, Insektenstiche, Juckreiz, Ekzeme, Mastitis, Prellungen, Verstauchungen, Weichteilentzündung, Neurodermitis, Akne, Sonnenbrand	Keine	Sobald der Quark warm geworden ist, Umschlag wenden oder entfernen; max. 20 min, je nach Krankheitsbild, 1–3-mal tgl.
Cave: Umschläge können nicht vorbereitet werden, da sonst der Wirkstoff austritt (Molke); Wärmestau vermeiden.			
Meerrettichauflage			
Verbesserung der Durchblutung, verstärkte Hautdurchblutung, reflektorische Durchblutungssteigerung der Blase.	Entzündliche Vorgänge, v. a. chronischer Art, bei Dauerkatheter, Reizblase	Bei Allergie auf Meerrettich, offenen Wunden, Entzündungen im Auflagebereich	1-mal tgl.; erste Anwendung max. 4–5 min unter Hautkontrolle
Heilerdeauflage			
Schmerzlindernd, entzündungshemmend, abschwellend, entstauend, wundreinigend, stoffwechselanregend, entfettend, durchblutungsfördernd, desodorierend	Akne, Krampfadern, Venenentzündungen, Verstauchungen, Arthrose, Neurodermitis	Keine bekannt	Bis der Brei vollständig ausgetrocknet ist. 1-mal tgl.; bei Akne 2–3-mal/Woche

Tab. 1: Übersicht über die Parameter zu Wickel und Auflagen.

Zusammenfassung

Ausschnitthafte Übersicht der umfangreichen Möglichkeiten von Wickeln und Auflagen bei unterschiedlichsten Indikationen.

Bewegungstherapie I

Einleitung

Die Bewegungstherapie umfasst alle Maßnahmen und Verfahren, bei denen in irgendeiner Form **Bewegung als Therapie** eingesetzt wird. Dazu wird ein ganzheitliches Therapiekonzept erstellt, das auch die anderen Säulen der klassischen Naturheilverfahren (z. B. die Ernährungstherapie) einbezieht. Es sollte dabei berücksichtigt werden, ob die Bewegungstherapie **präventiv oder rehabilitativ** erfolgt. Die vom Patienten geforderte Bewegung muss systematisch aufgebaut und individuell an den Patienten angepasst werden. Auf diese Weise können Frustrationen aufgrund zu hoher Anforderungen vermieden werden. Nach der Definition des Deutschen Sporttherapeutenbundes (DSThB) von 1986 (Quelle: Herz Sport & Gesundheit 3, 1 [1986] 56) entspricht die Bewegungstherapie ärztlich indizierter und verordneter Bewegung, die vom Fachtherapeuten geplant und dosiert, gemeinsam mit dem Arzt kontrolliert und mit dem Patienten allein oder in Gruppen durchgeführt wird. Man kann generell bei jeder Art von Bewegung bzw. Bewegungstherapie unterscheiden zwischen

- **Übung**: ständig wiederkehrende Bewegungsabläufe zur Verbesserung ungenügend entwickelter oder gestörter motorischer Grundeigenschaften (wie Ausdauer, Beweglichkeit, Kraft, Koordination oder Schmerzmilderung). Die aktiven, passiven, dynamischen Übungen können in isokinetische und isotonische Formen der Bewegungstherapie unterschieden werden.
- **Training**: ständig wiederkehrende Bewegungsabläufe zur Steigerung der physischen Leistungsfähigkeit.

Für die gesamte Bewegungstherapie und insbesondere die Übungen ist ein gutes Maß an Gleichgewichts-, Orientierungs- und Tastsinn (Bewegungs- und Muskelsinn) sowie Selbsteinschätzung und Selbstvertrauen von großer Bedeutung.
Die umfangreichen Möglichkeiten der Bewegungstherapie machen aus ihr ein wirkungsvolles Spezialgebiet mit eigenen Berufsbezeichnungen (Physiotherapeut, Sporttherapeut, Atmungstherapeut etc.). Es lässt sich jederzeit problemlos in den Kanon der fünf Säulen integrieren bzw. ist ein fester Bestandteil davon.

Heilgymnastik	Betrachtet die gesamte Statik und das Bewegungsschema des Menschen und überträgt ihm Übungen in Eigenverantwortung.	Geeignet für jeden Menschen in jedem Alter und mit jeder Art von körperlichem Defizit.
Krankengymnastik	Setzt gezielte Bewegungen und Bewegungsabläufe auf den kranken oder geschädigten Organismus nach den Gesetzen der physiotherapeutischen Reizserie ein.	Wiederherstellung oder Verbesserung der Funktion des Organismus oder seiner Teilsysteme (funktioneller Aspekt).
Sporttherapie	Einsatz von angemessenen sportlichen Mitteln nach biologischen Gesetzmäßigkeiten bzw. den Ressourcen des Patienten. Zusätzlich Verwendung von pädagogischen, psychologischen und soziotherapeutischen Verfahren zur Kompensierung und Regeneration von gestörten körperlichen, psychischen und sozialen Funktionen.	Vorbeugung von Sekundärschäden und Förderung eines gesundheitlich orientierten Verhaltens, z. B. durch Verhaltensänderung bei chronischen Erkrankungen (ganzheitlicher Aspekt).

Tab. 1: Definition von Parametern der Bewegungstherapie.

Definitionen

Traditionell umfasste die Bewegungstherapie vor allem die Heilgymnastik. Heute wird sie im engeren Sinn mit der Krankengymnastik assoziiert. Tabelle 1 zeigt die unterschiedlichen Parameter der Bewegungstherapie und ihre Definitionen.
Aus diesen Definitionen wird bereits deutlich, dass die Sporttherapie auf den Ergebnissen der Krankengymnastik aufbaut, auch wenn sich diese beiden Therapieformen stark ähneln und oft überschneiden. Dass Bewegungstherapie oder Sport bzw. das sportliche Erleben auch positiv auf Sinne und Psyche wirken (z. B. durch Ausschüttung von Glückshormonen, Abbau von Stoffwechselprodukten etc.), zeigt wieder den ganzheitlichen Aspekt der klassischen Naturheilverfahren durch das Ineinandergreifen der einzelnen Säulen (s. S. 22, Ordnungstherapie).

Indikation der Bewegungstherapie

Die oben beschriebenen Formen der Bewegungstherapie (Übungen) sind bei allen Krankheitsbildern angezeigt, die Einschränkungen des Bewegungsapparates mit sich bringen. Dabei kann es sich um mangelnde Beweglichkeit mit oder ohne Schmerzen, eine generelle Kraftminderung oder sonstige Störungen der motorischen Grundeigenschaften handeln. Es werden die unterschiedlichsten Methoden und Therapiemittel angewendet:

Krankengymnastik

Methoden und Therapiemittel

Passive Maßnahmen	Lagerungen, Mobilisation, Extension und Traktionen, Dehnungen
Aktive Bewegungstherapie	Isometrische Spannungsübungen, aktive, achsengerechte und komplexe Bewegungsübungen, rhythmisch dynamische Bewegungsübungen, geführte und/oder gestützte Bewegung, Bewegung gegen Widerstand, Bewegungsübungen im Wasser, Gangschulung
Krankengymnastik auf neurophysiologischer Grundlage	Bahnung und Reaktivierung von Bewegungsmustern, reflektorische Steuerung der Motorik über Propriozeption und Exterozeption, Aktivierung frühkindlicher Bewegungsmuster, Hemmung unter Nutzung spinaler Reflexe, Hemmung unter Nutzung des Eigenreflexapparates, Bewegungsförderung durch sukzessive Induktion, Beeinflussung sensorischer und mechanischer Eigenschaften der Gelenkkapsel, sensomotorische Schulung
Krankengymnastik mit Geräten	Übungen mit Handgeräten wie z. B. Ball, Stab, Gewicht, Keule, Reifen oder Band
Atmungstherapie	Lagerungen, Packe- oder Reizgriffe, Vibration, Klopfung, Thoraxkompression, vertikale Erschütterungen, Ein- und Ausatmungstechniken, atmungserleichternde Körperstellungen, Hustentechniken, Oberkörpergymnastik, Hilfsmitteleinsatz

Tab. 2: Tabellarische Übersicht über die Methoden und Therapiemittel der Krankengymnastik.

Krankengymnastische Konzepte

Es gibt eine Vielzahl komplexer Konzepte, die unter kontinuierlicher Befundkontrolle Erkrankungen aller Organsysteme behandeln. Dazu gehören die propriozeptive neuromuskuläre Fazilitation (PNF), die Skoliosetherapiekonzepte, die progressive Muskelrelaxation etc.

Bewegungsbäder

Das Konzept des Bewegungsbades macht sich (wie aus der Balneologie bekannt) die Auftriebskraft im Wasser, die warme (min. 32 °C) Temperatur und den Reibungswiderstand zunutze. Der Patient erfährt dadurch eine Entlastung des eigenen Körpergewichts, verbunden mit einer schonenden Mobilisierung der Wirbelsäule und der Gelenke, eine Massage und Kräftigung der Muskulatur durch den Leitungswiderstand und auch eine Schmerzlinderung durch die Temperatur. Die Bewegungstherapie im Bad kann einzeln oder in Gruppen, angepasst an die Belastbarkeit und das Befinden der Patienten durchgeführt werden.

> Vorsichtsmaßnahmen, wie das Bereitlegen von Medikamenten, Abfragen der Schwimmtauglichkeit und des Befindens sowie die entsprechende Positionierung/Absicherung sind von enormer Bedeutung für eine sichere Durchführung!

Atmungstherapie

Die Atmungstherapie verknüpft die Bewegungs- direkt mit der Ordnungstherapie durch den Entspannungscharakter; sie wird auch als Heilverfahren in der Physiotherapie eingesetzt. Die Atmungstherapie kann im Gegensatz zu anderen Verfahren in jeder Lebenssituation unabhängig und ohne Hilfsmittel eingesetzt werden kann. Es bietet sich das Entspannen durch Konzentration auf den Atmungsbewegungsvorgang an. Es wird keine zielgerichtete Atmungsauslenkung vorgegeben. Grundlage und Ziel der Atmungstherapie ist das Erreichen einer ökonomischen Atmungsform, die der Pflege und dem Training der Atmungsorgane zur Regeneration, verbesserter Leistung und Erhaltung oder Erlangung der Widerstandskraft dient. Ohne eine ökonomische Atmungsform anzustreben, ist eine krankengymnastische Behandlung oder der Einsatz eines Entspannungsverfahrens nur eine unvollständige Therapie. Die Atmungstherapie ermöglicht u. a. die Verbesserung der Sauerstoffaufnahme und Kohlendioxidabgabe, aber auch eine bessere Magen-Darm-Massage und damit geregelte Verdauung durch den Aspekt der Diaphragmaauslenkung.

Terraintraining

Beim Terraintraining ist man nicht mehr im Übungs-, sondern im Trainingsmodus (s. o.). Demnach ist die Zielsetzung hierbei eine stufenweise Steigerung der physischen Leistungsfähigkeit und Belastungsfähigkeit zur Prävention oder Rehabilitation.

Durchführung

Das Training erfolgt idealerweise im Freien mit natürlichen Steigungen, die an den individuellen Trainings- bzw. Leistungsstand angepasst sind. Die Anforderungen können durch anspruchsvollere Strecken und unterschiedliche klimatische Bedingungen gesteigert werden. Grundvoraussetzungen sind eine Vorsorgeuntersuchung durch den Arzt und eine fachliche Anleitung während des Trainings.

Zusammenfassung

- Die Bewegungstherapie beschäftigt sich mit der Anwendung jeglicher Art von systematischer Bewegung und deren **Integration in das Gesamtkonzept** der klassischen Naturheilverfahren.
- Abhängig von **Übung** oder **Training** bzw. den jeweiligen Formen der Bewegungstherapie werden verschiedene Anforderungen mit unterschiedlichen Zielsetzungen gestellt.
- Die Bewegungstherapie macht sich die Konzepte und Methoden sowie Therapiemittel von **Krankengymnastik, Bewegungsbädern, Atmungstherapie** und **Terraintraining** zunutze.

Bewegungstherapie II

Massagen und Lymphtherapie

Die beiden im Folgenden beschriebenen Therapieverfahren gehören an sich nicht zur Bewegungstherapie der klassischen Naturheilverfahren. Sie sind der Bewegungstherapie auch nicht unterzuordnen, sondern gehören ihrem Ansatz nach zusammen. Massagen ermöglichen z. B. durch ihre schmerzmindernde und lockernde Wirkung eine adäquate Krankengymnastik nach den Prinzipien der Bewegungstherapie und greifen in pathogenetische Abläufe ein.

Massagen

Einleitung

Früher waren Massagen noch eine Aufgabe der Ärzte. Über die Jahre sind sie jedoch unberechtigterweise immer mehr ins Abseits geraten, so dass sie heute keinen allzu hohen Stellenwert mehr besitzen. Ausgebildete Masseure und Physiotherapeuten haben versucht, die Akzeptanz der Massage durch stetige Untersuchungen über ihre positiven Effekte zu steigern. Der Grund für das Stiefkinddasein mag der passive Charakter der Massage sein, da diese nicht vom Patienten selbst durchgeführt werden kann. Massagen sind erfolgreich in Wechselbehandlung mit der Bewegungstherapie einsetzbar und können akute Krankheitsprozesse beeinflussen. Nicht zuletzt haben sie durch die Entspannung und den angenehmen Berührungsreiz auch einen positiven Einfluss auf die Psyche. Die Anwendung von Massagen bietet sich daher in Krankenhäusern geradezu an. Voraussetzung für die Verordnung einer Massage ist stets eine fundierte Anamnese durch klinische Befunde und tastbare Gewebsbefunde.
An dieser Stelle soll ganz bewusst auf die Ausbildungssituation innerhalb der klassischen Naturheilverfahren sowie ihrer Partner- bzw. der historisch bewährten Verfahren hingewiesen werden: Es wird immer wieder deutlich, dass keines der Verfahren in irgendeiner Weise unwissenschaftlich oder gar wirkungslos ist. Vielmehr wird erst jetzt durch die modernen Diagnoseverfahren deutlich, wie und warum diese traditionellen und lange verpönten Verfahren wirken. Hinzu kommt, dass ein Arzt oder Physiotherapeut, Ökotrophologe, Atmungstherapeut etc. eine umfassende schulmedizinische Ausbildung haben muss, da umfangreiche und fundierte Kenntnisse in Anatomie bzw. der kompletten Klinik des Menschen für eine adäquate Diagnosestellung und die Planung eines komplexen Therapieplanes unabdingbar sind. Insofern weicht der oft diffamierende Begriff des „Kräuterdoktors" hier einem Team von sehr gründlich ausgebildeten, hochqualifizierten Ganzheitsmedizinern, Therapeuten und entsprechend ausgebildetem Pflegepersonal.

Definition

Die Massage ist die mechanische Beeinflussung von Turgor und Tonus der Haut, Unterhaut, Muskulatur und des tiefer liegenden Gewebes. Reflektorisch werden auch innere Organe, Stoffwechsel, Kreislauf und Lymphstrom einbezogen. Ziel der Massage ist noch vor der Krankheitsbekämpfung die Krankheitsvorbeugung und Körperpflege.

> Massage leitet sich aus dem Französischen „masser" oder Arabischen „mass" = berühren ab.

Grundlegend für jede Massage ist der tastbare Befund durch den Therapeuten, der auf diese Weise Durchblutungsstörungen, Kontrakturen, Verspannungen, Narben und Zirkulationsstörungen beeinflussen kann. Dazu nutzt der Therapeut neben klassischen Grifftechniken (▮ Tab. 1) auch technische Methoden wie z. B. Schröpfkopf- und Saugwellenmassage, Bürstenmassage und Unterdruckstrahlbehandlung. Die Dauer der Behandlung ist variabel und sollte bei einer Ganzkörpermassage mindestens 30 Minuten betragen.
Aufgrund des Budgets und der Heilmittelrichtlinien sind Ganzmassagen nicht verordnungsfähig bzw. folgen im ambulanten Bereich strengen Reglementierungen. Wie andere Therapieverfahren kann die Massage nur als serieller Reiz ihre volle physiologische Wirkung entfalten. Je nach Therapieziel, Krankheitsbild und Konstitution des Patienten sind drei oder mehr Anwendungen in der Woche bei einer Gesamtzahl von mindestens sechs Behandlungen induziert. Bei chronischen Erkrankungen und Beschwerden sind längere Serien angezeigt.

> Wie bei den anderen physikalischen Therapien berichtet das Pflegepersonal auch bei Massagen von der positiven Reaktion der Patienten auf die menschliche Zuwendung und die angenehme Erfahrung des Miteingebundenwerdens in die Behandlung. Beides führt auch zu einer erhöhten Compliance der Patienten. Dies zeigt den besonderen Wert der traditionell gewachsenen Medizin und sollte mehr Berücksichtigung im Gesundheitssystem finden.

Streichungen	Großflächige Bewegungen nach Muskeltopografie und Faserverlauf, von zentral nach peripher.
Knetungen	Intensive, zangenförmige Griffe schräg oder quer zum Muskelverlauf mit Dehnungen, Verwringungen und Drückungen.
Reibungen/ Friktionen	Kleinflächige, kreisförmige oder elliptische Bewegungen mit Handfläche bzw. Fingerkuppen und Daumen.
Klopfungen, Klatschungen und Hackungen	Können groß- und kleinflächig, hart oder sanft, langsam oder hochfrequent mit der Faust, hohlen Hand oder Handkante ausgeführt werden.
Vibration	Intensive, detonisierende, für den Therapeuten sehr anstrengende Vibrationsbewegung, oft apparativ durchgeführt.
Unterhaut-faszienstrich	Massagegriff mit Mittelfinger und stützendem viertem Finger aus der Bindegewebsmassage, z. B. zur Lösung von Verklebungen.

▮ Tab. 1: Grifftechniken der Massage.

Massagearten

An dieser Stelle können nicht alle Massagearten mit ihren jeweiligen Indikationen, Wirkungen und Durchführungen beschrieben werden. Die folgende Aufzählung bietet jedoch einen Überblick über die Breite des Spektrums und liefert Stichworte für weitere Recherchen:

- Bindegewebsmassage
- Periostmassage
- Segmentmassage
- Kolonmassage
- Reflexzonenmassage
- Unterwasserdruckstrahlbehandlung
- Vibrationsmassage
- Schröpfkopfmassage
- Saugwellenmassage
- Extensionsmassage nach Domnik
- Manipulativmassage nach Terrier
- Akupunkturmassage nach W. Penzel

Lymphtherapie

Einleitung

Das Lymphgefäßsystem von Menschen und Säugetieren hat die Aufgabe, überschüssiges Wasser und andere Stoffe aus dem Interstitium zu drainieren und wieder der Blutbahn zuzuführen. Wird die Transportkapazität der Lymphgefäße überfordert, können Ödeme auftreten. Im Gegensatz zu den Blutgefäßen werden die Lymphgefäße beim Auftreten einer erhöhten lymphpflichtigen Last aktiviert und können maximal mit dem Zehnfachen ihrer Ruhekapazität arbeiten (Funktion wie ein Sicherheitsventil). Die Diagnose eines Lymphödems kann klinisch gestellt werden. Typische Zeichen sind u. a. die normale Hautfarbe, fehlende Schmerzhaftigkeit, Asymmetrie, Vertiefung der natürlichen Hautfalten, häufige Beteiligung von Hand- oder Fußrücken, das sogenannte Stemmer'sche Zeichen (fehlende Möglichkeit der Hautfältelung insbesondere an den Zehen). Ist dieses Zeichen positiv, ist die Diagnose „Lymphödem" gesichert. Fehlt es, kann der Umkehrschluss nicht gezogen werden.
Weitere diagnostische Maßnahmen sollten nur dem Ausschluss eines sekundären Lymphödems (Tumorsuche) dienen. Besonders streng ist die Indikation zur direkten Lymphographie zu stellen, da durch die Reizung der Lymphgefäße oftmals eine drastische Verschlechterung eintritt.

Definition

Die Lymphtherapie ist ein Behandlungskomplex aus Manueller Lymphdrainage, Kompressionstherapie, Bewegungstherapie (bei liegender Kompression) und Hautpflege unter dem Begriff der **Komplexen Physikalischen Entstauungstherapie (KPE)**. Die Lymphtherapie ist in Deutschland eng mit dem Namen Földi verknüpft (s. u.).

Behandlungskonzept

Der Einsatz der Manuellen Lymphdrainage ist pathophysiologisch begründet. In erster Linie soll die Tätigkeit der Lymphgefäße angeregt werden. Dies betrifft vor allem die Lymphangiome, die funktionelle Einheiten innerhalb der Lymphkollektoren darstellen, Muskulatur in der Wand besitzen und nach proximal und distal mit Klappen versehen sind. Außerdem wird interstitielle Flüssigkeit verschoben, die Resorptionsfläche vergrößert und eine bestehende Fibrose gelockert. Die Kompressionsbehandlung mindert die Ultrafiltration im arteriellen Schenkel der Blutkapillaren, außerdem fördert die Bewegung unter Kompression den Lymphfluss. Die Hautpflege verringert die Neigung zu Fußpilz und Erysipel. Földi beschreibt die KPE in zwei Phasen:

- **Phase I** (Phase der Entstauung): Täglich manuelle Lymphdrainagen und anschließende Kompression mittels spezieller Kurzzugbinden, Bewegung zur Aktivierung der Muskelpumpe, Hautpflege. Dauer über 2–4 Wochen oder länger.
- **Phase II** (Phase der Konservierung und Optimierung): Tragen speziell nach Maß gefertigter Kompressionsstrümpfe oder Strumpfhosen der Klassen III oder IV, gelegentliche manuelle Lymphdrainagen 1–2-mal/Woche, Krankengymnastik, Hautpflege, 1–2-mal/Jahr zur Entstauungskur (siehe Phase I).

Wirkung

Die Wirkungen sind vielfältig und komplex. Insbesondere zu nennen sind jedoch für das Lymphödem und seine Folgen die verbesserte Lymphbildung, die Aktivierung der Lymphangiomotorik, das Verschieben von Lymphe und Gewebsflüssigkeit und die Lockerung von sklerosiertem und proliferiertem Gewebe.

Zusammenfassung

- **Massage** und **Lymphtherapie** laufen mit ihren Ansätzen und denen der Bewegungstherapie zusammen.
- Sie sind jedoch weder Teil der Bewegungstherapie noch ihr untergeordnet.
- Beide Verfahren sind in ein **ganzheitliches Konzept** der klassischen Naturheilverfahren integrierbar und zeichnen sich durch ihre Wirkung und die **Compliance** der Patienten aus.

Die Ordnungstherapie

Grundlagen

Unser Lebensstil beeinflusst unsere Gesundheit. Dies zeigt sich auch in den immer stärker werdenden Gesundheitstrends und Fitnessbewegungen. Allerdings müssen Gesundheitsregeln auch zu den individuellen Wünschen und Bedürfnissen der Menschen passen, sonst bleiben sie fremdbestimmt und letztlich wirkungslos. Die gesunde Lebensordnung muss sich mit einer authentischen lustvollen **Selbstbestimmung** verbinden. Der Satz „Mein Arzt hat gesagt, ich soll ..." ist die denkbar schlechteste Motivation zu einer Änderung/Ordnung der Lebensumstände. Viel besser wäre doch folgende Einstellung: „Ich will etwas ganz Bestimmtes bis zu diesem Zeitpunkt schaffen! Mein Arzt wird mich als mein persönlicher Gesundheitsberater dabei unterstützen."
Gemäß einer Definition der Weltgesundheitsorganisation (WHO) von 1948 ist Gesundheit idealerweise der „Zustand vollkommenen physischen, psychischen und sozialen Wohlbefindens und nicht allein das Fehlen von Krankheiten und Gebrechen". Demzufolge wären allerdings per Definition alle Menschen krank, die allein schon durch normale Alterserscheinungen in ihrer Leistungsfähigkeit eingeschränkt sind. Seit jeher versteht man unter Krankheit die negative Abweichung von einem als normal empfundenen körperlichen und seelischen Zustand, wobei man das jeweilige Alter und die damit einhergehenden Einschränkungen berücksichtigt. Doch zeigt uns die idealisierte Gesundheitsdefinition den Umfang einer **ganzheitlichen Betrachtungs- und Behandlungsweise,** auf der die Ordnungstherapie basiert.

Definition

Die Ordnungstherapie basiert auf einer ganzheitlichen Sichtweise des Menschen, in der biologische, psychische, soziologische und spirituelle Faktoren berücksichtigt werden. So dient sie der **Prävention und Behandlung** von Krankheiten gleichermaßen, indem sie im Hinblick auf eine langfristig erfolgreiche Gesundheitsstrategie medizinische Aspekte der Behandlung mit Fragen nach einer gesundheitsfördernden Lebensführung verbindet. Durch die Betonung der persönlichen Lebensführung des Patienten als gesundheitsfördernden Faktor wird der Patient zum wesentlichen Akteur in seinem Gesundungsprozess. Diese Rolle muss auch der Patient erst lernen, war er doch bisher eher passiv „ausgeliefert".
Die Ordnungstherapie ist nicht nur ein Bestandteil, sondern auch das **Fundament der fünf Säulen** (s. Merkekasten). Die Ordnungstherapie verbindet die Säulen der klassischen Naturheilkunde zu einem Ganzen, das mehr ist als die Summe seiner Teile. So vollziehen die Naturheilverfahren in Gestalt der Ordnungstherapie den Schritt von einem additiven zu einem synergistischen Verständnis von Medizin und Gesundheit. Nicht das unverbundene Nebeneinander verschiedener Diagnosen und Behandlungen, sondern deren bewusste Vernetzung und die Nutzung der daraus entstehenden Synergien ermöglichen eine optimale Behandlung. Man kann die Ordnungstherapie auch als **Informations- und Kommunikationstherapie** bezeichnen, da sie in der Indikationsstellung und Steuerung aller Therapie- und Diagnosemaßnahmen sowie der Einschätzung deren Wirkungen auf den ganzen Menschen besteht. Arzt und Patienten sind dabei Partner, die auf die Kommunikation miteinander und die Informationen des jeweils anderen angewiesen sind.

Ordnungstherapeutische Parameter zur Steuerung und Therapiemaßnahmen sind:

- Frequenz und Muster der **Wiederholung einer Therapie**, d. h., wie häufig (täglich, wöchentlich, monatlich) und wie regelmäßig (z. B. nur bei Eintreten von Symptomen oder nach einem bestimmten zeitlichen Muster) eine Therapie angewendet wird.
- **Intensität** der Therapiemaßnahmen (schwache Reize regen Lebensfunktionen an, zu starke könnten sie zum Erlöschen bringen → Grundregel nach Arndt Schulz).
- **Compliance** (Therapietreue) des Patienten. Bei wachsender Eigenverantwortlichkeit des Patienten kann der Behandelnde weniger aktiv werden. Thematisierung und Optimierung der **Zusammenarbeit** des Patienten mit dem Behandlungsteam: Wie ist das Verhältnis; ist der Patient fremdbestimmt oder bestimmt er selbst?

Behandlungsziel

Behandlungsziele der Ordnungstherapie sind die **Stabilität der Lebensfunktion** und die **Belastbarkeit der Regelsysteme** des Körpers. Daraus wird deutlich, dass „gesund sein" von Patient zu Patient anders zu definieren ist und die konkreten Ziele von der jeweiligen ganzheitlichen Situation des Patienten abhängen. So ist Gesundheit gemäß der Ordnungstherapie als Kommunikations- und Regeltherapie nicht etwa Symptomfreiheit und auch nicht Vitalität, Stärke oder Ausprägung einzelner Lebensfunktionen (wie z. B. Blutdruck oder Fitness) sondern die Stabilität und Regulationsfähigkeit des Gesamtorganismus. So hängen Heilerfolge immer auch von der **Regenerationsfähigkeit** des betroffenen Organismus ab. Diese Regenerationsfähigkeit nimmt z. B. mit zunehmendem Alter immer mehr ab, jedoch ist dieser Prozess durch entsprechenden Lebenswandel gezielt beeinflussbar. Zur konkreten Festlegung des Behandlungsziels dienen drei Parameter: Lebensordnung, Ordnungsfähigkeit und Selbstregulation.

Lebensordnung

Heutzutage ist sich jeder Mensch darüber bewusst, dass es eine Lebensordnung gibt, die seine seelische und körperliche Gesundheit positiv beeinflusst. Dazu gehören z. B. ein gesundes Ess- und Bewegungsverhalten, ein angemessener Lebensrhythmus, ein vernünftiger Umgang mit Stress bis hin zu angemessenen Strukturen in Familie und Beruf. Die Inhalte dieser objektiven Lebensordnung sind meist klar zu beschreiben und im Rahmen der evidenzbasierten Medizin wissenschaftlich zu fundieren. Die zentralen inhaltlichen Aufgaben der

Ordnungstherapie sind dabei Information, Schulung der Körper- und Selbstwahrnehmung und Einübung eines gesunden Lebensstiles. Dies kann in Form von gesundheitsbildenden Vorträgen und Seminaren zu Gesundheitsthemen (wie Schmerz- und Stressbewältigung) oder konkreten Übungsangeboten stattfinden.

Ordnungsfähigkeit

Jeder, der schon einmal versucht hat, mit dem Rauchen aufzuhören, abzunehmen oder mehr Sport zu treiben, weiß genau, dass nicht das Wissen, sondern die Umsetzung der als richtig erkannten gesunden Lebensordnung das eigentliche Problem ist. Häufig fehlt es an **Ordnungsfähigkeit,** d. h. die Kompetenz, einen gesundheitsfördernden Lebensstil im Alltag zu etablieren. Von dieser Kompetenz hängt der langfristige Erfolg einer Behandlung ab.
Die Ordnungstherapie soll die Patienten dahingehend unterstützen, die naturheilkundlichen Impulse nicht nur zu wollen, sondern sie auch schrittweise umzusetzen. Dies ist Aufgabe des gesamten Behandlungsteams und sollte darüber hinaus durch gezielte Interventionen im ordnungstherapeutischen Gruppen- oder Einzelgespräch thematisiert und gefördert werden. Im besonderen Blickpunkt stehen dabei die konkreten Alltagserfahrungen mit dem Erlernten.

Selbstregulation

Während die Ordnungstherapie die Kompetenz beschreibt, von außen kommende Impulse der naturheilkundlichen Behandlung sinnvoll in das eigene Leben zu integrieren, bezieht sich die Selbstregulation auf die **innere Wahrnehmung.** Dabei geht es um die Frage nach den ureigensten Bedürfnissen der Patienten und wie wir den tiefsten Sehnsüchten und wichtigsten Lebensthemen Raum in unserem Alltag geben. Gute Selbstregulation bedeutet demnach die individuelle Kompetenz, das Leben so zu gestalten, dass ein hohes Maß an Lust, Wohlbefinden, innerem Frieden und Sinn verwirklicht wird. Selbstregulation ist daher individuell und hat positive Auswirkungen auf die seelische und körperliche Gesundheit.

Die Ordnungstherapie in der Schulmedizin

Aus der Definition der Ordnungstherapie im o. g. Sinn der klassischen „Naturheilkunde" zeigt sich, dass kaum Widersprüche zwischen ihr und den Naturheilverfahren einerseits und der Schulmedizin andererseits zu finden sind. Die Ordnungstherapie nutzt die grundlegenden Prinzipien und das wissenschaftliche Handwerkszeug der Schulmedizin sogar noch viel intensiver und bewusster, wie im Folgenden gezeigt wird. Sie fokussiert mit ihren Leitprinzipien vielfach das, was die neuesten Erkenntnisse über die physiologischen Regelkreise und kybernetischen Denkweisen belegen. Dazu gehören u. a.:

- Die zeitgerechte Gabe von Arzneimitteln durch Berücksichtigung der physiologischen Zyklen der Hormonsteuerung.
- Die Wiederherstellung des menschlichen Lebensrhythmus mit geistigen und körperlichen Regenerationsphasen durch moderne Erkenntnisse zu Stressbewältigung, Überforderung, Burn-out-Syndrom etc.
- Die Beobachtung eines gesunden Schlafverhaltens durch Berücksichtigung der REM- und Tiefschlafphasen (auch als Grundlage einer gesunden geistigen Entwicklung).

Das psychotherapeutische Gespräch

Das psychotherapeutische Gespräch ist eine der wesentlichen ordnungstherapeutischen Techniken und macht die Rolle der Kommunikation in der Ordnungstherapie deutlich: Alle Therapieziele, deren Art, Auswahl, Reihenfolge und Gewichtung, werden mit dem Patienten erörtert. Es geht dabei weniger um eine intensive Psychotherapie im herkömmlichen Sinn, sondern viel mehr um eine gesunde, vertrauensbezogene Interaktion zwischen Arzt und Patient. Ziel ist es, den Patienten bei der Umsetzung der Therapieziele durch alle Höhen und Tiefen professionell zu begleiten und zu unterstützen.

Zusammenfassung

- Die Ordnungstherapie fördert eine Lebensordnung, nach der die natürlichen Abläufe des Organismus berücksichtigt werden, z. B. ausreichender Schlaf, geregelter Lebensrhythmus, sorgsamer Umgang mit Stress und seelischen Belastungen, ausreichende Entspannungsphasen.
- **Lebensordnung, Ordnungsfähigkeit und Selbstregulation** bilden eine Funktionseinheit: Eine von außen verordnete Lebensordnung ohne Selbstregulation bleibt letztlich fremdbestimmt und wird zur folgenlosen Gesundheitsmoral; einer Selbstregulation ohne klare Lebensordnung hingegen fehlt das Fundament und kann alte schädliche Lebensmuster verfestigen.
- Die Ordnungstherapie befasst sich besonders mit der Umsetzung von Interventionen aus den anderen Säulen, z. B. Beratungen zur Strukturierung des Alltags, um schädliche Ernährungs- oder Bewegungsgewohnheiten zu ändern. Sie umfasst zudem die **professionelle Begleitung und Unterstützung** des Patienten.

Ernährungstherapie I

Einführung

Eine weitere Säule der klassischen Naturheilverfahren ist die Ernährungstherapie. Die Rolle der Ernährung für die Gesundheit ist seit jeher auch von der wissenschaftlichen Medizin untersucht bzw. anerkannt worden. Die Naturheilverfahren zeichnen sich dabei durch eine interdisziplinäre und gleichberechtigte Zusammenarbeit mit der Ökotrophologie (Ernährungswissenschaft) aus. Zudem wird das Therapiekonzept individuell angepasst und in die Behandlung eingebunden, da eine richtige Ernährung häufig die Grundlage für das optimale Wirken der anderen Naturheilverfahren darstellt. Die Leistung der klassischen Naturheilverfahren besteht darin, aus folgenden Kenntnissen eine geeignete Ernährungstherapie zu entwickeln:

- dem Wissen über die Wirkung der unterschiedlichsten natürlichen, aber auch der stark verarbeiteten, modernen Lebensmittel
- den neuesten Erkenntnissen der Medizinforschung über die Wechselwirkungen von Verdauung und Stoffwechselkreisläufen
- dem Konstitutionstyp des Patienten, seiner individuellen Reaktion auf bestimmte Kostformen (z. B. Nahrungsmittelunverträglichkeiten) und die aktuelle Situation (z. B. postoperativ oder bei Erkrankungen wie Diabetes mellitus).

Eine so gesteuerte und überwachte Ernährungstherapie kann durch falsche Ernährung begünstigte oder bedingte Krankheiten präventiv und/oder kurativ erfolgreich behandeln.

Die Bedeutung einer Ernährungsberatung

Ein wesentlicher Bestandteil des Konzeptes der Ernährungstherapie ist das Einbinden einer Ernährungsberatung. Um den Patienten zur Verhaltensänderung zu motivieren, sind zwei Punkte wesentlich: Zum einen sind in umfangreichen Anamnese- bzw. Therapiegesprächen die Essgewohnheiten zu erfragen, zum anderen muss dem Patienten die Bedeutung der Nahrung sowohl auf die Krankheitsentstehung als auch auf den Heilungsprozess nahegebracht werden. Nicht zu unterschätzen ist dabei der Einfluss des durch die Medien verbreiteten Halbwissens, denn Ernährungs- und Diätprodukte machen einen milliardenschweren Industriemarkt aus! Spätestens hier wird deutlich, dass die Durchführung eines solchen tiefgehenden Konzeptes nur im Rahmen eines **Klinikaufenthalts** möglich ist. Die wissenschaftlich fundierten Erkenntnisse, dass bei der Ernährungstherapie nicht nur organspezifisch (z. B. verfettete Leber) vorgegangen werden kann und diätetische Maßnahmen nur kurzfristig erfolgreich sind, haben bei den klassischen Naturheilverfahren schon lange Eingang gefunden. Ernährungstherapeutische Selbstversuche zu Hause scheitern oft an der Nichtakzeptanz der neuen Kost durch die Familienmitglieder und können ebenso wie ambulant in Praxen und Kurkliniken durchgeführte Therapien der Komplexität der Ernährungstherapie nicht gerecht werden (▮ Tab. 1).

Schulungsmaßnahmen in Form von Einzelberatungen, Ernährungsvorträgen, Lehrküche	Förderung der Compliance in der Klinik: ▸ Aktive Einbindung des Patienten in die ernährungstherapeutischen Maßnahmen. ▸ Vorbereitung für die Umsetzung des Gelernten auch zu Hause/im Alltag.
Erarbeiten eines individuellen Speiseplans	▸ Anpassen des Speiseplans auch an die individuellen Bedürfnisse des Patienten. ▸ Bewusstsein über die Wirkung der verschiedenen Ernährungsfaktoren. ▸ Kenntnis, dass auch geringe Ernährungsmodifikationen einen gesundheitlichen Beitrag leisten können.
Naturheilverfahren-spezifischer Genussfaktor	▸ Ein durch die Klinikküche umgesetzter, individueller Speiseplan macht erfahrbar, dass gesunde Kost gut schmecken kann (wichtig für die langfristige Umsetzung). ▸ Motivation zu gesünderem Essverhalten durch Freude und Genuss beim Essen.

▮ Tab. 1: Bestandteile der Ernährungsberatung innerhalb einer Ernährungstherapie.

Grundlagen für eine gesunde Ernährung

Lange stand die biochemische Ernährungsforschung im Vordergrund, bei der Lebensmittel insbesondere nach ihrem Kalorien- bzw. prozentualen Nährstoffgehalt beurteilt wurden und die Nahrungsmittelverarbeitung aus Extrahieren, Erhitzen, Konservieren, Pulverisieren und Hinzufügen künstlicher Stoffe zu den Lebensmitteln bestand. Durch die gesicherten Kenntnisse und die weitgehende Einigkeit über ernährungsbedingte Krankheiten wird man sich heute immer mehr der biologischen Dualität der Lebensmittel sowie ihrer Struktur und Ordnungskraft bewusst. Dies betrifft v. a. folgende Erkrankungen:

- Adipositas
- Diabetes mellitus
- Gicht
- Harnsteine
- Arteriosklerose
- Hypertonie
- Krebserkrankungen
- Osteoporose/Karies
- Rheumatismus
- Erkrankungen der Verdauungsorgane
- Herz- und Kreislauferkrankungen
- Allergische Erkrankungen (nutritive Allergien)

Die Deutsche Gesellschaft für Ernährungsmedizin (DGEM) und die Deutsche Gesellschaft für Ernährung (DGE) u. a. definieren eine Vollkost nach dem **Rationalisierungsschema 2000:**

- Sie deckt den Bedarf an essenziellen Nährstoffen.
- Sie berücksichtigt in ihrem Energiegehalt den Energiebedarf.
- Sie berücksichtigt Erkenntnisse der Ernährungsmedizin zur Prävention.
- Sie ist in ihrer Zusammensetzung den üblichen Ernährungsgewohnheiten angepasst, soweit die ersten drei Punkte nicht tangiert werden.

Für die Ernährungstherapie der klassischen Naturheilverfahren wird insbesondere in der Klinik das praxisorientierte Konzept der **Vollwertigen Grunddiät nach Anemueller** umgesetzt. Es liefert qualitätsgesicherte, ernährungstherapeutische Maßnahmenkataloge und stellt so eine dosierte Behandlung sicher (ähnlich einer Arzneimitteltherapie).

Vollwertige Grunddiät nach Anemueller – ein Überblick

Die Vollwertige Grunddiät nach Anemueller unterscheidet sich vom Rationalisierungsschema 2000 lediglich im letzten Punkt, da sie zusätzlich noch Anforderungen an weitere Kriterien stellt. Dies betrifft z. B. die Umweltverträglichkeit (die Umwelt wirkt auf die Qualität der Lebensmittel und dadurch auch auf die Gesundheit) und den Gesundheitswert durch wertmindernde (Schadstoffe) und wertgebende (essentielle Nährstoffe) Inhaltsstoffe. Die kompletten Grundsätze der auf den Arzt Helmut Anemueller (1920–2000) zurückgehenden Vollwertigen Grunddiät aufzulisten würde sicherlich den Rahmen diese Buches sprengen (Anemueller H.: Naturheilverfahren – Ernährungstherapie: Vollwertige Grunddiät mit Ableitungen. 5. Aufl.; Hippokrates, Stuttgart 1998).
Anemueller verstand unter dem Begriff der Diät in originaler Interpretation des altgriechischen Begriffs „diaita“ (der mit „Lebensweise“ übersetzt werden kann) eine Nahrung, die im Organismus Ordnung aufrechtzuerhalten oder wiederherzustellen vermag. Die Vollwertige Grunddiät ist demnach keine Ernährung für den Krankheitsfall bzw. Schondiät, sondern ein angemessenes Ernährungskonzept für alle Menschen. Der Grundsatz, möglichst gering verarbeitete Lebensmittel für eine höchstmögliche Qualität zu verwenden, geht schon auf Hippokrates zurück und wurde u. a. von dem Arzt **Werner Kollath** vertreten, der die einzelnen Nahrungsmittel in eine bestimmte Ordnung entsprechend ihrem biologischen Wert brachte. So sind naturbelassene Nahrungsmittel biologisch wertvoller als z. B. erhitzte bzw. generell stark verarbeitete. Diese Einteilung von Lebensmitteln in Kategorien (I = sehr empfehlenswert, IV = nicht empfehlenswert) ist auch Grundlage der Auswahl von Lebensmitteln bei Durchführung der Vollwertigen Grunddiät nach Anemueller.

Definition der Vollwertigen Grunddiät nach Anemueller

Die Vollwertige Grunddiät definiert sich als Nahrung von hoher ernährungsphysiologischer Qualität mit höchstmöglicher Dichte naturgegebener Nahrungsinhaltsstoffe pro Energieeinheit. Es werden weitgehend naturbelassene, also gering verarbeitete und möglichst frische Lebensmittel bevorzugt und zu genussvollen Speisen zubereitet. Die hauptsächlich verwendeten Lebensmittel sind Gemüse und Obst, Vollkornprodukte, Kartoffeln, Hülsenfrüchte sowie Milch und Milchprodukte.
Es können auch vertretbare Mengen an Fleisch, Fisch und Eiern enthalten sein. Ein reichlicher Verzehr vegetabiler Frischkost wird empfohlen. Die Darreichung ist in feiner oder gröberer Form individuellen Gegebenheiten und vorhandenen Verdauungstoleranzen anzupassen. Nahrungsmittel mit Zusatzstoffen (z. B. Farbstoffe, Konservierungsstoffe, Geschmacksverstärker) sowie bestrahlte oder genmanipulierte Produkte werden abgelehnt. Bevorzugt verwendet werden regionale und saisonale Erzeugnisse aus ökologischer Landwirtschaft.

Zusammenfassung

- Die Ernährungstherapie besteht aus einem **umfassenden Therapiekonzept** verschiedenster Variablen. Es beruht auf traditionellen, aber auch modernen Erkenntnissen über Nahrungsmittel und deren Wirkung auf die Stoffwechselkreisläufe.
- Im Gesamtbehandlungskonzept wird durch die Ernährungstherapie eine optimale Wirkung aller Naturheilverfahren gewährleistet. Sie kann **präventiv und kurativ** auf ernährungsbedingte Erkrankungen einwirken.
- Um bessere Erfolge zu erzielen, sollte die Ernährungstherapie immer an eine **Ernährungsberatung** gekoppelt werden. Dies erhöht auch die Compliance.
- Die **Vollwertige Grunddiät nach Anemueller** bietet umfassende qualitätsgesicherte, ernährungstherapeutische Maßnahmen für eine individuelle und wirkungsvolle Ernährungstherapie, stellt ein **umfassendes Ernährungskonzept** dar und ist keine Krankheits- oder Schondiät im herkömmlichen Sinn.

Ernährungstherapie II

Durchführung der Vollwertigen Grunddiät nach Anemueller

Die Durchführung der Vollwertigen Grunddiät nach Anemueller erfolgt nach den in der Definition beschriebenen Grundsätzen. Im Folgenden werden einige Punkte aufgeführt, die Berücksichtigung finden:

- Integration von Bio-Produkten
- Zubereitung der Speisen (Werterhaltung durch möglichst geringe Verarbeitung)
- Berechnung der Nahrungsenergie und Nahrungsmenge (≠ pauschale Kalorienrestriktion)
- Auswahl der Lebensmittel nach Wertstufen (siehe u.a. ▮ Tab. 1).

Essgewohnheiten

Eine gemeinsame Schnittmenge ernährungstherapeutischer und ordnungstherapeutischer Aspekte findet sich bei den Empfehlungen für einen gesundheitsfördernden Umgang mit der täglichen Ernährung. Es kommt nicht nur darauf an, was man zu sich nimmt, sondern auch, wie man es zu sich nimmt. Entsprechende Verhaltensregeln zeigen einen durchweg positiven Einfluss auf die Verdauung bzw. den generellen Umgang mit der Ernährung:

- Die Verdauung beginnt bereits im Mund. Jeder Bissen sollte daher gründlich gekaut werden, um die Nahrung ausreichend einzuspeicheln.
- Mahlzeiten sollten nicht hektisch oder vor dem Fernseher eingenommen werden, sondern in Ruhe und bewusst, um z.B. das Sättigungsgefühl wahrzunehmen. Unbewusstes Essen führt auch dazu, das mehr und unkontrolliert zugeführt wird.
- Mahlzeiten sollten mit einem leichten Sättigungsgefühl beendet werden, auch wenn der Teller noch voll ist.
- Nahrungsmittel sollten dem Erhalt des Lebens und der Gesundheit und nicht bloß der Beseitigung eines Hungergefühls oder als Ersatzbefriedigung dienen (sogenanntes Frustessen, aber auch Lustessen mit übermäßig vielen Genussmitteln).
- Bei Kindern sollte auf eine angemessene Ernährungserziehung geachtet werden. Dazu gehört neben geregelten Esszeiten auch der Verzicht auf Süßigkeiten als Belohnung oder Trostmittel.
- Empfehlenswert ist eine möglichst vollwertige und abwechslungsreiche, aber auch einfache und maßvolle Ernährung zu geregelten Zeiten.

Kohlenhydratreiche Lebensmittel	▸ mind. 50% der Energiezufuhr ▸ stärkehaltige und ballaststoffreiche Lebensmittel mit essentiellen Nährstoffen und sekundären Pflanzenstoffen ▸ z.B. Gemüse, Obst, Vollkornprodukte ▸ mindern u.a. Risiko degenerativer chronischer Erkrankungen, Herz-Kreislauf-Erkrankungen und Krebs
Vollkorngetreide	▸ Erhalt wertvoller Inhaltsstoffe und der Ballaststoffe im Gegensatz zur Verarbeitung zu Auszugsmehlen ▸ z.B. Vollkornbrot, unerhitztes, frisch geschrotetes Vollkorn ▸ fördert u.a. regelmäßige Darmfunktion, gutes Darmmilieu
Kartoffeln	▸ hohe Nährstoffdichte ▸ Nährwert wird durch Frittieren, Braten, Backen, Rösten und Grillen stark gemindert und fördert die Bildung von Acrylamid (gilt als krebserregend) ▸ z.B. als Pellkartoffeln empfehlenswert
Hülsenfrüchte	▸ hoher Gehalt an Ballaststoffen und Proteinen, niedriger Fettgehalt, reich an Phytoöstrogenen (Sojabohnenprodukte) ▸ sollten u.a. wegen gesundheitsschädlicher Hämagglutinine erhitzt werden; Kombination z.B. mit Eiern oder Getreide erhöht die biologische Wertigkeit ▸ mindern u.a. das Risiko von Osteoporose, Herz-Kreislauf-Erkrankungen und Prostata- bzw. Brustkrebs
Obst und Gemüse	▸ tägliche Aufnahme von mind. 250–300 g Obst und 400 g Gemüse (höhere protektive Wirkung als Obst) empfohlen ▸ enthalten reichlich protektiv wirksame, aber oft hitzeempfindliche Inhaltsstoffe, können daher auch unerhitzt verzehrt werden ▸ Dünsten oder Dämpfen begrenzen Nährstoffverlust im Gegensatz zu Kochen/Braten
Süßwaren und Süßungsmittel	▸ mäßige Verwendung ▸ hochwertige Süßwaren sind z.B. Nuss- und Fruchtschnitten oder Vollkornkekse, gesüßt mit nicht wärmegeschädigtem Honig, Ursüße, schonend eingedampften Fruchtdicksäften, Ahornsirup, ungeschwefeltem Trockenobst
Kräuter und Gewürze	▸ vorzugsweise frisch bzw. frisch gemahlen ▸ fördern u.a. die Absonderung von Verdauungssäften und erleichtern so die Verdauung
Fettreiche Lebensmittel	▸ sollten nicht mehr als 20% der Energiezufuhr betragen ▸ Zufuhr von Omega-3-Fettsäuren sollte $^1/_5$ der Omega-6-Fettsäuren betragen ▸ z.B. Butter oder ungehärtete Pflanzenmargarine mit hohem Anteil an Kaltpressöl ▸ mindern u.a. das Risiko von Adipositas, Krebserkrankungen und Herz-Kreislauf-Erkrankungen
Proteinreiche Lebensmittel	▸ 0,8 g/kg KG/Tag Proteinzufuhr empfohlen ▸ überhöhte Proteinzufuhr führt u.a. zu erhöhter Stoffwechselbelastung (z.B. mehr ausscheidungspflichtige Endmetaboliten, erhöhte renale Kalziumausscheidung → Gefahr von Nierensteinbildung [= Kalziumoxalatsteine]) ▸ Proteinbedarfsdeckung z.B. durch Hülsenfrüchte, Kartoffeln, aber auch Milch bzw. Milchprodukte und Seefisch (Jod, Omega-3-Fettsäuren, Vitamin D)
Getränke	▸ ca. 1,5 l/Tag empfohlen, allerdings anzupassen an körperliche Aktivität, Umgebungstemperatur und Wassergehalt der Nahrung ▸ wichtig zur Ausscheidung von Stoffwechselendprodukten sowie zur Durchspülung des interstitiellen Bindegewebes ▸ z.B. nicht-energieliefernde Getränke wie ungechlortes Trinkwasser, natürliches Mineralwasser, Kräuter- und Früchtetees

▮ Tab. 1: Lebensmittelempfehlungen für die Vollwertige Grunddiät.

- Man kann auch auf die Reihenfolge der Einnahme von Mahlzeiten achten, so dass z. B. die Frischkost zuerst verzehrt wird.
- Außerdem empfiehlt es sich, bei den Mahlzeiten auf die Tageszeit zu achten, also z. B. abends vor dem Schlafengehen nichts oder lediglich leichte Kost und die Mittags- oder Hauptmahlzeit bis 15 Uhr einzunehmen (entspricht u. a. der Physiologie des Biorhythmus).

Heilfasten

Als ein weiteres Heilverfahren der Ernährungstherapie soll das Heilfasten beschrieben werden. Das Fasten an sich bedeutet einen freiwilligen Verzicht auf Nahrung und Genussmittel für einen begrenzten Zeitraum (5 Tage bis 5 Wochen), verbunden mit reichlicher Flüssigkeitszufuhr, regelmäßiger Darmentleerung und ausreichender Bewegung im Wechsel mit Ruhe (Definition Ärztegesellschaft Heilfasten und Ernährung). Oft kann das Fasten auch religiös motiviert sein (z. B. der islamische Ramadan); auf geistig-seelischer Ebene führt das Fasten zu verstärkter Introversion und Introspektion.

> Der menschliche Körper kann durchaus über eine gewisse Zeit schadlos ohne Nahrungszufuhr auskommen. Allein in unserem zirkadianen Rhythmus ist durch das Schlafen nachts eine ca. zwölfstündige Fastenperiode vorgesehen. In der englischen Sprache findet sich dies in der Bezeichnung für das Frühstück: break-fast = Fastenbrechen.

Prinzipien des Heilfastens

Das Heilfasten unterscheidet sich vom präventiven Fasten für Gesunde durch eine stationäre und multidisziplinäre Durchführung für Menschen mit chronischen Zivilisationskrankheiten. Es sollte nur unter Aufsicht entsprechend ausgebildeter Ärzte durchgeführt werden. Das Heilfasten (= therapeutisches Fasten) zeichnet sich durch folgende Prinzipien aus:

- Ein methodisch richtig durchgeführtes Fasten ist nicht mit Hungergefühlen verbunden.
- Die Leistungsfähigkeit der fastenden Person bleibt voll erhalten.
- Das Fasten fördert die Fähigkeit zur Selbstheilung der Organismus.
- Heilfasten führt durch die Umstellung auf einen katabolen Stoffwechsel während des Fastens zur Ausscheidung eingelagerter Substanzen.

> Nulldiäten: Bei der Fettspeicherung können auch Giftstoffe eingespeichert werden. Eine Nulldiät bzw. ein Nullfasten führen dazu, dass diese mit dem sich lösenden Fettgewebe freigesetzt werden und so zu Vergiftungserscheinungen führen können.

Indikationen für das Heilfasten

Die Indikationsbreite für das Heilfasten ist außerordentlich groß. Besonders bewährt hat es sich bei Erkrankungen des rheumatischen Formenkreises, metabolischem Syndrom sowie Haut- und Schleimhauterkrankungen. Kontraindiziert ist es u. a. bei Schwangerschaft, fehlender Gewichtsreserven und aktuellen psychischen Belastungen, da es beim Heilfasten zu Verschlimmerungen (Erstverschlimmerung von Symptomen) in Form sogenannter **Heilkrisen** kommen kann. Informationen zur Durchführung des Heilfastens und zu den konkreten fastenphysiologischen Wirkungen finden sich in weiterführenden Lehrbüchern zu klassischen Naturheilverfahren, Ernährungstherapie, Heilfasten.

Zusammenfassung

- Die Durchführung der vollwertigen Grunddiät beinhaltet zahlreiche Aspekte wie z. B. die Ausrichtung nach **Lebensmittelempfehlungen**.
- Zur Ernährungstherapie gehört auch das Betrachten von **Essgewohnheiten**.
- Das **Heilfasten** stellt ein spezifisches, konkret definiertes und in jedem Fall von einem Arzt durchzuführendes Therapieverfahren der Ernährungstherapie dar.

Phytotherapie I

Einführung

Die Phytotherapie bzw. Pflanzenheilkunde gehört wohl zu den ältesten medizinischen Behandlungsformen – in der professionellen Medizin ebenso wie in der Volksmedizin. Nahezu jede Kultur auf der Erde verfügt über ein jahrhunderte- bis jahrtausendealtes Wissen über die Heilkräfte bzw. Heilwirkungen von bestimmten Pflanzen. Dieses teilweise sehr detaillierte Wissen wurde von der professionellen Medizin wie auch von der Volksheilkunde überliefert. Noch heute werden Heilmittel nach Großmutters Rezept empfohlen und haben sicherlich auch ihre berechtigte Reputation. Die Phytotherapie geht jedoch sehr viel weiter und kann u. a. erst heute durch die modernen wissenschaftlichen Methoden der Biochemie, Physiologie und Pharmakologie erfasst und in ihrer Wirksamkeit verstanden werden.

Zusammenhang von Ernährung und Heilung: signifikant ist der fließende Übergang zwischen der Anwendung von Pflanzen zu Ernährungs- und Heilzwecken. Da in der vornaturwissenschaftlichen Zeit die Anwendung nach dem sogenannten Trial-and-Error-Prinzip (was hilft, wird beibehalten, was schadet, vermieden) erfolgte, wurden viele Wirkungen zufällig entdeckt bzw. aus der Ernährung übernommen. Das zeigt sich noch heute in der ökotrophologischen wie auch phytopharmakologischen Anwendung der Zwiebel, des Knoblauchs etc. Hinzu kommt auch der gute Geschmack (sensorische Komponente).

Historischer Rückblick zur Entwicklung der Phytotherapie

Beschreibung und Anwendung von heilkräftigen Pflanzenteilen lassen sich bis in die Antike zurückverfolgen. Bereits die Sumerer (4000–2000 v. Chr.), Babylonier (2000–1350 v. Chr.) und Assyrer (1350–612 v. Chr.) stellten wässrige und ölige Pflanzen- und Weinaufgüsse her. In der Bibliothek von Ninive gab es um 700 v. Chr. eine Sammlung von Tontafeln mit ca. 250 Pflanzen. Aus China ist das systematisch aufgebaute Heilpflanzenbuch des chinesischen Kaisers Shin-nong (ca. 3700 v. Chr.) bekannt. Im 14. und 15. Jahrhundert galt das Interesse in den klösterlichen Gärten v. a. Pflanzen, die gegen Erkrankungen von Mensch und Tier heilend, lindernd oder vorbeugend eingesetzt wurden. Botanik und Medizin waren bei den Kräuterkundigen eng miteinander verbunden. Sie trugen das seit der Antike angefallene pflanzenkundliche und naturheilkundliche Wissen zusammen und schrieben es in sogenannten Medikamentarien, Rezeptarien, Enzyklopädien und Kräuterbüchern mit solider Botanik, sorgfältiger Aufzeichnung der Kräuter, ihrer Wirkungen und Anwendungsgebiete nieder oder gaben es mündlich weiter. Zu den Vätern der europäischen Pflanzenheilkunde zählten in Spanien **Andreas a Laguna** (1499–1560), in Italien **Pierandrea Matthioli** (1500–1577) und in Deutschland das Lorcher Arzneibuch (Klostermedizin in der Karolingerzeit um 795), das Liber simplicis medicinae der **hl. Hildegard von Bingen** (1098–1179), die Werke der Herbalisten wie **Otho Brunfels** (Contrafeyt Kreuterbuch 1532), **Hieronymus Bock** (Kreütterbuch Straßburg 1577), **Leonhart Fuchs** (New Kreüterbuch de historia stripium commentarii 1542) und **Adam Lonicerus** (Naturalis historiae Opus novum, 1. Band 1551, 2. Band 1557 Frankfurt), um nur einige zu nennen. Beteiligt am Pflanzenstudium waren auch Kliniker wie **Gerhard van Swieten** (1700–1772), der Pharmakologe **Anton Stöck** (1731–1803) und der Leydener Kliniker **Hermann Boerhaave** (1668–1738), von dem viele Rezepte erhalten sind.

Warum haben Pflanzen Heilwirkungen? Die Frage, warum Pflanzen teilweise Heilstoffe produzieren, kann auch heute noch nicht erschöpfend beantwortet werden. Ein Grund könnten die zwei Stoffwechsel einer Pflanze sein, von denen der erste (Primärstoffwechsel) auf die für die Pflanzen wichtigen Stoffe zum Überleben, Wachsen und Fortpflanzen (Wurzeln, Holz, Blätter, Blüten, Pollen etc.) ausgerichtet ist. Der zweite Stoffwechsel (Sekundärstoffwechsel) produziert meist eine Vielzahl pharmakologisch wirksamer Verbindungen. Als Gründe werden u. a. der Abbau von Abfallprodukten aus dem Primärstoffwechsel, Schutz der Pflanze oder auch Attraktivität der Blüten angeführt.

Anwendungsprinzipien der Phytotherapie

Das zugrunde liegende Wirkungsprinzip der Phytotherapie möchte gestörte Körperfunktionen möglichst direkt, kausal und experimentell begründbar beeinflussen. Dies ist ein elementarer Unterschied zur homöopathischen und anthroposophischen Therapie mit Pflanzen. Somit gilt für die Anwendung von Phytopharmaka wie auch für alle anderen Medikamente: die Anwendung ist rational begründbar und beruht auf einer **klaren Indikationsstellung.** Entsprechende rational definierte und klinisch nachvollziehbare Indikationsangaben sind demnach ein wichtiges Qualitätskriterium eine Phytopharmakons. Die klassische Phytotherapie versteht die Heilpflanzen als Wirkstoffbildner und -träger; die Phytopharmaka sind ausschließlich Zubereitungen aus Pflanzen oder Pflanzenteilen. Demnach gehören isolierte Einzelstoffe – auch wenn sie pflanzlichen Ursprungs sind – oder gar die Eliminierung der sensorischen (z. B. Geschmack) oder emotionalen Komponente nicht zu dieser Präparategruppe, sondern entsprechen eher dem pharmakologischen Modell. Die Phytopharmaka sind dadurch stets natürliche Vielstoffgemische mit dem alle Inhaltsstoffe umfassenden, die Pflanze charakterisierenden **Wirkstoffbündel** (chemischer Fingerprint) in Form von Mono- sowie Kombinationspräparaten. Sie sind dadurch auch nicht generikafähig.

Ein Beispiel für die Bevorzugung von Vielstoffgemischen: Obwohl Johanniskraut (Hypericum perforatum) wissenschaftlich mit am intensivsten untersucht wurde, sind die genauen Wirkmechanismen immer noch unklar. Aufgrund tierexperimenteller Untersuchungen schreibt man dem Inhaltsstoff Hypericin eine Monoaminooxidase-Hemmung zu. Sicher ist aber nur, dass das Hypericin für den nervenberuhigenden Effekt verantwortlich ist. Die optimale Wirkung wurde jedoch stets nur mit dem – auch für Phytopharmaka qualitätsbestimmenden – Gesamtextrakt erreicht.

Trotz vorliegender Vielstoffgemische sind Phytopharmaka rational zu beurteilen. Der konkrete Extrakt einer Heilpflanze als Wirkstoff hat sich als Zubereitungsform bewährt und kann nach dem aktuellen wissenschaftlichen Stand – genau wie synthetisch hergestellte Arzneisubstanzen – pharmakologisch bewertet und auf seine Wirksamkeit wissenschaftlich überprüft werden. Außer dem Extrakt gibt es noch weitere Zubereitungsformen (▮ Tab. 1).
Entscheidend sind der Extraktionsstoff gemeinsam mit dem Herstellungsverfahren und der galenischen Form des Präparates bzw. seiner Dosierung. Aus den meisten Heilpflanzen können Präparate mit sehr unterschiedlichen Eigenschaften hergestellt werden, die verschiedene Produkte bzw. Produktkategorien darstellen (▮ Tab. 2).
Dadurch können diese Präparategruppen – auch wenn sie aus der gleichen Droge hergestellt sind – deutliche Wirksamkeitsunterschiede aufweisen und erhebliche Auswirkungen auf Therapieverlauf, -erfolg und u. U. sogar auf die Gesundheit haben. Man unterscheidet zwischen:

- zugelassenen Arzneimitteln
- traditionellen Arzneimitteln
- Arzneitees
- Nahrungsergänzungsmitteln.

Leider verschwimmen für den Laien leicht die Grenzen zwischen den Produktgruppen, weshalb eine umfassende Patientenaufklärung gerade im Hinblick auf die Compliance notwendig ist.
Das konkrete Wirkprofil eines Präparates hängt wesentlich von der Qualität der Droge ab, die je nach Standort und Erntezeitpunkt stark schwanken kann. Bezüglich des Standortes gibt es strenge Vorschriften. Die Ernte von Heilpflanzen erfolgt in der Regel nur einmal jährlich im eng begrenzten Zeitraum des höchsten Wirkstoffgehalts.

Droge: Da Heilpflanzen nur einmal jährlich bei Erreichen ihres höchsten Wirkstoffgehaltes geerntet werden können, müssen sie für den Rest des Jahres konserviert werden. Hier hat sich die schonende Trocknung bewährt. Daher stammt die geläufige Bezeichnung Droge, die von dem mittelhochdeutschen Wort drög für trocken abgeleitet ist. In alten Klöstern gab es dafür spezielle Trocknungs- und Vorratsräume – die Vorläufer der Apotheken. Heute weiß man, dass durch den schonenden Trocknungsvorgang/Wasserentzug evtl. wirkstoffabbauende Enzyme inaktiviert und Mikroorganismen wie Bakterien oder (Schimmel-)Pilze gehemmt werden.

Der Trocknungsvorgang ist nicht der einzige, jedoch der hauptsächlich angewandte Weg zur Konservierung. Je nach pharmakologischer Wirkstärke, Wirkstoffinteraktion, Löslichkeit oder Stabilität der Hauptwirk- und Begleitstoffe oder verwendeten Pflanzenteile (z. B. Wurzel oder Blüte) kann auch eine **Frischpflanzenzubereitung** erfolgen. Als Beispiel soll hier der Pflanzensaft genannt werden, bei dem Pflanze oder Pflanzenteile direkt nach der Ernte evtl. mit Wasser zunächst zum Quellen gebracht, dann zerkleinert oder ausgepresst werden. Der so gewonnene Pflanzensaft ist eine der Zellflüssigkeit ähnliche wässrig, kolloidale Lösung und kann auch weniger wasserlösliche Wirkstoffe enthalten. Der Pflanzensaft kann durch Pasteurisierung oder Kurzzeithocherhitzung haltbar gemacht werden. Für Heilpflanzen mit eher flüchtigen, thermolabilen oder lipophilen Inhaltsstoffen müssen wiederum andere Zubereitungsformen gewählt werden; oft bietet sich die Extraktion mit verschiedenen Lösungsmitteln an.

Extrakt	Konzentrierter Pflanzenauszug mit Lösungsmitteln (wässrig, alkoholisch oder ätherisch). Nach Konzentration kann man Fluidextrakt, Spissumextrakt (konzentriert) und Trockenextrakt (stark konzentriert) unterscheiden.
Spezies (Teegemisch)	Mischung zerkleinerter oder ganzer Pflanzenteile, die als Infus, Dekokt oder Mazeration (je nach Droge) zubereitet wird.
Mazeration	Kaltwasserauszug (z. B. bei schleimhaltigen Drogen und Baldrian)
Tinktur	Dünnflüssiger Drogenauszug (lange Mazeration mit Ethanol) im Extraktionsverhältnis 1 : 5 bis 1 : 10.
Destillat	Konzentrierter, durch Wasserdampfdestillation gewonnener Extrakt aus Drogen mit flüchtigen Wirkstoffen (Geist).
Dekokt	Abkochung mit Wasser bei harten Pflanzenteilen wie Wurzel oder Rinde.
Infus	Aufguss mit kochendem Wasser bei zarten Pflanzenteilen wie z. B. Blüten.
Elixier	Weingeistige Tinktur, evtl. Zusätze aus Extrakten oder ätherischen Ölen.

▮ Tab. 1: Übersicht über mögliche Zubereitungsformen von Heilpflanzen.

Zusammenfassung

- Die Phytotherapie oder Pflanzenheilkunde ist eine der **ältesten Behandlungsformen** (ab ca. 4000 v. Chr.) und war in nahezu jeder Kultur bekannt.
- Die Erfahrung über die Wirksamkeit der Phytotherapie entwickelte sich aus dem **Trial-and-Error-Prinzip**; heute kann die Wirksamkeit durch modernste wissenschaftliche Methoden untersucht und bestätigt werden.
- Phytopharmaka sind stets **Vielstoffgemische** und nicht generikafähig.
- Die Phytotherapie nutzt zur Herstellung von Phytopharmaka **verschiedene Zubereitungsformen**, aus denen sich auch verschiedene Präparatekategorien mit z. T. sehr unterschiedlicher Wirkungen – trotz gleicher Droge – ergeben können.

Phytotherapie II

Entscheidungskriterien für Phytopharmaka

Außer den im vorhergehenden Kapitel beschriebenen Anwendungsprinzipien der Phytotherapie werden weitere Anforderungen an die Phytopharmaka gestellt.

Nationale Anforderungen an Phytopharmaka

Phytopharmaka müssen nach deutschem Recht genau den gleichen strengen Prüfungen standhalten können wie alle synthetisch hergestellten Medikamente. Bereits im **Arzneimittelgesetz von 1976** sind Phytopharmaka angedeutet (§ 3 Abs. 2 AMG). Sie unterliegen demnach auch der Zulassungspflicht und müssen ihre Qualität, Wirksamkeit und Unbedenklichkeit nachweisen und den Anforderungen (Anh. 2003/63 EG) der pharmakologischen, toxikologischen und klinischen Zulassungsunterlagen genügen. An die pharmazeutische Qualität eines traditionellen Arzneimittels und das pharmazeutische Dossier werden also die gleichen Anforderungen gestellt (§ 26 AMG) wie an Arzneimittel, die nach dem 2. AMG zugelassen werden oder die sich im normalen Nachzulassungsverfahren befinden. Hinzu kommen für Phytopharmaka ein **Nachweis der Qualität** des Extraktes durch taxonomisch definierte Pflanzenart, richtige Auswahl verwendeter Pflanzenteile (Blätter, Blüten, Früchte, Kraut, Samen, Wurzel), Qualität des eingesetzten Pflanzenmaterials (Provenienz, Vegetation, Bodenqualität, Erntezeit, Lagerung, Trocknung), Ausschluss von Schwermetallen, Pestizidrückständen und Zersetzungsprodukten, standardisiertes Herstellungsverfahren (Mazeration, Perkolation), verwendetes Lösungsmittel (hyrophil, lipophil usw.), Inprozesskontrolle, Deklaration durch das DEV_{nativ} (Drogen/Extrakt, Massenverhältnis von eingesetzter Droge zu erhaltenem Extrakt). Gefordert wird außerdem wissenschaftliches Erkenntnismaterial zum pharmakologischen Wirkprofil, zur Toxikologie, zur Wirksamkeit anhand von randomisierten plazebo- bzw. referenzkontrollierten Doppelblindstudien, Unbedenklichkeit und Wechselwirkungen (§ 22 Abs. 2 AMG). Als solches gilt auch anderes wissenschaftliches Erkenntnismaterial (§ 22 Abs. 3 AMG), z. B. Monographien, sofern sie dem aktuellen Stand entsprechen. Soweit möglich, sind auch Daten zur Pharmakokinetik einzureichen.

Die Kommission E

Von 1980 bis 1994 war eine selbständige wissenschaftliche Kommission des ehemaligen Bundesgesundheitsamtes (BGA), das heutige **Bundesinstitut für Arzneimittel und Medizinprodukte (BfArM),** – die Kommission E – mit der Aufgabe betraut, wissenschaftliches und erfahrungsheilkundliches Material zu erwünschten und unerwünschten Wirkungen pflanzlicher Drogen zusammenzutragen, auszuarbeiten und zu bewerten. Die Kommission ist interdisziplinär zusammengesetzt und setzt sich zusammen aus – alle drei Jahre neu berufenen – Experten für Toxikologie, experimentelle Pharmakologie, Biometrie, pharmazeutische Biologie sowie Ärzte und Heilpraktiker, die Phytopharmaka praktisch einsetzen. Als Ergebnis sind die bis heute gültigen Monographien entstanden, die als Grundlage für die Neuzulassung und Nachzulassung (s. o.) pflanzlicher Arzneimittel gelten.

Wirkstoffgruppen von Phytopharmaka

Heilpflanzen produzieren eine Vielzahl höchst unterschiedlicher Wirkstoffe. Sie sind in den verschiedenen Pflanzen und somit auch in den aus ihnen extrahierten Phytopharmaka in unterschiedlicher Konzentration, Kombination und natürlich auch in unterschiedlicher Qualität enthalten (je nach Herstellungsverfahren und Produktkategorie des jeweiligen Phytopharmakons). Einen Überblick über die vorkommenden Wirkstoffgruppen in Heilpflanzen und Phytopharmaka mit Erklärung und Beispielen bietet ▮ Tabelle 1.

Alkaloide	Basisch reagierende, stickstoffhaltige und wasserlösliche Stoffe mit meist starker physiologischer Wirkung. Sie beeinflussen das Nervensystem und sind im Regelfall hochgiftig. Die Klassifizierung erfolgt nach Art des Ringsystems.	z. B. Morphin im Schlafmohn, Atropin in der Tollkirsche
Ätherische Öle	Charakteristisch duftende, fettlösliche Pflanzensekrete. Bestehen aus bis zu 100 verschiedenen Ölen und sind bei Raumtemperatur flüchtig, daher prädestiniert für die Inhalation. Man findet sie in Konzentrationen von 0,01 bis 10% in Heilpflanzen. Ihre Wirkung ist stark antibiotisch und desinfizierend, da sie Insekten abwehren sollen; einzelne ätherische Öle sind zudem entzündungshemmend, auswurffördernd, krampflösend und harntreibend.	z. B. in Kümmel (Karminativa), Thymian (Expektorantia), Wacholder (Diuretika), Ingwer (bitter und scharf wirkend), außerdem hochkonzentriert in Salbei, Fenchel, Pfefferminz und Rosmarin
Bitterstoffe	Unabhängig von ihrer Molekülstruktur durch ihren bitteren Geschmack (meist durch Terpene) gekennzeichnet. Chemisch noch in die Untergruppen Glykoside, Laktone und Alkaloide unterteilbar. Sie wirken sekretionsanregend, blähungstreibend und choleretisch, stärken außerdem die gesamte Immunabwehr. Die Bitterstoffe können noch in reine Amara, Amara aromatica und Amara arica unterteilt werden.	Enzian (reine Amara → u. a. verdauungsfördernd), Mariendistel (Amara aromatica → u. a. antibakteriell, bei Gallen- und Leberleiden), Pfeffer (Amara arica → oft als Würzmittel verwendet)
Emodine	Sind Derivate des Anthrachinons bzw. Anthracens mit laxierender Wirkung durch Abfluss von Na-Kationen und Wasser aus Darmschleimhautzellen nach Entkopplung der oxidativen Phosphorylierung. Einige Nebenwirkungen.	z. B. in Faulbaum, Senna
Flavanoide	Abgeleitet von flavus (lat. = gelb), da viele Flavanoide gelblich bis orange sind; auch farblose oder blaurote glykosidische Pflanzeninhaltsstoffe sind bekannt. Chemisch Derivate des 4-Oxoflavans. Sehr großes Wirkspektrum, u. a. spasmolytisch, broncholytisch, antiphlogistisch leberschützend, antiödematös, enzymhemmend.	z. B. in Ginkgo, Mariendistel, Weißdorn, Wollblume
Gerbstoffe	Bilden mit Eiweiß unlösliche Kondensationsverbindungen (Koagulation) auf Haut und Schleimhäuten, was u. a. ihre adstringierende Wirkung ausmacht. Außerdem wirken sie absorptionshemmend, zellmembranabdichtend, bakteriostatisch und oberflächlich antiphlogistisch.	z. B. in Eichenrinde, Blutwurz, Heidelbeeren, Frauenmantel Hamamelis
Glykoside	Hochwirksame, teils giftige Wirkstoffe, chemisch mit einem Zucker- und einem qualitätsbestimmenden Nicht-Zucker-Anteil. Unterteilbar in drei Arten (siehe Beispiele).	z. B. in Primeln, Weißdorn (saponinhaltig), Meerrettich, Kresse (senfölglykosidhaltig), Johanniskraut, Kamille (flavonhaltig)
Hormonstimulanzien	Heilpflanzen bieten Enzymstimulanzien mit sanfter Wirkung auf das Zwischenhirn, das wiederum die Hormonproduktion der Drüsen steuert. Sie haben somit stabilisierende Wirkung und sind sehr schonend durch ihre ähnliche chemische Struktur. Besonders die Phytoöstrogene werden seit langem intensiv erforscht.	z. B. in Blasentang (stabilisierend auf die Schilddrüsenfunktion), Bohnenschalen (stabilisierend auf den Blutzuckerspiegel), Kürbiskernen (Prostataabschwellend)
Kieselsäure	Einige Heilpflanzen können Kieselsäure aus der Erde ziehen und in ihren Blättern speichern; sie ist im menschlichen Organismus ein äußerst wichtiger Baustein für Bindegewebe, Haut, Sehnen, Bänder und Haare. Ein Mangel kann u. a. zu Krampfadern oder Zellulite führen.	z. B. in Ackerschachtelhalm, Spitzwegerich
Salizylsäure	Aus Vorstufen wie Salicin und Saligenin in Heilpflanzen synthetisierter, fiebersenkender Wirkstoff gegen rheumatische Beschwerden, Kopf- und Zahnschmerzen. Heute vor allem durch Aspirin® bekannt; die Naturform verursacht jedoch weniger Nebenwirkungen und ist verträglicher.	z. B. in Silberweide bzw. Weiderinde, Mädesüß, Ringelblumen, Primeln
Saponine	Von lat. sapo = Seife, Untergruppe der Glykoside; glykosidische Stoffe, die die Oberflächenspannung von Wasser vermindern. Beim Kochen bilden saponinhaltige Heilpflanzen Schaum. Daneben kommen auch wassertreibende und steroide, hormonähnliche Saponine vor.	z. B. in Königskerze, Schlüsselblumenwurzel, Süßholz, Ginsengwurzel, Rosskastanie, Primel, Ipecacuanha
Schleimstoffe	Chemisch gesehen Polysaccharide, also kohlenhydrathaltige Stoffe wie Stärke oder Pektine, die viel Wasser aufnehmen können und dann schleimartige visköse Lösungen bilden. Sie wirken entzündungslindernd, stimulieren das Immunsystem und haben manchmal einen Aufquelleffekt.	z. B. in Rotem Sonnenhut (stimuliert das Immunsystem), Eibisch, Leinsamen (Aufquelleffekt)
Steroide	Substituierte Cyclopentanperhydro-Phenanthrene, meist in glykosidischer Bindung, mit lokal antiphlogistischer, in hohen Dosen z. T. systemisch mineralkortikoider Wirkung.	z. B. in Süßholzwurzel, Ginseng
Vitamine	Vitamine, die in der Regel nicht vom Körper hergestellt werden können (u. a. Vitamine A, E, B und C), finden sich auch in Heilpflanzen.	z. B. in Brunnenkresse, Dinkel, Gerste, Hagebutte, Sanddorn

Tab. 1: Wirkstoffgruppen der Phytopharmaka.

Zusammenfassung

- An Phytopharmaka werden mindestens die **gleichen Anforderungen** bezüglich Qualität, Wirksamkeit und Unbedenklichkeit gestellt wie an synthetisch hergestellte Arzneien.
- Die **Kommission E** erstellte die Monografien über pflanzliche Drogen und ihr Wirkspektrum.
- Phytopharmaka sind sehr reichhaltig an den **unterschiedlichsten Wirkstoffen** (Tab. 1).
- Die verschiedenen Wirkstoffe in Heilpflanzen werden in der Klinik z. B. in Form von verschiedenen indikationsbezogenen und sehr genauen **Teerezepturen** eingesetzt.

Ausleitende Verfahren I

Einführung

Bei den im Folgenden beschriebenen ausleitenden Verfahren handelt es sich um historisch bewährte Verfahren, die ihren Ursprung in der jahrtausendealten **Humoralpathologie** haben. Die Humoralpathologie geht u. a. auf Hippokrates (um 460 bis ca. 370 v. Chr.) und Galen zurück und dominierte das medizinische Denken, bis sie im 19. Jahrhundert durch die Zellularpathologie von Virchow ersetzt wurde. Bis dahin wurde Gesundheit nach der klassischen Temperamentenlehre des Altertums als ausgeglichene Verteilung und Mischung (Eukrasie) der Körpersäfte verstanden. Dem gegenüber stand demnach die Säftedysbalance (Dyskrasie) mit Fülle- (Plethora) oder Leeresymptomatik, die zur Krankheit oder Krankheitsbereitschaft führt. Im modernen Sinn der Stoffwechseldysregulation ist die Dyskrasie z. B. bei Patienten mit metabolischem Syndrom, charakterisiert durch Stauung und Übergewicht, als Füllesymptomatik leicht nachvollziehbar. In der konventionellen Medizin werden Patienten mit Dyskrasiesymptomen als risikobehaftet eingestuft.
Der humoralpathologische Therapieansatz berücksichtigt neben den im Folgenden beschriebenen ausleitenden Verfahren außerdem die Konstitution des Patienten sowie diätetische Maßnahmen. Unter Diät wird dabei neben der alten Form der Ernährungstherapie insbesondere die diaita (gr. Lebensordnung) verstanden, die sich im modernen Sinn der Naturheilverfahren in der Ordnungstherapie widerspiegelt. Die Konstitution wird im Sinne der klassischen **Temperamentenlehre** (von lateinisch temperamentum: Maß) als die angeborene individuelle Eigenart und Intensität der psychischen Affekte, der vorherrschenden Stimmungs- und Motivationsstruktur durch viele Faktoren (v. a. Umweltfaktoren) beeinflusst. Die Konstitutionsmedizin ist heute in den Hintergrund getreten, was vor allem an der Unschärfe der Konstitutionslehren, gerade bei den am häufigsten vertretenen Mischformen, liegen dürfte. Weitere Gründe sind die verschiedenen Typologieansätze, die schwierige praktische Umsetzung sowie die geringe Akzeptanz in der konventionellen Medizin aufgrund mangelnder Evidenz. Für die Auswahl des jeweiligen geeigneten ausleitenden Verfahrens hat sich eine moderne Einteilung nach konstitutionsmedizinischen Gesichtspunkten bewährt (▮ Tab. 1).
Nachdem die ausleitenden Verfahren früher bei fast allen Krankheiten unkritisch und oft bis zum Exzess gebraucht wurden, beschränkt sich ihre Anwendung heute auf eine überschaubare Menge zum Teil wissenschaftlich gesicherter Indikationen.

Schröpfen

Das Schröpfen ist ein altes, aus dem volkskundlichen „Saugen" entstandenes ausleitendes Verfahren. Auf eine vorbestimmte Hautstelle wird ein starker Saugreiz gesetzt, indem einem aufgesetzten Schröpfkopf bzw. -glas Luft entzogen wird; ein Vakuum entsteht (▮ Abb. 1). Dadurch entstehen unter dem Schröpfglas Sugillationen, seltener ein Hämatom. Neben dem trockenen, unblutigen Schröpfen gibt es noch das blutige Schröpfen. Dabei wird z. B. bei auf der Haut tastbaren warm-heißen Gelosen (Muskelverhärtungen) die Haut vor der Schröpfkopfansetzung angeritzt und damit ein forcierter, lokaler Aderlass ausgelöst, der zur schnellen Schmerzreduktion und Erleichterung führt. Bei allen Schröpfungen ist darauf zu achten, dass niemals direkt auf Knochen oder der Wirbelsäule geschröpft wird (Knochenschmerz!). Weitere Informationen zu den Indikationen bzw. Kontraindikationen sind in Lehrbüchern zu den ausleitenden Verfahren zu finden.

Wirkung

Ziel des Schröpfens ist die Aktivierung der örtlichen zentralen Selbstheilungskräfte. Dies erfolgt insbesondere durch eine Erweiterung der lokalen Blutgefäße und eine Stoffwechselanregung durch die verstärkte Durchblutung mit Abtransport/Ausleitung der Ursache eines schmerzenden Störfeldes **(Resorptionsprozess)**. Neben dieser Umstimmung und Regulation gestörter Körperfunktionen wirkt das Schröpfen entzündungshemmend und über den Head'schen Zonen als Segmenttherapie durch kutiviszerale Reflexwege von der Haut zu einem bestimmten Organ auch auf neurovegetative Funktionsstörungen und Organerkrankungen. Die Kenntnis der Head'schen Zonen und deren Dermatome ist dafür natürlich Voraussetzung. Eine weitere, spezielle Form des Schröp-

Humoralpathologische Temperamentenlehre	Melancholiker	schwermütig und schwärmerisch
	Sanguiniker	sehr wechselhafte Stimmungen
	Choleriker	starker Wille und aufbrausende Gefühle
	Phlegmatiker	langsam und gleichgültig
Moderne Konstitutionseinteilung nach praktischen Gesichtspunkten für die naturheilkundliche Therapie	Astheniker	schlanker Habitus, schlaffes Gewebe, Neigung zur Reizdarmsymptomatik, Kälteempfindlichkeit → trockenes Schröpfen, Baunscheidtieren
	Plethoriker	pyknischer Habitus, Völlegefühl, festes Bindegewebe, hypertoner Muskeltonus, Neigung zu Obstipation, warme Extremitäten, verlangt nach eher kühlen Speisen bei gutem Appetit → trockenes und blutiges Schröpfen, Aderlass, Cantharidenpflaster sowie Blutegeltherapie
	Lymphatiker	Tritt meist als Mischbild vom Astheniker und Plethoriker auf, teigiges Bindegewebe, Verdauung mit Kongestionsgefühl nach dem Essen, eher Obstipation, eher abgeschwächte Reflexe, anamnestisch Z. n. Tonsillektomie, Appendektomie, chronische Sinusitis.
	Plethori-Lymphatiker	reichlicher Füllezustand mit teigigem, geschwollenem Bindegewebe, z. B. im Lendenwirbelsäulenbereich. → blutiges Schröpfen, Blutegeltherapie

▮ Tab. 1: Übersicht über die Einteilung in Temperamente bzw. Konstitutionen.

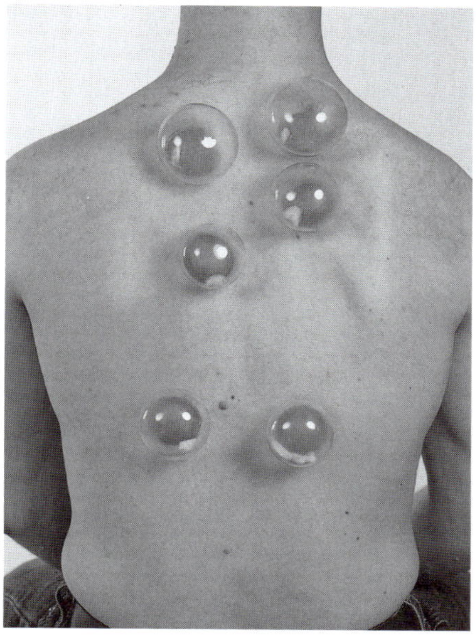

Abb. 1: Schröpfkopfbehandlung.

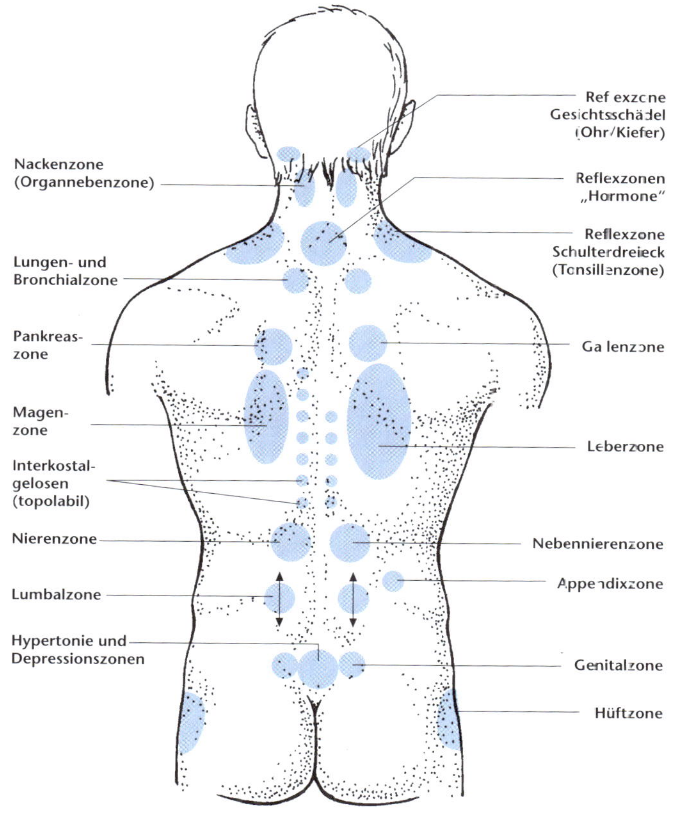

Abb. 2: Topographie der Schröpfkopfzonen.

fens ist die Schröpfkopfmassage, bei der ein Schröpfkopf auf die eingeölte Haut aufgesetzt und paravertebral entlang den Spinalreflexzonen gezogen wird. Diese Methode ist intensiver und zeitsparender als eine klassische Bindegewebsmassage und wirkt durchblutungsfördernd, krampflösend und tonisierend.

Aderlass

Der Aderlass gehört zu den ältesten Verfahren. Als Voraussetzung dafür muss ein Pluszustand, ein Fülle-Zustand, bestehen (Plethora). Dabei denkt man an den rotgesichtigen, kurzatmigen, oft aufgedunsenen, eher stark schwitzenden Menschen; zumeist bestehen noch ein arterieller Hypertonus und andere Risikofaktoren. Man unterscheidet beim Aderlass die hypo-, iso- und hypervolämische Dilutionstherapie. In der konventionellen Medizin hat der Aderlass als hypovolämische Hämodilutionstherapie wie z. B. beim Blutspenden Einlass gefunden und gehört heute zur Standardtherapie bei Polyzythämie und Hämochromatose. Bei den Naturheilverfahren wird meist eine isovolämische Hämodilutionstherapie durchgeführt, bei der die zuerst abgelassene Blutmenge dann durch eine Infusionslösung von 200–400 ml (z. B. NaCl 0,9%) wieder ausgeglichen wird.

Wirkung

Der Aderlass wirkt durch die Verringerung der Blutmenge nicht nur entlastend, sondern führt als Eingriff in das vegetativ-hormonelle Geschehen zu einer Umstimmung der Konstitution. Da er den Kreislauf belastet, ist der Aderlass eher eine Therapie des mittleren Lebensalters (40–60. Lebensjahr). Die Patienten fühlen sich in der Regel danach subjektiv leichter und frischer. Da es ab Hämatokritwerten von 42% zu Geldrollenphänomen kommt, wirkt der Aderlass dem entgegen und verbessert die Blutrheologie.

Zusammenfassung

- Die ausleitenden Verfahren gehören zu den **historisch bewährten** Verfahren und streng genommen **nicht** zu den **klassischen** Naturheilverfahren, haben diese jedoch durch ihr **breites Wirkspektrum** sinnvoll ergänzt.
- Sie basieren auf der jahrtausendealten **Humoralpathologie.**
- Die Wirkungen der ausleitenden Verfahren sind **medizin-wissenschaftlich belegbar** und z. T. erklärbar, sie finden in der „konventionellen" Medizin z. B. beim Blutspenden allgemeine Annerkennung.

Ausleitende Verfahren II

Baunscheidt-Verfahren

Das Baunscheidt-Verfahren ist eine großflächige **Hautreiztherapie.** Dabei wird die Haut zunächst durch ein Stichelverfahren angeritzt und anschließend mit einem bestimmten Öl eingerieben, das einen künstlichen Hautausschlag bewirkt. Dieses Verfahren gehört zu den sogenannten Pustulanzien (Hautreizmethoden), die schon seit alters in der Medizin verwendet werden. Ohne Kenntnis der früheren Verfahren entwickelte der Bonner Uhrmachermeister **Carl Baunscheidt** diese Methode 1848 durch eigene Beobachtungen, indem er sich eines speziellen Nadelgerätes, des Einhand-Lebensweckers, und eines hautreizenden Öls bediente. In den Lebenswecker kann ein sterilisierter Nadelkopf mit einer zwischen 1–3 mm variierbaren Eindringtiefe geschraubt werden. Das anschließende Auftragen von Öl setzt einen weiteren Reiz. Ein Fertigpräparat für dieses Öl mit u. a. Histamin-, Wacholder- und Nelkenöl gibt es leider nicht mehr im Handel, ein Rezept muss daher verschrieben werden. Die Anwendung erfolgt unter stetiger Beobachtung des Patienten, wobei immer mit der Ausatmung des Patienten baunscheidtiert wird.

Wirkung

Das Baunscheidtieren führt zu einer **Hyperämie** der Haut, wirkt über die Head'schen Zonen (s. S. 35, Ausleitende Verfahren, Abb. 2) und führt auch zu einer Anregung der Stoffwechseltätigkeit der zugeordneten Organe. In diesem Sinn ist das Baunscheidt-Verfahren tonisierend. Die massive mechanische Stimulierung entsprechender Hautzonen hat z. B. bei der Region um C7 positive Wirkungen auf das hormonelle System der Schilddrüse, die Hypophyse und die Psyche allgemein. Besonders beim Baunscheidtieren im Bereich der Lungenober- und -unterfelder kommt es zu einem atmungserleichternden **Lymphdrainageeffekt** nach innen auf Körperhöhlen und Schleimhäute (z. B. Bronchien) und eine Ableitung von Exsudat nach außen. Durch den Reiz des aufgetragenen Öls wird über eine Aktivierung des lymphatischen Systems der Haut und eine erhöhte Phagozytose durch die künstlichen Entzündungen eine immunologische Wirkung erzielt.

Blutegeltherapie

Die Therapie mit Blutegeln führt zu einem lokalen Aderlass mit Absenken des Hämatokritwerts und damit einer Verbesserung der Blutviskosität und des Lymphabstroms. Der Blutegel **(Hirudo medicinalis)** aus der Familie der Ringelwürmer ist ein Zwitter, wird ca. 5–15 cm lang und bewegt sich wie eine Raupe immer nur in eine Richtung. Vorne hat er einen Kopf mit 80 Zähnchen, am hinteren Ende befindet sich eine Saugplatte. Um Blut abzusaugen, bildet er mit seinem Maul ein **Vakuum** an der Bissstelle und saugt ca. 10–15 ml Blut ab. Im Verlauf der Blutmahlzeit, die zwischen 30 Minuten und 2 Stunden dauern kann, nimmt der Umfang des Egels um das 2- bis 3fache zu. Danach fällt der Blutegel ab. Um ihn vorzeitig zu entfernen, muss lediglich am Rand des Mauls an der Ansaugstelle gedrückt und so das Vakuum unterbrochen werden. Ein Abziehen führt dazu, dass der Kopf des Egels abreißt. Ein Besprühen mit Alkohol oder anderen Detergenzien kann zum Erbrechen des Egels und damit zu Wundinfektionen führen. Nach der Blutmahlzeit kommt es zu einer therapeutisch wichtigen und gewünschten bis zu 48-stündigen Nachblutung von ca. 20–40 ml pro Egel. Die besondere Wirkung der Blutegeltherapie kommt durch die über 30 verschiedenen Inhaltsstoffe im Blutegelspeichel zustande.

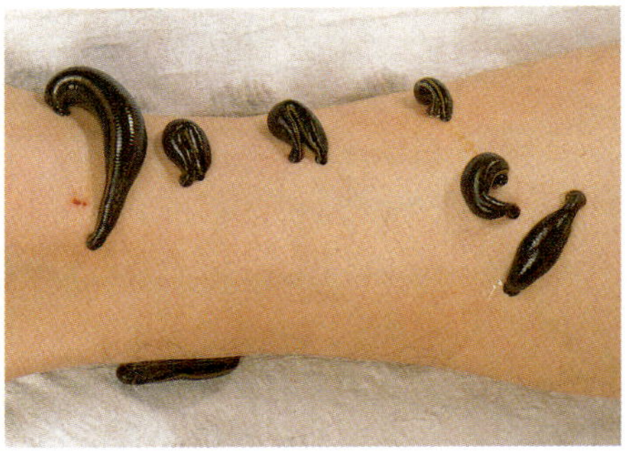

Abb. 1: Blutegel.

Wirkung

Verstärkung der Blutgerinnung als selektiver Thrombinantagonist, diuretische, gefäßerweiternde und antibiotische Wirkung durch **Hirudin** (namensgebender Inhaltsstoff); Hemmung lysosomaler und bakterieller Proteasen v. a. bei Entzündungsprozessen durch Eglin; Plasminhemmung durch Bdellin; Förderung der Durchblutung und Unterstützung der Retraktion von Blutgerinnseln durch Hementin und Orgelase; insgesamt antiphlogistische Wirkung. Aufgrund der eben beschriebenen umfangreichen Wirkungen wird die Blutegeltherapie vor allem in der Plastischen Chirurgie (z. B. bei venösen Dekongestionen von gestielten Lappen und mikrovaskulären freien Gewebetransplantationen) sowie bei Thrombophlebitis oder entzündlich-rheumatischen Schwellungen eingesetzt.

Wie bei allen ausleitenden Verfahren muss mit dem Patienten eine schriftliche und mündliche Risiko-, Sicherheits- und Prozessaufklärung erfolgen. Bei der Blutegeltherapie muss der Patient z. B. darauf hingewiesen werden, das kleine Narben in Form eines Mercedessterns verbleiben.

Cantharidenpflaster

Die Besonderheit des Cantharidenpflasters ist die lymphausleitende Wirkung **(weißer Aderlass)**; damit unterscheidet sich dieses von allen anderen ausleitenden Verfahren. Es führt zu brandblasenähnlichen (künstliche Verbrennung 2. Grades), schmerzhaften Lymphblasen, häufig gepaart mit Hautpigmentveränderungen. Daher sollte es nur mit großem Bedacht als Ultima-Ratio-Therapie verwendet werden, wenn alle anderen Verfahren schon zum Einsatz gekommen sind. Der Cantharidenextrakt wird aus dem Wirkstoff eines in Süd- und Osteuropa lebenden Laufkäfers, der Spanischen Fliege (Lytta vesicatoria), gewonnen. Seine Wirkung war schon bei den Ärzten des Römischen Reichs bekannt.

Wirkung

Das Cantharidenpflaster gehört zu den blasenziehenden Mitteln **(Vesikanzien)** und hat Auswirkungen auf das Lymphsystem. Es führt zu einer Hyperämisierung durch den Lymphblasenreiz sowie einem antiphlogistisch-analgetischen Reiz durch direkten Einfluss von Schmerzmediatoren.

Diuretische Verfahren

Die diuretischen (d. h. harntreibenden, die Diurese fördernden) Verfahren spielen auch in der **Ernährungstherapie** eine große Rolle, da dort auf den Flüssigkeitshaushalt des Körpers und der damit verbundenen Wirkung auf den Säure-Basen-Haushalt eingegangen wird. Eine Trinkmenge von 2–3 l/Tag ist bedeutend für eine ausreichende Ausleitung von Abfallstoffen und Durchspülung der Nieren. Eine Veränderung der Diurese und somit auch des Urins (Farbe, Menge, Geruch etc.) war von jeher in der Medizin ein Indikator für pathologische Veränderungen (z. B. Harnschau → Erstbeschreibung Diabetes mellitus).

> Zitat aus dem Papyrus Ebers, 1550 v. Chr., S. 50: „(...) vormals starke junge Krieger (...) zeigen übermäßigen Drang zu den Brunnen und zur Flüssigkeitsaufnahme. Sie scheiden viel Urin aus, der süßlich riecht und viele Fliegen anzieht."

Erst die moderne Schulmedizin mit ihren biochemischen, physiologischen und histologischen Methoden konnte die Ursachen hinter diesen Veränderungen klären. So sind der Säure-Basen-Haushalt und seine feine Regulierung elementarer Bestandteil der modernen Medizinforschung. In den Naturheilverfahren spielt der Säure-Basen-Haushalt schon seit jeher eine große Rolle.

Wirkung

Die therapeutische Grundlage besteht in der gezielten Beeinflussung des **Säure-Basen-Haushalts** und damit auch der Diurese durch ernährungswissenschaftliche Kenntnisse, z. B. durch eine vollwertige, basenüberschüssige pflanzliche Ernährung und eine ausreichende Trinkmenge. Eine vorwiegend fleisch- bzw. zuckerreiche Kost führt zu einem Säureüberschuss, der sich indirekt über den Urin-pH (pH-Teststreifen) feststellen lässt. Bei der Fastentherapie spielt die Ausleitung über die Nieren und den Darm eine wesentliche Rolle. Aus der Phytotherapie (s. S. 30, Phytotherapie) kommen in Form der sogenannten Aquaretika/Durchspülungstherapeutika insbesondere diuretisch wirkende, in Wasser gelöste Phytotherapeutika in Betracht. Die Gabe erfolgt hauptsächlich über gut verträgliche Teemischungen (z. B. Blasen-Nieren-Tee). Nach neuesten Erkenntnissen ist die Wirkung von Kaffee nicht wie bisher angenommen wasserentziehend, sondern lediglich diuresefördernd (ähnlich wie Bier).

Purgierende (abführende) Verfahren

Dieses ausleitende Verfahren über den Darm muss immer im Kontext der fünf Säulen der klassischen Naturheilverfahren gesehen werden. Dazu gehören die Darmreinigung durch Abführmittel oder Einläufe, die Nahrungsumstellung auf eine ausgewogene vollwertige Kost (s. S. 26, Ernährungstherapie) sowie eine entsprechende Darmerziehung und Ordnungstherapie. Abführende Maßnahmen erfolgen mit kühlenden oder wärmenden Abführmitteln, Klistieren, Einläufen sowie Füll- und Quellmitteln.

Wirkung

Die abführenden Maßnahmen wirken stets entleerend und entstauend. Je nach angewandter Maßnahme können tiefer gehende Wirkungen auf den Darm mit antiphlogistischer, anipyretischer, spasmolytischer oder schleimsekretions-fördernder Wirkung auftreten. Auch nervös-reflektorische Wechselwirkungen sind möglich.

Obsolete Ausleitungsverfahren

Emmenagoge und emetische Verfahren

Ableitungen bzw. Ausleitungen über die Menstruationsblutung gelten heute als obsolet.
Das Gleiche gilt für emetische Ausleitungen über den Magen mittels kontrolliert herbeigeführten Erbrechens (Brechverfahren). Die negativen Folgen werden bei der Bulimie (Ess-Brechsucht) deutlich. Lediglich in der Notfallmedizin wird es noch bei Vergiftungen eingesetzt (Auspumpen des Magens). In den neuen Richtlinien der Ersten Hilfe wird vom herbeigeführten Erbrechen bei Verätzungen und Vergiftungen abgeraten!

Zusammenfassung

- Die ausleitenden Verfahren umfassen nach Aschner **(Aschner-Verfahren)** u. a. blutiges bzw. unblutiges Schröpfen, Aderlass, Baunscheidt-Verfahren, Blutegeltherapie, Cantharidenpflaster, diuretische und purgierende Verfahren.
- Die ausleitenden Verfahren werden schon seit langer Zeit angewandt und zählen zu den historisch bewährten Verfahren.
- Sie führen zu **nervös-reflektorische Wechselwirkungen**, zeichnen sich durch stets fein differenzierbare, umfangreiche Folgewirkungen aus und bilden so ein enormes Therapiespektrum.
- Obsolete Ausleitungsverfahren finden in den Naturheilverfahren aufgrund zu großer Risiken keine Anwendung mehr.

Elektro- und Ultraschalltherapie sowie Manuelle Therapie

Elektro- und Ultraschalltherapie

Historischer Rückblick

Aus Schriftfragmenten der Bibliothek von Memphis im alten Ägypten ist bekannt, dass bereits Imhotep, der Leibarzt mehrerer Pharaonen aus der 3. Dynastie um 2650 v. Chr., die Elektrotherapie einsetzte. Die Wirkung elektrischer Ströme kannte man v. a. von elektrischen Fischen wie dem im Mittelmeer lebenden Zitterrochen. Damit wurde u. a. die Gicht behandelt. Der italienische Mediziner **Luigi Galvani** (1737–1798) entwickelte eine Elektrisiermaschine, mit der durch Reibung an der Wand Ströme erzeugt wurden. Bei einem seiner Experimente wurden versehentlich Funken auf freipräparierte Nerven von Froschschenkeln übertragen. Die Froschbeine zuckten so heftig, dass Galvani 1790 in seinem Buch über die Beschreibung der elektrischen Kräfte bei Muskelbewegung davon berichtete. Durch die Entdeckung von Elektrizität und ihrer Wirkung auf biologische Körper war der Weg zu ihrer kurativen Anwendung in der Medizin geebnet. Im Jahr 1850 wurden erstmals in den USA elektrische Ströme zur Lokalanästhesie eingesetzt. Die beiden wichtigsten Effekte elektrotherapeutischer Anwendung waren entdeckt: die Reizung von Muskeln sowie die Schmerzlinderung.

Definition

Strom an sich ist die Bewegung elektrisch geladener Teilchen zwischen zwei Polen, der negativen Kathode und der positiven Anode. Beim Anschluss einer Stromquelle an den menschlichen Körper wird dieser zum elektrischen Leiter, da auch in jedem biologischen Körper unzählige geladene Teilchen in Form von Ionen und Elektronen vorliegen (→ Elektrophysiologie für Nervenleitung, Herzschlag etc.). Je nachdem, ob der Strom kontinuierlich fließt und welche Stärke, Intensität, Modulation oder Frequenz er aufweist, ergeben sich unterschiedliche Anwendungsformen mit spezifischen Wirkungen (▮ Tab. 1).

Gleichstromtherapie	▸ Auch Galvanisation genannt (s. o.). ▸ Strom fließt immer konstant mit gleicher Stärke und in die gleiche Richtung. ▸ Bewirkt Veränderung des Elektronenmilieus durch Ionenverschiebung sowie Verbesserung der Durchblutung durch Gefäßdilatation. ▸ Anwendung z. B. bei Entzündungen, Schwellungszuständen, zur direkten Analgesie und Muskelreizung und -gymnastik (selektiv auch bei gelähmten Muskeln) oder als Stanger-Bad.
Niederfrequente Gleich- und Wechselstromimpulse	▸ Einsatz niederfrequenter, unterschiedlich geformter oder geschwellter Ströme; in der Praxis zwischen 1 und 140 Hz. ▸ Strom kann in unterschiedlicher Form, Frequenz und Modulation (DF, MF, CP und LP) fließen. ▸ Anwendung z. B. zur Analgesie, Sympathikusdämpfung oder -stimulierung, Resorptionsförderung, Hyperämie, Muskelreizung und -gymnastik (selektiv auch bei gelähmten Muskeln), z. B. bei Neuralgien, entzündlich-rheumatischen Erkrankungen. ▸ Weitere Therapieformen sind die Ultrareizstromtherapie, die Hochvolttherapie sowie die TENS (transkutane elektrische Nervenstimulation) [siehe weiterführende Lehrbücher]. ▸ Hautverätzungen unter Elektronen durch Ansammlung von Elektrolyseprodukten möglich!
Mittelfrequenzströme und mittelfrequente Interferenzströme	▸ Einsatz mittelfrequenter (Wechsel-)Ströme zwischen 2,5 und 10 KHz (besonders um 4 KHz). ▸ Perioden-asynchrone Reizung, erst mehrere aufeinanderfolgende Reize bewirken ein Aktionspotential (→ Refraktärzeit, siehe Neurophysiologie) [Gildemeister-Effekt]; Repolarisation erschwert → rasche Ermüdung (Wyss-Prinzip), daher auch amplitudenmodulierte Frequenzen, bei denen phasenverschobene Trägerfrequenzen zusammengefügt werden. ▸ Anwendung z. B. bei Ödemen, degenerativen Prozessen, Störung innerer Organe und des ZNS.
Behandlung mit Hochfrequenzstrom (Diathermie oder Tiefenwärme)	▸ Einsatz von Frequenzen ≥ 300 KHz über Distanzstrahler statt Elektronen, dadurch keine unmittelbare Stromwirkung am Körper, sondern aus 10 cm Entfernung über die Haut in das Gewebe einstrahlendes, hochfrequentes elektromagnetisches Feld. ▸ Anwendungen unterschiedlicher Frequenz und Wellenlänge in Form von Kurzwelle (27,12 MHz; 11,06 m), Dezimeterwelle/Ultrahochfrequenz (433,92 MHz; 69 cm) und Mikrowelle (245 MHz; 12,5 cm). ▸ Eine weitere Therapieform mit Hochfrequenzstrom ist eine Signaltherapie, wie z. B. die Multi-Bio-Signal-Therapie bei der Knorpelbehandlung (MBST) [siehe weiterführende Lehrbücher].
Ultraschalltherapie	▸ Kombinierte Thermo- und Mechanotherapie mit Frequenzen von 800 KHz bis 1 MHz und einer hohen Schalldichte (100 mW/cm² bis 3 W/cm²); kann auch im Wasser angewendet werden. ▸ Geringere Frequenz, aber viel höhere Schalldichte als bei diagnostischem Ultraschall. ▸ Bewirkt u. a. Hyperämie, Permeabilitätsänderungen an den Zellmembranen sowie pH-Wert-Verschiebung ins Alkalische. ▸ Anwendung daher z. B. bei chronisch degenerativen Erkrankungen des Bewegungsapparates. ▸ Weitere Anwendungsform als dynamische oder lokale Ultraschalltherapie sowie als Phonophorese oder Kombinationsbehandlung (siehe weiterführende Lehrbücher).

▮ Tab. 1: Anwendungsformen und Wirkungen der Elektro- & Ultraschalltherapie.

Eine Sonderform der Elektrotherapie ist die Ultraschalltherapie, bei der elektrischer Strom in mechanische Energie in Form eines hochfrequenten, nicht mehr hörbaren Schalls umgewandelt wird. Dieser löst Vibrationen im Gewebe aus.

Kontraindikationen

Die Elektro- und Ultraschalltherapie ist nicht für alle Patienten geeignet. Zu den Kontraindikationen gehören eingebaute Herzschrittmacher, Defibrillatoren etc., offene Hautverletzungen im Bereich der Applikation, lokale Sensibilitätsstörungen sowie entzündliche und ekzematische Erkrankungen.

Manuelle Therapie

Definition

Bei der Manuellen Therapie geht es darum, reversible hypomobile Dysfunktionen eines Gelenkes, die als **Blockierungen** bezeichnet werden, durch eine gezielte Manipulation oder Mobilisation zu lösen. Die Diagnostik einer Blockie-

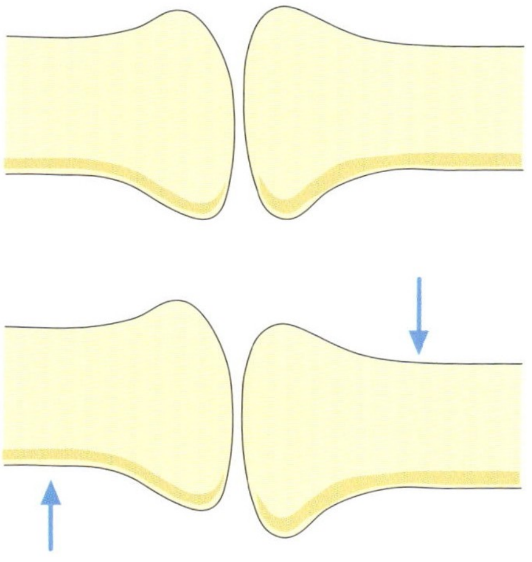

▮ Abb. 1: Prüfung der tangentialen Verschieblichkeit zur Diagnostik einer Blockierung.

rung erfolgt nicht über einen Röntgenbefund, sondern muss ertastet werden (joint play = physiologisches Gelenkspiel ist aufgehoben, ▮ Abb. 1). Dies macht eine entsprechende Erfahrung erforderlich.
Die Manipulation oder Mobilisation erfolgt mittels verschiedener Techniken (▮ Tab. 1) und durch einen kurzen und schnellen Bewegungsimpuls des Therapeuten auf die Blockierung. Um Verletzungen zu vermeiden, wird zuvor ein langsamer und über das Bewegungsmaß des lösenden Impulses hinausgehender Probezug durchgeführt. Für das Lösen einer entsprechenden Blockierung ist daher auch nur ein geringer Kraftaufwand nötig. Synonym wird auch der Begriff **Chiropraktik** verwendet. Grundsätzlich macht die Manuelle Therapie eine fundierte Ausbildung erforderlich; Hochgeschwindigkeitsimpulse dürfen z. B. nur durch Ärzte ausgeführt werden.

Techniken

Folgende Techniken kommen in der Manuellen Therapie vor (ausführliche Beschreibung siehe weiterführende Lehrbücher):

Weichteiltechniken	**Passive Mobilisationen**
Reflektorische Mobilisationstechniken	
▸ Muskelenergietechniken (MET)	▸ Myofasziale Technik
▸ Neutralpunkttechnik	▸ Counterstrain-Technik

▮ Tab. 2: Techniken der Manuellen Therapie.

Zusammenfassung

- Zur Therapie nutzt die Elektro- und Ultraschalltherapie **Strom** unterschiedlicher Parameter (Stärke, Frequenz, Modulation & Intensität) in verschiedenen Anwendungsformen.
- Ziele sind **Schmerzlinderung und Muskelreizung** (auch selektiv).
- Mit den Blockierungen hat die Manuelle Therapie ihre eigenen Indikationen.
- Zur **Lösung von Blockierungen** stehen verschiedene Techniken mit geringem Kraftaufwand zur Vermeidung von Verletzungen zur Verfügung.
- Synonym für die Manuelle Therapie wird auch der Begriff **Chiropraktik** verwendet.

Mikrobiologische Therapie

Einführung

Die Mikrobiologische Therapie besitzt recht viele Synonyme; bekannt sind u. a. Substitution, Symbioselenkung oder auch Wiederaufforstung. Als Grundlage der Mikrobiologischen Therapie dienen Mikroorganismen sowie deren Bestandteile oder Stoffwechselprodukte, die nach oraler oder parenteraler Verabreichung den Darm besiedeln **(Symbionten)** und so schädliche Keime verdrängen sollen. Bereits im 19. Jahrhundert wurden nach diesem Prinzip sogenannte Heilimpfungen mit abgetöteten Bakterien und Viren zur Abwehrsteigerung von infizierten Patienten durchgeführt. Im Grunde genommen ist dies auch das Prinzip der viel beworbenen Joghurts mit probiotischen Kulturen (s. u.).

Anwendung

Die dauerhafte Kolonisation des Darmes ist bei Erwachsenen kaum möglich, da die applizierten Mikroorganismen einer bakteriellen Übermacht von $10^{14}-10^{15}$ Bakterien in der Darmflora gegenübertreten. Eine länger andauernde Kolonisation kann lediglich bei Säuglingen auftreten, da deren Darmflora noch nicht etabliert ist. Die mikrobiologische Therapie gehört dennoch zum Repertoire der Naturheilverfahren, da entsprechende mikrobiologische Präparate außer der Darmbesiedlung andere, wissenschaftlich gesicherte Wirkungen erzielen konnten.

Wirkungen

Wissenschaftlich belegt sind folgende Wirkungen mikrobiologischer Präparate:

- Immunmodulation
- Antidiarrhoische Wirkung
- Positive Wirkung bei chronisch-entzündlichen Darmerkrankungen
- Verbesserung der Laktoseverträglichkeit bei Laktoseintoleranz

Im Vordergrund stehen verschiedene immunologische Effekte. Das ideale Zielorgan ist der **Darm**, in dem mehr als 70% der Immunzellen stationiert sind. Daher bietet sich insbesondere die orale Applikation mikrobiologischer Präparate an. Über die Peyer'schen Plaques wird nicht nur eine lokale, sondern auch eine systemische Immunantwort einfach und effektiv erreicht. Daraus resultiert v. a. eine Beeinflussung unspezifischer Abwehrmechanismen:

- Makrophagenaktivierung und -proliferation
- Aktivitätssteigerung von Natural-Killer-Zellen
- Aktivierung von Granulozyten
- Aktivierung humoraler Abwehrfaktoren (z. B. Komplement, Opsonin)
- Lymphozytäre Stimulation (vermittelt über Makrophagen)
- Induktion der Interferon-Bildung
- Keimkonkurrenz und Antibiose

Neben der Modulation unspezifischer Immunmechanismen erfolgt auch eine antigenspezifische Aktivierung von B- und T-Lymphozyten.

Durchführung

Es besteht auch in der Mikrobiologischen Therapie die Möglichkeit, die jeweiligen Reize unterschiedlich stark zu dosieren. Auf eine Überreaktion der Patienten nach Einnahme oder Verabreichung von mikrobiologischen Präparaten ist bei der Durchführung stets zu achten. Für die konkrete Durchführung siehe weiterführende Lehrbücher zur Mikrobiologischen Therapie bzw. zu den Naturheilverfahren.

Indikationen

Die Mikrobiologische Therapie ist als immunmodulierende Maßnahme nur sinnvoll bei immunologisch begründeten und/oder beeinflussbaren Erkrankungen. Voraussetzung für einen erfolgreichen Einsatz ist eine klare Indikationsstellung. Dazu empfiehlt sich eine entsprechende Diagnostik im Vorfeld sowie im Verlauf der Behandlung. Indikation für die Mikrobiologische Therapie ist ein verminderter IgA-Gehalt im Stuhl. Dabei ist zu beachten, dass nicht alle Störungen der intestinalen Mikroökologie mit dem alleinigen Einsatz mikrobiologischer Präparate zu beherrschen sind. Eine fundierte Diagnostik, insbesondere eine detaillierte mikroökologische Stuhldiagnostik (Darmflora, Verdauungs- und Schleimhautparameter), gibt hier wichtige Hinweise für ggf. weitere erforderliche Therapiemaßnahmen. Die Mikrobiologische Therapie ist i. d. R. zumindest unterstützend bei folgenden Erkrankungen erfolgversprechend:

- Allergische Erkrankungen (z. B. Neurodermitis, Heuschnupfen, Asthma, Urtikaria, Nahrungsmittelallergien)
- Akute und chronisch-rezidivierende Infekte, z. B. des Respirationstraktes und Urogenitaltraktes
- Chronische Gingivitiden und Gastritiden
- Chronisch-rezidivierende Mykosen (Haut- und Vaginalmykosen, Mundsoor, intestinaler Candida-Befall)
- Diarrhö (akute Enterokolitis, Reisediarrhö, antibiotikaassoziierte Diarrhö)
- Chronisch-entzündliche Darmerkrankungen (Morbus Crohn, Colitis ulcerosa)
- Obstipation
- Reizdarmsyndrom
- Divertikulose und Divertikulitis
- Laktoseintoleranz
- Allergieprophylaxe für das Ungeborene bei Schwangeren mit Allergieneigung
- Kaiserschnittkinder (als mikroökologische Starthilfe)
- Flaschenmilchkinder (als mikroökologische Starthilfe)

- Rheumatische Erkrankungen (z. B. rheumatoide Arthritis, Fibromyalgie)
- Chemo- bzw. Strahlentherapie (zur Minderung ihrer gastrointestinalen Nebenwirkungen), adjuvante Therapie von oberflächlichen Harnblasenkarzinomen

Therapeutischer Einsatz von Mikroorganismen in der Onkologie

Mikroorganismen und deren Bestandteile oder Stoffwechselprodukte werden zur gezielten Auslösung einer Fieberreaktion im Rahmen von Hyperthermiebehandlungen bestimmter Tumoren eingesetzt. Auch zur Verminderung gastrointestinaler Nebenwirkungen bei Chemo- und Strahlentherapie hat sich die adjuvante Gabe insbesondere von mikrobiellen Stoffwechselprodukten bewährt. Die intravesikuläre Instillation spezieller Mykobakterien-Stämme (Bacillus Calmette-Guérin) findet zudem Anwendung bei oberflächlichen Harnblasenkarzinomen.

Kontraindikationen

Im Allgemeinen werden mikrobiologische Präparate gut vertragen. Beobachtet werden allenfalls leichte Befindlichkeitsstörungen, z. B. Blähungen nach dem oralen Einsatz. Trotzdem sollten insbesondere vor der parenteralen Applikation folgende Kontraindikationen beachtet werden.

Allgemeine Kontraindikationen:
- Autoimmunerkrankungen
- Gleichzeitige Anwendung von Immunsuppressiva
- Einsatz von Saccharomyces-Präparaten bei Patienten mit Hefeallergie

Kontraindikationen für die parenterale Applikation mikrobiologischer Präparate:
- Kinder unter sieben Jahren
- Schwangerschaft (Gefahr allergischer Reaktionen)
- Akute Infekte
- Tuberkulose
- Fieber unklarer Genese
- Konsumierende Erkrankungen, z. B. maligne Erkrankungen (Ausnahme: aktive Hyperthermie)
- Immundefektsyndrome wie z. B. AIDS oder Leukämie

Cave: Diese Auflistung erhebt keinen Anspruch auf Vollständigkeit. Jeder Anwender ist angehalten, den Beipackzettel der verwendeten Präparate eigenverantwortlich auf mögliche Kontraindikationen zu prüfen!

Autovakzine

Neben handelsüblichen mikrobiologischen Standardpräparaten bieten einige Hersteller und Laboratorien auch Zubereitungen mit patienteneigenen Mikroorganismen, sog. Autovakzinen an. Auch damit lassen sich nachweislich immunmodulatorische Wirkungen erreichen. Doch entgegen der suggerierten individuellen Wirkung resultieren überwiegend unspezifische Effekte, die denen der herkömmlichen und wesentlich kostengünstigeren Handelspräparate entsprechen. Das Kosten-Nutzen-Verhältnis solcher Maßnahmen erscheint daher fraglich.

Nahrungsergänzungsmittel

Mittlerweile ist neben den in der Roten Liste aufgeführten mikrobiologischen Arzneimitteln eine große Anzahl von mikrobiologischen Formulierungen als sogenannte Nahrungsergänzungsmittel frei erhältlich (z. B. Lactobasan, Lactobact, Symbiolact). Diese stellen keine Arzneimittel im Sinne des Arzneimittelgesetzes dar. Sie dürfen daher auch nicht mit dem Hinweis auf therapeutische Effekte beworben werden. Die Wirkungen entsprechen aber denen mikrobiologischer Arzneimittel.

Fermentierte Lebensmittel mit Mikroorganismen

Mikrobiell fermentierte Lebensmittel, wie Joghurt, Kefir und Sauergemüse, enthalten teilweise sehr hohe Keimzahlen verschiedener Säuerungskeime (z. B. Laktobazillen). Auch deren Verzehr oder der Konsum vergleichbarer sogenannter probiotischer Nahrungsmittel ist im weiteren Sinn eine mikrobiologische Therapie (s. o.).

Zusammenfassung

- Die Mikrobiologische Therapie nutzt Mikroorganismen sowie deren Bestandteile oder Stoffwechselprodukte u. a. zur **Immunmodulation.**
- Die von der Mikrobiologischen Therapie gewünschte **Darmbesiedelung** funktioniert in einer etablierten Darmflora aufgrund der bakteriellen Übermacht nicht ohne Weiteres. Dennoch bestehen viele wissenschaftlich gesicherte Indikationen.
- Für die Mikrobiologische Therapie sind weitere Synonyme bekannt, z. B. **Symbioselenkung, Substitution oder Wiederaufforstung.**

Neuraltherapie

Einführung

Der Neuraltherapie liegt die Beeinflussung lokaler und übergeordneter Regelkreise zugrunde. Als **Regulations- und Umstimmungstherapie** gilt sie für viele funktionelle Störungen als besonders geeignet. Die Beeinflussung wird erreicht, indem an einem bestimmten Applikationsort ein bestimmter Reiz in Form einer Injektion gesetzt wird. Injiziert werden u. a. Lokalanästhetika, aber auch pflanzliche oder bakterielle Reizstoffe als Quaddeln. Die konkrete pharmakologische Wirkung steht hinter der Beeinflussung lokaler und übergeordneter Regelkreise (s. o.) zurück. Besonders hervorzuheben sind bei der Neuraltherapie die risikoarme Anwendung nach sachgerechter Ausbildung und ihre hervorragende Wirkung.

Historischer Rückblick

Initial wurde Kokain als Anästhetikum bei Augenoperationen eingesetzt, im weiteren Verlauf auch bei anderen Eingriffen. Dabei traten allerdings Dosisprobleme auch mit Todesfolge auf und das Abhängigkeitspotential der Substanz erwies sich als beträchtlich. Als im Jahr 1905 Procain als synthetisches Lokalanästhetikum von Einhorn eingeführt wurde, bestand die pharmakologische Basis für eine erweiterte Anwendung im Sinne einer Heilanästhesie durch Lokalanästhetika (z. B. Leriche). Diese wurden v. a. im Bereich des Sympathikus angewandt, z. B. durch Stellatuminfiltrationen und peri- und intraarterielle Injektionen. Die erweiterte Anwendung der therapeutischen Lokalanästhesie durch die Gebrüder Huneke ab 1925 mündete in die Entdeckung des **Sekundenphänomens** (Huneke 1970). Dies legte die Basis für die Neuraltherapie. Der Ansatzpunkt und Begriff der therapeutischen Lokalanästhesie, wie er bis in die sechziger und siebziger Jahre durch Gross fortgeführt wurde, wurde von den klassischen Neuraltherapeuten als missverständlich erachtet. Ihrer Meinung nach konnte nicht allein die Lokalanästhesie die Wirkung bei einem Sekundenphänomen bewirkt haben. Stattdessen rückten die regulatorischen Wirkungen in den Vordergrund und wurden zum wesentlichen Aspekt neuraltherapeuthischen Vorgehens. 1943 wurde mit Lidocain das erste Lokalanästhetikum vom Amid-Typ synthetisiert.

Wirkprinzipien

Entscheidend für die pharmakologische Wirkung ist die Konzentration an der Nervenzellmembran und damit der Nervenleitung. Weitere lokale Wirkungen werden aus neuraltherapeutischer Sicht beschrieben: so hat z. B. Procain neben der schmerzstillenden eine entzündungswidrige, antihistaminische, lymphagoge und kapillarabdichtende Wirkung und ist somit schon auf der Ebene lokaler Regulation wirksam. Darüber hinaus ist über die spinale Reflexebene eine Wirkungsvermittlung in alle Bereiche des Segments denkbar, unabhängig davon, ob ein Nerv ausgeschaltet oder durch direkte Gewebsinfiltration ein afferenter Reiz gesetzt wird.

Lokalanästhetikawirkungen am Beispiel des Procains:

- Schmerzstillend
- Entzündungshemmend und -senkend
- Antihistaminisch
- Lymphagog
- Kapillarabdichtend

Die Frage des Applikationsorts ist wichtig für das Verständnis des Wirkmechanismus. Mit der lokalanästhetischen Wirkung ist eine Verminderung der nozizeptiven Afferenz auf lokaler oder nervaler Ebene verbunden, die sich von einer als Reiztherapie verstandenen Infiltration wesentlich unterscheidet. Hier kommt die Frage der Reizqualität ins Spiel, die durch das Injektionsmittel oder dessen Abbauprodukte vermittelt wird. Beim Procain sind dies die Paraaminobenzoesäure mit der Wirkung einer Kapillarabdichtung und das Diäthylaminoäthanol mit dem Effekt der Gefäßdilatation.

> Wirkungsvoraussetzungen einer Reiztherapie wie der Neuraltherapie
>
> - Applikationsort
> - Quantität der Applikationsorte
> - Reizqualität des Injektionsmittels
> - Reizqualität der Abbauprodukte
> - Reaktionslage des Applikationsorts

Eine wesentliche Voraussetzung für alle Therapieformen, die sich auf der Grundlage von Reiz und Reaktion definieren, ist die Berücksichtigung der Reaktionslage. Nach klassisch neuraltherapeutischer Vorstellung ist diese oft durch eine Verminderung der Reaktionsfähigkeit oder gar Reaktionsstarre (s. S. 4, Therapie- und Diagnosegrundlagen) gekennzeichnet. In diesem Fall ist die Behebung dieser Einschränkung ebenfalls ein wesentliches Ziel, das neben neuraltherapeutischen weiterführende Ansätze erfordert. Diese lassen sich unter den klassischen Naturheilverfahren bzw. weiteren naturheilkundlichen Verfahren finden und werden unter Einbeziehung der ausleitenden Verfahren mit dem Begriff der Umstimmungstherapie verbunden. Die Kombination der therapeutischen Ansätze (Reiztherapie, Segmenttherapie, Umstimmungstherapie) ist nicht nur möglich, sondern wird häufig und mit Gewinn in pragmatischer Weise eingesetzt. In der Regel bewährt sich ein gestuftes Vorgehen, vom lokalen zum übergreifenden, da die übergreifenden Ansätze oft mit deutlich höherem Aufwand verbunden sind. Die Durchführung erfolgt einem 6-Punkte-Schema: Anamnese – Befund – Aufklärung – Lagerung – neuraltherapeutische Injektionen (s. u.) – Überwachung (und evtl. Notfallbehandlung).

Neuraltherapeutisches Vorgehen

Die unterschiedlichen Ansatzpunkte der therapeutischen Lokalanästhesie (TLA) einerseits und der klassischen Neuraltherapie andererseits schlagen sich im Wesentlichen darin nieder, dass erstere eher unter Gesichtspunkten der Segment-

Lokale Behandlung	Konkretes Vorgehen gegen die schmerzende und/oder funktionsgestörte Struktur.
Segmentale Behandlung	Baut auf der lokalen Behandlung auf, indem die tiefere anatomische Lage und die Organsituation berücksichtigt werden (z. B., ob ein schmerzendes Organ überhaupt noch vorhanden ist → Phantomschmerz)
Störfeldsuche	Chronische Erkrankungen werden als Folge von Störfeldern gesehen. Werden diese gefunden und per Injektion behandelt, tritt baldmöglichst Linderung ein.
Behandlung nach übergeordneten Systemen	Als übergeordnetes System können hier z. B. die aus der Akupunktur bekannten Meridiane und Punkte für Injektionen verwendet werden (s. S. 44, Nicht-westliche Naturheilverfahren)
Reiztherapien	Dabei soll eine Reaktionsträgheit – auch für andere Verfahren – durch tief intrakutane Infiltration in oberflächliche Störfelder genutzt werden.

▌Tab. 1: Neuraltherapeutische Vorgehensweisen.

therapie arbeiten und sich damit die Grundlage für ein wesentliches Element moderner Schmerztherapie gelegt haben. Letztere gehen über die Verfahren der TLA hinaus, postulieren eine breitere Konzeption der Wirkzusammenhänge und Indikationen und müssen häufig daraus resultierend die notwendigen Schritte im praktischen Vorgehen erweitern. Vorgehensweisen der Neuraltherapie sind in ▌Tabelle 1 erläutert; für eine tiefer gehende Beschreibung siehe weiterführende Lehrbücher.

Arbeitsmaterialien

Je nach gewählter Vorgehensweise werden andere Materialien gewählt. Eine Kurzübersicht bietet ▌Tabelle 2:

Lokalanästhetika	Z. B. Lidocain für eine sensible Nervenblockade
Reizstoffe	Z. B. Plenosol in ansteigender Dosierung bei mehrfacher Behandlung
Kanülen	Geringer Durchmesser für minimierte Traumatisierung, evtl. auch mit elektrisierbarer Spitze für zusätzliche Stimulation.
Spritzen	Je nach Applikationsort und -ziel mit Volumina zwischen 3 ml (z. B. bei Quaddelung) und 20 ml (z. B. Rückenmark).
Desinfektionsmittel	Eine Desinfektion der Haut muss bei Injektionen grundsätzlich erfolgen (im Ggs. zur Akupunktur).

▌Tab. 2: Arbeitsmaterialien für eine Neuraltherapie.

Injektionstechniken

Für die Injektionen stehen verschiedene Punkteschemata (z. B. Dornenkranz nach Hopfer bei Kopfschmerzen) bzw. Injektionstechniken zu Verfügung. Injektionstechniken entsprechend der Injektionsorte sind:

- Quaddeln
- Triggerpunkte
- Myogelosen
- Narben
- Gelenke
- Gefäße
- Drüsen
- Nervenaustrittspunkte
- Spinalwurzeln
- Ganglien
- Rückenmarksnahe Injektionen

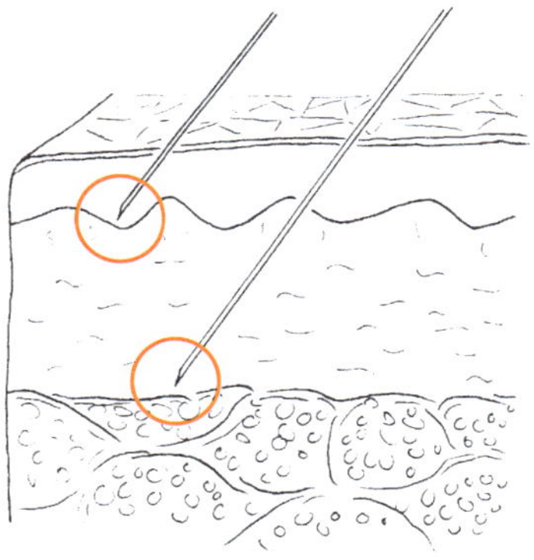

▌Abb. 1: Quaddel mit Lokalanästhetikum bzw. Reizstoffen.

Die entsprechenden Techniken werden u. a. auch vertieft in Lehrbüchern der Orthopädie und Schmerztherapie aufgeführt. Für die Neuraltherapie in den Naturheilverfahren sind die oberflächlicheren und einfacheren Techniken vollkommen ausreichend.

Zusammenfassung

- ✖ Die Neuraltherapie ist eine **Reiztherapie**, die durch gezielte und spezifisch gewählte Injektionen lokale und übergeordnete Regelkreise beeinflussen kann.
- ✖ Sie gilt als Regulations- und Umstimmungstherapie und hat auch – entsprechend ihrer Wirkprinzipien – **lokalanästhetische Wirkungen**.
- ✖ Der Neuraltherapie stehen je nach Indikation und Ziel verschiedene **Arbeitsmaterialien** und **Stichtechniken** zur Verfügung (siehe weiterführende Lehrbücher).

Nicht-westliche Naturheilverfahren (Akupunktur)

Einleitung

Auf S. 10 (Abgrenzung der klassischen Naturheilverfahren II) wurden verschiedene Medizinsysteme anderer Kulturen aufgelistet. Dazu gehörten:

- Ayurveda (indische Medizin)
- Tibetische Medizin
- Qigong
- Chinesische Medizin

Im Folgenden soll die Akupunktur als ein Therapieverfahren vorgestellt werden, das sich in unseren Breitengeraden immer größerer Beliebtheit erfreut und Gegenstand zahlreicher Studien ist. Bemerkenswert ist, dass die Akupunktur lediglich eine Säule, also einen kleinen Teil, der **Chinesischen Medizin** ausmacht. Als es den ersten Austausch zwischen den europäischen und chinesischen Kulturen gab, kam es auch zu einem Vergleich der jeweils angewendeten Medizin bzw. deren Möglichkeiten. Natürlich fiel dabei sofort die Ähnlichkeit zwischen europäischer und chinesischer Phytotherapie oder der europäischen Ernährungstherapie und der chinesischen Diätetik auf. Nur für die chinesische Akupunktur ließ sich nichts Vergleichbares finden, wodurch diese ihren Sonderstatus in der Berichterstattung und im folgenden Austausch bekam.

Definition und Wirkprinzipien

Die Bezeichnung Akupunktur kommt von lat. acus = Nadel und pungere = stechen. Grundlage der Akupunktur ist, dass über die Stimulierung von bestimmten Punkten, genauer eigentlich Löcher (xue), mit einer Nadel reflektorisch eine Beeinflussung auf entfernt liegende Körperregionen und/oder Organsysteme ausgeübt wird. Demzufolge ist die Akupunktur eine **Reflextherapie,** wobei der Mechanismus des reflektorischen Reizes sehr unterschiedlich sein kann, z. B.:

- nerval-reflektorisch
- humoral-endokrin
- vasoaktiv
- schmerzlindernd
- muskelrelaxierend
- immunologisch aktivierend.

In unseren Breitengraden hat sich die Akupunktur besonders in der Schmerztherapie verdient gemacht. Die Art und Weise, wie ein solcher Reflex ausgelöst werden kann, ist unterschiedlich. Durch eine Verselbstständigung der Akupunktur haben sich verschiedene Schulen gebildet, die teilweise vollkommen unterschiedliche Praktiken anwenden. Die Akupunkturpunkte können inzwischen auch westlich morphologisch und anatomisch beschrieben werden (siehe weiterführende Lehrbücher).

Geschichte der Akupunktur

Die Geschichte der Akupunktur kann und soll hier in ihrer Komplexität nicht ausgeführt werden. Es geht lediglich darum, auf ein paar Besonderheiten hinzuweisen, die die Entwicklung der Akupunktur sowie der gesamten Chinesischen Medizin ausmachen. Die Akupunktur hat eine jahrtausendealte Tradition, wie der Fund 4000 Jahre alter Akupunkturnadeln aus Stein oder Bambussplittern zeigt. Das älteste medizinische Werk zu dieser Thematik stammt aus dem 2. Jahrhundert n. Chr. Es besteht aus 81 Kapiteln in Form eines Dialoges zwischen dem Gelben Kaiser Huangdi (um 2600 v. Chr.) und seinem Minister Qi Bo, indem sie eine Art Lehrgespräch führen und dabei alle physiologischen, therapeutischen und ethischen Fragen im Zusammenhang mit Gesunderhaltung, Krankheit und Heilung abhandeln. Bereits in diesem Grundlagenwerk, das noch heute Pflichtlektüre eines jeden chinesischen Arztes in der Ausbildung ist, wird die ganzheitliche Sichtweise der Chinesischen Medizin und somit auch der Akupunktur deutlich.

Grundlage der Akupunktur

Die Grundlage der Akupunktur ist ein dialektisches naturphilosophisches Konzept, wie bei der gesamten Chinesischen Medizin. Wir haben es hier mit einem in sich geschlossenen Weltbild zu tun. Allem zugrunde liegen die drei Arbeitshypothesen mit sowohl materiellen als auch immateriellen Aspekten, die im Folgenden tabellarisch vorgestellt werden sollen.
Im Besonderen herrschen grundsätzlich vier verschiedene Relationen. Diese lassen sich wie folgt formulieren:

- Yin und Yang bedingen einander.
- Yin und Yang fördern einander.
- Yin und Yang kontrollieren einander.
- Yin und Yang gehen ineinander über.

Falls sich körperliche Funktionszustände im Ungleichgewicht befinden, wird dies als ein Ungleichgewicht im Verhältnis von Yin und Yang gedeutet. Dies stellt einen pathophysiologisch zu deutenden Zustand dar.
Qi und Blut (xue) sind nach traditionell chinesischer Vorstellung grundlegende Feinsubstanzen der menschlichen Physiologie. Sie befinden sich normalerweise in Zirkulation und erreichen über die verschiedenen Leitbahnsysteme alle Körperteile, um diese zu ernähren und ihre Funktion zu ermöglichen (Tab. 2).

Yin und Yang sind als eine Art dialektische Naturphilosophie ein Begriffspaar, mit dem die chinesische Philosophie Naturvorgänge, verschiedenste Betrachtungsebenen des Himmels, der Erde, des Lebens und auch des Menschen beschreibt. Es ist der Kernbegriff einer Weltsicht, die die Einheit in der Gegensätzlichkeit, den Wandel und die gegenseitige Abhängigkeit betont. Solche Gegensätze sind jeweils für die einzelnen Betrachtungsebenen zu formulieren:

Yin:	Kalt	Tief	Nacht	Mond	Mensch	Erde	Innen	Dunkel
Yang:	Warm	Hoch	Tag	Sonne	Himmel	Mensch	Außen	Hell

Speziell für die Humanmedizin bildet das Gegensatzpaar Yin und Yang die Grundlage für die einzelnen Kategorien des Theorems der Acht Leitkriterien (ba gang)

Yin:	Innen	Kälte	Leere
Yang:	Außen	Hitze	Fülle

Tab. 1: Die Lehre von Yin und Yang.

Qi (Lebensenergie)	◗ Bedeutet Energie und nimmt dadurch eine besondere Position ein. ◗ Ist das bewegende Agens. ◗ Kann in verschiedene Arten unterteilt werden: Quellen-Qi (ererbt), Reines Qi (Atemluft), Abwehr-Qi (Abwehrkraft), essentielles Qi (aus der Nahrung), Organ-Qi (Funktionsbasis der inneren Organe), Wahres Qi (Summe aller physiologischen, biochemischen und -elektrischen Vorgänge).
Xue (Blut)	◗ Nährendes Agens; Blut nährt Qi, Qi bewegt Blut (gegenseitige Bedingung). ◗ Dient der Ernährung und Befeuchtung.
Jing (Essenz)	◗ Materielle Grundsubstanz des Qi. ◗ Unterschieden werden vorgeburtliches Jing (Ererbtes) und nachgeburtliches Jing (Essenz aus der Nahrung).
Jinye (Körperflüssigkeit)	◗ Sammelbegriff für Speichel, Verdauungssäfte, Gelenksflüssigkeit etc.
Shen (Geist)	◗ Immaterielle Basis des menschlichen Geistes.

Tab. 2: Die fünf Substanzen.

„Qi formt den menschlichen Körper genauso, wie Wasser zu Eis wird. So wie Wasser friert, um zu Eis zu werden, so ballt sich auch das Qi zusammen, um den menschlichen Körper zu formen. Wenn das Eis schmilzt, wird es Wasser. Wenn ein Mensch stirbt, wird er oder sie wieder zu Geist-Shen. Er wird jetzt Geist genannt, genauso wie geschmolzenes Eis seinen Namen zu Wasser ändert." (Wang Chong, 27 - 97 n. Chr.)

Die Vorstellungen der Chinesischen Medizin hinsichtlich der physiologischen Vorgänge im Körper werden analog den mikro- und makrokosmischen Vorgängen und Abläufen ebenfalls in fünffacher Weise klassifiziert. Dabei bestehen Entsprechungen zu den übergeordneten Wandlungsphasen. Das System der Zangfu formuliert die Vorstellungen der Physiologie der Traditionellen Chinesischen Medizin als Konglomerat verschiedener Organfunktionen, zusammengefasst als Funktionskreis. Die Funktionskreise und ihre verschiedenen Aspekte sind im Rahmen der Traditionellen Chinesischen Medizin in der inneren Medizin besonders wichtig. Das System der fünf Wandlungsphasen umfasst:

- Holz
- Feuer
- Erde
- Metall
- Wasser

Die sonst noch zugeordneten Organe (System der Zangfu), Jahreszeiten, Geschmäcker, etc. werden hier nicht mehr aufgelistet. Siehe dazu weiterführende Lehrbücher.

Systeme in der Akupunktur

Die Akupunktur lässt sich weiter unterteilen in Körper- und Ohr-(Auriculo-) Akupunktur, Schädelakupunktur, Moxibustion und auch Akupressur. Zum Auffinden der Punkte dienen zwei Systeme:

- **Jingluo – das Leitbahnsystem:** Im Jingluo zirkuliert das Qi und kann über die jeweiligen Punkte erreicht werden. Es verläuft paarig und umfasst 12 Hauptmeridiane und 8 Sondermeridiane, auf denen 361 Punkte liegen.
- **Jinluo – das Bewegungsorgan-System:** Das Jinluo umfasst 12 tendinomuskuläre Bahnen, die den Hauptleitbahnen zugeordnet werden. Außerdem kommen noch Vernetzungsgefäße (luo mai) vor, die alles miteinander verknüpfen.

Durchführung

Für die Durchführung (Nadelung) der Akupunktur können außer den Punkten der Meridiane auch druckdolente Punkte genommen werden. Die Akupunktur kennt zahlreiche außerhalb liegende Punkte (z. B. Ashu) und auch verschiedene Möglichkeiten des Einstechens sowie der Manipulation der Nadel. Wichtig ist ein möglichst schmerzfreies Einstechen, um das Qi zu erreichen und eine Deqi-Sensation (z. B. in Form eines warmen Kribbelns) auszulösen (siehe dazu weiterführende Lehrbücher).

Zusammenfassung

- Die Akupunktur kann als **eine Säule der Chinesischen Medizin** bezeichnet werden, stellt jedoch ein in sich geschlossenes und inzwischen auch durch verschiedene Schulen weiterentwickeltes Medizinsystem dar.
- In der Akupunktur geht es darum, durch Stimulation eines Punktes **Nah- oder Fernreaktionen** in Form von Erregung einer Deqi-Sensation auszulösen.
- Der Akupunktur liegen eine ausgeklügelte Vorstellung vom Menschen und eine Naturphilosophie zugrunde, die durch drei Arbeitshypothesen beschrieben werden kann.

Orthopädie

Kardiologie und Angiologie

Pulmologie

Hals, Nase, Ohren

Innere Medizin

Dermatologie

Neurologie und Psychiatrie

Gynäkologie

Urologie

SPEZIAL Pädiatrie

SPEZIAL Onkologie

SPEZIAL Geriatrie und Intensivmedizin

C Krankheiten mit Therapie

Erkrankungen des Bewegungsapparates I

Morbus Bechterew

Einleitung

Synonym verwendet werden folgende Begriffe: Spondylitis ankylosans, Spondylarthritis ankylopoetica, Bechterew-Strümpell-Marie-Krankheit. Die Spondylitis ankylosans ist eine chronische entzündlich-rheumatische Erkrankung des Achsenskelettes (d. h. Wirbelsäule, Iliosakralgelenke, Schambeinfugen und Wirbelgelenke) sowie der Extremitätengelenke und Sehnenansätze. Es kann jedoch auch zu extraartikulären Manifestationen kommen, z. B. zu Iritis, apikaler Lungenfibrose, Erregungsleitungsstörungen des Herzens oder Amyloidose.

Hydro- und Thermotherapie

Wärmetherapie zur Durchblutungsförderung, Schmerzlinderung etc. mittels Fango (20–30 min, 1-mal tgl.), Heublumensack (ca. 30 min, 1-mal tgl.), Packungen oder feuchtwarme Gelenkwickel (s. S. 18, Wickel und Auflagen) sowie Hyperthermiebehandlung: Überwärmungsbäder, Infrarot-Ganzkörperhyperthermie.

Bewegungstherapie und Massage

Aktives Stadium: passives und aktiv-passives Bewegen der Gelenke, Entlastung der Gelenke durch entsprechende Lagerung und Gehhilfen.
Inaktives Stadium: Bewegungstherapie (Einzelbewegungstherapie, Mobilisation der Wirbelsäule, Hüft- und Schulterregion), klassische Massagen, Bindegewebsmassagen, Unterwassermassage.

Ernährungstherapie

Initial günstig 5–7 Tage Heilfasten (stärkstes natürliches antientzündliches Prinzip), dann Ernährungsumstellung auf Roh-/Frischkost bzw. auf basenreiche, laktovegetabile Vollwerternährung mit Rohkostwochen.

Phytotherapie

Phytopharmaka, insbesondere als adjuvante Maßnahme zur Einsparung von NSAR (nichtsteroidale Antirheumatika), wirken erst nach mehrwöchiger Anwendung und können daher im Akutkrankenhaus nur begonnen bzw. empfohlen werden. Als Kombinationen sind möglich: Brennnesselkraut oder Frischpflanzenpresssaft (3-mal tgl. 1 EL), Rheuma Hek (2-mal tgl. 2 Kps.) sowie Goldrutenkraut/Eschenrinde/Zitterpappelrinde/-blätter (z. B. Phytodolor Tinktur 3-mal tgl. 30–40 Tr.). Einreibungen mit capsaicinhaltigen Externa (z. B. Kneipp Rheumasalbe Capsicum N, Thermo Bürger Salbe) und ätherischen Ölen (z. B. Campherspiritus DAB (1–10%) wirken schmerzlindernd und muskelentspannend sowie Mistelextrakte i. c. über den betroffenen Arealen zur Auslösung von kutiviszeralen Effekten (nicht im akuten Stadium).

Ordnungstherapie

Ordnungstherapeutische Schmerzbehandlung (Schmerzgruppe) s. S. 24.

Hyperurikämie/Gicht

Einleitung

Erhöhte Harnsäurekonzentration im Blut (bei Frauen > 400 µmol/l, bei Männern > 440 µmol/l) durch Harnsäureüberproduktion (z. B. enzymopathisch bei erhöhter Phosphoribosylpyrophosphat-Synthetase-Aktivität) oder verringerter Harnsäureausscheidung (z. B. bei chronischer Niereninsuffizienz). Hauptrisikofaktoren für einen Gichtanfall sind Alkoholkonsum und tiereiweißreiche Kost, besonders purinreiche Innereien.

Hydro- und Thermotherapie

- **Bei akutem Anfall:** mehrmals tgl. kalte Umschläge (z. B. Retterspitz äußerlich oder Quark), Eiskompressen, zusätzlich kalte Beinwellumschläge (z. B. Kytta-Plasma f).
- **Chronische Gicht:** Kneipp'sche Güsse, Heublumenbäder, Moorpackungen der erkrankten Gelenke. Quarkauflagen 2–3-mal tgl. über ca. 15–20 min.

Ernährungstherapie

Ziel der Behandlung ist die langfristige Senkung des Harnsäurespiegels durch die Ernährung, d. h. eine purinarme, laktovegetabile Ernährung (keine Innereien, Fleisch, Wurst, Fisch, Schalentiere, Hülsenfrüchte). Eventuell ist eine Gewichtsnormalisierung notwendig, zudem Alkoholkarenz, Lehrküche sowie Applizierung von Vitamin C 2–3-mal 1 g tgl., das die Harnsäureausscheidung erhöht.

Phytotherapie

Im akuten Anfall kann ein auf einen exakten Gehalt an Colchicin normiertes Herbstzeitlosenpräparat zum Einsatz kommen, z. B. Colchysat Bürger, Initialdosis 50 Tr. (ca. 1 mg Colchicin), gefolgt von 25–75 Tr. alle 1–2 Stunden (TMD 400 Tr. = ca. 8 mg Colchicin) und Arnika (Arnika-Gel). Für die Ausleitung über die Nieren: Hopfentee, Zinnkrauttee, Brennnesseltee. Für den akuten Gichtanfall: Extrakte aus Colchium autumnale, z. B. Colchysat Bürger Lsg. Wegen der Nebenwirkungen, wie z. B. Durchfall, sollte die Tagesdosis von 400 Tr. (8 mg) Colchicin nicht überschritten werden.

Ausleitende Verfahren

Trockenschröpfen oder Schröpfkopfmassagen 2-mal pro Woche. Im inaktiven Stadium Baunscheidt-Verfahren großflächig periartikulär bzw. den ganzen Rücken 1-mal pro Woche sowie ein Cantharidenpflaster von Wirbel zu Wirbel im Abstand von 1–2 Wochen.

Osteoporose

Hydro- und Thermotherapie

Bewegungsbad und Wärmebehandlung zur Förderung der Durchblutung im Rückenbereich, z. B. heiße Rolle, Heublumensack, Rosmarinbäder, feuchtwarme Rumpfwickel, Fußbad.

Bewegungstherapie und Massage

Tägliche körperliche Betätigung ist eine wichtige Basismaßnahme, bestmögliche Schulung von Haltung und Bewegung (Wirbelsäulengymnastik, Kräftigung der Bauchmuskulatur, Rückenschule), Gangschulung zur Verbesserung der Gangsicherheit. Vorsicht bei Frakturrisiko mit passiven Behandlungstechniken und Massage; besonders geeignet sind Saugwellenmassage und Bindegewebsmassage zum Lösen der Verspannungen.

Ernährungstherapie

Generell empfohlen ist eine kalziumreiche, vollwertige Ernährung. Als kalziumreiche Lebensmittel eignen sich Hartkäse (Emmentaler, Appenzeller, Tilsiter) sowie frisches Obst und Gemüse (Grünkohl, Brokkoli, Wirsing, Porree), auch kalziumreiches Mineralwasser. Konsequentes Meiden von Zucker und phosphatreichen Lebensmitteln wie Fleisch, Wurst, Schokolade, Cola-Getränke etc. (da Kalziumräuber) sowie von Alkohol, Nikotin und Koffein.

Phytotherapie

Äußerlich: Einreibungen mit hyperämisierenden ätherischen Ölen oder Campherspiritus, wirken schmerzlindernd. Rezeptbeispiel: Spiritus camphoratus nach DAB (1 – 10%) 2-mal tgl. den Körper bzw. die schmerzenden Bereiche damit einreiben.
Innerlich: Weidenrindenpräparate (z. B. Assplant Dragees 2-mal tgl. 2 Drg.) als milde Analgetika.

Ordnungstherapie

Ordnungstherapeutische Schmerzbehandlung (Schmerzgruppe).

Ausleitende Verfahren

Trockenschröpfen des ganzen Rückens, 2-mal pro Woche, eine Schröpfkopfmassage, 3-mal pro Woche, zur unspezifischen Durchblutungsanregung und als lymphfördernde Maßnahme sowie das Baunscheidtieren des gesamten Rückens, 1-mal pro Woche.

Elektro- und Ultraschalltherapie

Ultraschalltherapie paravertebral 0,2 – 0,5 W/cm², evtl. in Kombination mit Reizströmen.

Neuraltherapie

Beschwerdebesserung möglich, insbesondere durch wiederholte Injektionen an das Periost der betroffenen Knochen (Lidocain ist gut knochengängig).

Zustand nach Frakturen, Sportverletzungen

Hydro- und Thermotherapie

Ruhigstellung und Hochlagerung mit Quark- oder Retterspitz-Auflagen wirken kühlend und abschwellend (s. S. 18, Wickel und Auflagen).

Phytotherapie

Schmerztherapie mit Phytodolor (Kombinationspräparat aus Eschen- und Zitterpappelrinde/-blätter und Goldrutenkraut) 3-mal tgl. 30 – 40 Tr., evtl. in Kombination mit Weidenrindenextrakten. Bei stumpfen Verletzungen wirken Umschläge mit Arnika oder Beinwellzubereitungen, z. B. Kytta-Plasma f Umschlagpaste oder Traumaplant Salbe, schmerzlindernd, entzündungshemmend und abschwellend. Auch Kombinationen von antiphlogistisch und hyperämisierend wirkenden ätherischen Ölen und Campher sind sinnvoll, z. B. Camphoderm N Emulsion oder Dolo-cyl Öl, Muskel- und Gelenköl, mehrmals tgl. einmassieren. Umschläge mit Calendula-Tinktur und Calendula-Salben, z. B. Calendumed Salbe, finden bei schlecht heilenden Wunden wegen ihrer granulationsfördernden Eigenschaften Anwendung.

Neuraltherapie

Injektionen an Bänder und Sehnen, in die Hämatome, von mehreren Seiten an die Fraktur (antiödematös, Gefäß abdichtend, Morbus-Sudeck-Prophylaxe).

Zusammenfassung

- Vorstellung von Therapiekonzepten nach den fünf Säulen der klassischen Naturheilverfahren für die Krankheitsbilder
  - Morbus Bechterew
  - Hyperurikämie/Gicht
  - Osteoporose sowie
  - Zustand nach Frakturen bzw. Sportverletzungen
- Auf die ausleitenden Verfahren, Elektro- und Ultraschalltherapie sowie die Neuraltherapie ist bei den jeweiligen Krankheitsbildern wegen ihrer hervorragenden Wirksamkeit hingewiesen.
- Für **Fallbeispiele** und zur Vorgehensweise bei der **Anamnese** s. BASICS Orthopädie und Traumatologie.

Erkrankungen des Bewegungsapparates II

Zervikale und zervikobrachiale Schmerzsyndrome

Hydro- und Thermotherapie

In fast allen Fällen führt die Wärmeapplikation, z. B. in Form von Peloiden (Moorpackungen, Moorbreibäder, Fango) sowie Rotlicht, Heizkissen oder Wärmflasche, zur Reduktion der Beschwerden. **Cave:** Diese Wärmeanwendungen sind nicht bei arteriosklerotischen oder vegetativ labilen Patienten angezeigt. Stattdessen Vollbäder mit Kräuterextrakten (Heublumen, Fichtennadeln) oder Moorschwebstoff sowie Schwefelbäder; diese wirken muskelentspannend sowie durchblutungsfördernd und schmerzlindernd.

Bewegungstherapie und Massage

Vorsichtig aufbauende krankengymnastische Übungstherapie mit auflockerndem Charakter. Diese sollten zunächst im Bewegungsbad, dann auch im Trockenen unter physiotherapeutischer Anleitung durchgeführt werden. Vorsichtige Schlingentischtherapie sowie Entspannungsübungen und Haltungskorrektur. Nach einer kurzen Stabilisierungsphase und Besserung der Beschwerden können milde krankengymnastische Übungen und selbstständige Übungen im Bewegungsbad fortgeführt werden. Korrekte Lagerung, vor allem gut anschmiegende Kopfkissen (z. B. Wollkugelfüllung) tragen zur Schmerzlinderung bei. Bei Myogelosen (entstanden aufgrund von Schmerzen und Fehlhaltung) können milde klassische Massagen hilfreich sein. **Cave:** Vorsichtig-milde Applikation der Massage in der Hals-Nacken-Gegend. Bindegewebsmassage bei vegetativer Komponente.

Phytotherapie

Im Vordergrund stehen die extern angewandten Phytotherapeutika, z. B. Phytodolor-Tinktur.

Ordnungstherapie

Entspannungsübungen, z. B. autogenes Training und ggf. Psychotherapie.

Lumbale und lumboischialgische Schmerzsyndrome

Einleitung

Das Lumbalsyndrom ist ein Sammelbegriff für schmerzhafte Beschwerden der Lendenwirbelsäule. Strahlen die Schmerzen ins Bein aus, handelt es sich um eine Lumboischialgie. Die Folgeerscheinungen der Diskose (Osteochondrosis intervertebralis, Subluxation und Sekundärarthrose im zugehörigen Intervertebralgelenkpaar) können klinisch stumm bleiben oder aber charakteristische, zum Rezidiv neigende und nicht selten zur Invalidität führende Schmerzsyndrome hervorrufen. Schmerzen entstehen durch pathologische Bandscheibenkontrakte am hinteren Längsband, Irritation der Nervenwurzel infolge des diskalen oder knöchernen Drucks oder am Wirbelgelenk aufgrund von Kapseldehnung und Arthrose. Der Kliniker unterscheidet daher das lokale Lumbalsyndrom, das lumbale Wurzelsyndrom (radikuläres Schmerzsyndrom) und das Facettensyndrom (pseudoradikuläres Schmerzsyndrom).

Hydro- und Thermotherapie

Im akuten Stadium Kryotherapie in Form von Eispackungen, Kaltluft, ggf. Ganzkörperkältetherapie bis −110 °C (Kältekammer). Später Wärmetherapie durch heiße Heublumensäcke oder Peloidpackungen (Fango, Moor), Moorbreibäder, heiße Rückenblitzgüsse, Sole- oder Kräuterbäder mit Heublumen, Kalmus, Fichtennadeln sowie Schwefelbäder.

Bewegungstherapie und Massage

Zu Beginn vorsichtige klassische Massagen, Periostbehandlung, Bindegewebsmassagen und Unterwasserdruckstrahlmassagen. Aufbauen der Übungstherapie auf neurophysiologischer Grundlage sowie Bewegungstherapie im warmen Wasserbecken. Extensionen, Schlingengeräte, später medizinische Trainingstherapie an entsprechenden Geräten sowie selbstständige Übungen auch im Bewegungsbad unter Anleitung von Arzt und Physiotherapeut, rhythmische Gymnastik, Rückenschule und Entspannungstraining, Hockergymnastik, Bewegungsübungen in Bauchlage, Gangschule, Rückenschule, Medizinball. Mit der Manuellen Therapie werden durch eine chirotherapeutische oder osteopathische Behandlung die Schmerzen gelindert und in manchen Fällen kann sogar eine Beschwerdefreiheit erzielt werden. Die Manuelle Therapie setzt eine radiologische Untersuchung voraus, um ggf. einen akuten Bandscheibenprolaps, Metastasen oder andere Tumoren auszuschließen.

Ernährungstherapie

Grunddiät-Vollwerternährung (s. S. 26, Ernährungstherapie I), überwiegend laktovegetabil und bei Übergewicht kalorienreduzierte Kost.

Ausleitende Verfahren

Bei Muskelverspannungen trockenes Schröpfen, speziell der Lumbalzonen (L2 – L4) bzw. Pflegeschröpfkopfmassage, die sehr entspannend wirken kann; Blutegeltherapie.

Elektro- und Ultraschalltherapie

In Form von Wärmetherapie, z. B. Ultraschallbehandlung, analgesierend z. B. durch Stanger-Bäder, Interferenzstrom und diadynamische Ströme.

Morbus Sudeck (komplexes regionales Schmerzsyndrom)

Einleitung

Komplexe regionale Schmerzsyndrome (CRPS) entstehen als inadäquate Konsequenz eines Traumas einer Extremität. Eine offensichtliche Nervenläsion ist nicht immer nachweisbar. Die klinischen Zeichen sind variabel und beinhalten u. a. sensible Störungen einschließlich spontaner Brennschmerzen und Allodynie, eine Veränderung des Blutflusses und eine ödematöse Schwellung oder Störungen des motorischen Systems. Des Weiteren können häufiger eine aktive und passive Funktionseinschränkung und seltener ein Tremor oder eine Dystonie sowie trophische Veränderungen an der Haut, den Hautanhangsgebilden, Gelenken und Knochen auftreten. Prinzipiell ist die Therapiestrategie beim CRPS I und II vergleichbar. Es gibt einige generelle Leitregeln der Behandlung im Stadium II, z. B., dass die Therapie keine zusätzlichen Schmerzen verursachen darf. Führt eine Therapie zu einer Symptomverstärkung, muss diese zurückgestellt oder vorerst aufgegeben werden. Außerdem ist eine rasche Intensivierung der Therapie ebenso gefährlich wie das Hinauszögern adäquater Maßnahmen.

Hydro- und Thermotherapie

Stadium I

Kälteanwendungen als analgetische Therapie durch großflächige milde Kühlung mit langsamem Abkühleffekt über 24 Stunden; in Form von Umschlägen mit Wasser, ggf. Anwendung von Kaltluft (reaktive Hyperämie vermeiden). Quark und nicht zu kaltes Moor als Kältetherapie sind hautschonend. Temperaturabsteigende Bäder sollten frühzeitig mit der gesunden Extremität begonnen werden, dann betroffene Extremität, (35 – 25 °C innerhalb von 20 min.), außerdem CO_2-Teilbäder (30 – 32 °C).

Stadium II

CO_2-Wasserbäder, mild-warme Vollbäder mit Sole oder Heublumenextrakt sowie Heublumenwickel (s. S. 18, Wickel und Auflagen).

Stadium III

In diesem Stadium bietet sich vor allem die aufbauende Kneipp'sche Hydrotherapie in Form von Waschungen, Teilgüssen, Blitzgüssen im Segment und Kräuterbäder an. Außerdem angezeigt sind temperaturansteigende Teilbäder (35 – 39 °C in 10 – 15 Minuten), CO_2-Wasserbäder, warme Heublumensäcke und Peloidpackungen (Fango, Moor), segmental und lokal (bei Fingerkontrakturen z. B. Knetübungen im warmen Moorbrei).

Bewegungstherapie und Massage

Stadium I

Optimale Lagerung (schmerzarm, kontraktionsvorbeugend), die Tag und Nacht eingehalten werden muss: Hochlagerung der betroffenen Extremität. So früh wie möglich krankengymnastische Behandlung. Aktives und passives Bewegen der betroffenen Extremität in allen Gelenken. Sehr vorsichtige aktive Bewegungsübungen unterhalb der Schmerzgrenze und isometrische Anspannungsübungen – beides lieber diskret und schonend, aber dafür häufiger pro Tag. Die manuelle Lymphdrainage sowohl der erkrankten als auch der gesunden Extremitäten möglichst 1 – 2-mal tgl. für 20 min.

Stadium II

Eine Bewegungstherapie auf dem Trockenen und im Bewegungsbad bis zur Schmerzgrenze. Die Behandlung konzentriert sich nicht nur auf die betroffene Extremität, der ganze Körper muss bewegt werden. Als physiotherapeutische Technik eignet sich bei vielen Patienten die propriorezeptive neuromuskuläre Stimulation (PNF). Sie beruht auf neurophysiologischen Grundlagen und erzielt eine Verbesserung der Funktion, ohne direkt auf das betroffene Gelenk einzuwirken.

Phytotherapie

Zur Verbesserung der Mikrozirkulation werden Ginkgo-Präparate (s. S. 98, Heilpflanzen I) sowie Präparate aus Knoblauch und Zwiebel empfohlen (Stadium II).

Ordnungstherapie

Atmungs- und Entspannungsübungen, rhythmische Gymnastik, Autogenes Training, Progressive Muskelentspannung, Gespräche zur Krankheitsbewältigung. In jedem Stadium hat eine regelmäßige psychologische Betreuung durch den Arzt und den klinischen Psychologen einen hohen Stellenwert. Diese kann zur Schmerzbewältigung und Beseitigung von psychosozialen Belastungen beitragen.

Zusammenfassung

- Vorstellung von Therapiekonzepten nach den fünf Säulen der klassischen Naturheilverfahren für die Krankheitsbilder
  - zervikales und zervikobrachiales Schmerzsyndrom
  - lumbales und lumboischialgisches Schmerzsyndrom
  - Morbus Sudeck (komplexes regionales Schmerzsyndrom)
- Auf die ausleitenden Verfahren, Elektro- und Ultraschalltherapie sowie die Neuraltherapie ist bei den jeweiligen Krankheitsbildern wegen ihrer hervorragenden Wirksamkeit hingewiesen.
- Für **Fallbeispiele** und zur Vorgehensweise bei der **Anamnese** s. BASICS Orthopädie und Traumatologie.

Rheumatologische Krankheitsbilder

Chronische Polyarthritis

Einleitung

Der Schwerpunkt der Behandlung liegt neben der Pharmakotherapie im Bereich der physikalischen Therapien, der Versorgung mit Hilfsmitteln und ergotherapeutischen Maßnahmen und bei der psychosozialen Betreuung. Die Einschränkung der Funktionalität und damit der Lebensqualität des Patienten involviert nicht nur den akut-entzündlichen Zustand, sondern bezieht ganzheitlich alle Beeinträchtigungen des Rheumapatienten mit ein. Daher müssen physikalisch-therapeutische Interventionen vom Krankheitsbeginn bis zu einer Normalisierung oder zum Erhalt der körperlichen Integrität und Funktionalität fortgeführt und darüber hinaus im interdisziplinären Kontext optional aufrechterhalten werden. Die evtl. mitgebrachte medikamentöse Therapie mit langwirksamen Antirheumatika (Basistherapie bei vorhandener Indikation) muss weiter fortgeführt oder ggf. eingeleitet werden. Nach der neusten Empfehlung der Deutschen Gesellschaft für Rheumatologie gilt der frühe Einsatz einer Basistherapie nach Sicherung der Diagnose als Goldstandard. Dafür sprechen auch neue epidemiologische Daten, die die Mortalität der chronischen Polyarthritis in den Steinbrocker-Stadien III und IV mit der koronaren Dreigefäßerkrankung oder einem Morbus Hodgkin im Stadium IV vergleichbar machen.

Hydro- und Thermotherapie

Im akuten Stadium: Kryotherapie in Form von Eiskompressen, Eispackungen, Kaltluft, Wickeln, Moor, Quark und Ganzkörperkältetherapie von −110 °C, Arnika- oder Retterspitz-Umschläge 2-mal tgl.
Im chronischen Stadium: Kältetherapie in Form von Peloiden, Quark, Retterspitz als Kurzzeittherapie, Kältekammer, Kaltluft, feuchtkalte Wickel. Wenn der Patient in diesem Stadium die Wärme besser toleriert: Wärmetherapie in Form von Peloiden, Moorbädern, Bädern mit Kräuterextrakten (Heublumen, Fichtennadel und Koniferöl); Kneipp-Rheuma-Bad, Ingwerwickel (s. S. 18, Wickel und Auflagen).

Bewegungstherapie und Massage

Die Krankengymnastik umfasst sowohl aktive als auch passive Formen der Bewegungstherapie, die stets unter kontinuierlicher Befundkontrolle durchgeführt werden müssen. Zu den passiven Formen zählen funktionsgerechte Lagerung, Kontrakturprophylaxe, Thromboseprophylaxe sowie passive Bewegung aller Gelenke. Bei der Krankengymnastik können spezielle Hilfsmittel wie Schlingentisch, Bewegungsbad, Sprossenwand oder Pezziball eingesetzt werden. Bei der Behandlung von Patienten mit chronischer Polyarthritis hat die Ergotherapie neben den Naturheilverfahren und der physikalischen Therapie einen festen Platz als funktionsorientierende Bewegungstherapie. Physikalische Therapie und Ergotherapie sind Grundlagen der therapeutischen Gesamtkonzeption, bei der Arzt, Krankengymnast, Beschäftigungstherapeut, Sozialdienst und psychologischer Dienst eng mit dem Patienten zusammenwirken, um eine optimale körperliche und psychische Rehabilitation zu erzielen. Bei Patienten mit einer chronischen Polyarthritis im akuten Stadium müssen bei der Durchführung einer Massage instabile Gelenke und stark entzündliche Areale von der Behandlung ausgenommen werden. Einige Patienten mit sekundären Tendomyopathien profitieren auch von der Bindegewebsmassage; Manuelle Lymphdrainage. **Cave:** mögliche atlanto-axiale Dislokation an der oberen Halswirbelsäule.

Ernährungstherapie

Eine Ernährungstherapie, die unspezifisch auf den Gesamtorganismus ausgerichtet ist, kann bei Patienten mit chronischer Polyarthritis die Entzündungsmediatoren beeinflussen.
Entzündungsmediatoren wie Eicosanoide und Zytokine sind im Wesentlichen für die entzündlichen Reaktionen verantwortlich. Durch die vorwiegende Auswahl pflanzlicher Eiweißträger wird die Zufuhr von Arachidonsäure und somit die übermäßige Bildung von Entzündungsmediatoren verhindert. Die Arachidonsäure ist ausschließlich in tierischen Nahrungsmitteln enthalten, wird im Körper zu Entzündungsmediatoren, den Eicosanoiden, verstoffwechselt. Durch reichlich vegetabile Frischkost, Vollkornprodukte und ungesättigte Fettsäuren sowie durch Fischverzehr gelieferte Omega-3-Fettsäuren ist diese Kost reich an Antioxidanzien, die Entzündungsprozesse vermindern können. Die Spurenelemente Kupfer, Selen und Zink haben neben dem Eisen bei entzündlichen Gelenkerkrankungen die größte Bedeutung, sie sind Bestandteile der entzündungshemmenden Enzyme. Auch Vitamine (z. B. Vitamin E und Vitamin C) haben entzündungshemmende Wirkung bei rheumatischen Erkrankungen. Besonders bei älteren Menschen mit chronischer Polyarthritis werden viel zu niedrige Vitamin-E- und Vitamin-C-Spiegel festgestellt. Eine konsequente Umstellung der Ernährung kann die Wirkung der Arzneimittel fördern und lässt evtl. eine Einsparung der Medikamente zu.

Ordnungstherapie

Ordnungstherapeutische Schmerzbehandlung und Unterstützung von angemessenen inneren und äußeren Lebensordnungen in Gruppen- und Einzelgesprächen.

Degenerative Gelenkerkrankungen (Arthrosen)

Einleitung

Therapieziele sind Schmerzreduktion bzw. Schmerzfreiheit, Entzündungshemmung, Kontrakturprophylaxe, Verbesserung der muskulären Gelenkführung, Vermeidung gelenkbelastender Verhaltensweisen, Besserung des Gangbildes, Besserung der gestörten Beweglichkeit, Regulierung von Muskelspannung, Stoffwechsel und Durchblutung.

Hydro- und Thermotherapie

Bei aktivierter Arthrose: Kryotherapie (kalte Auflagen, Wickel, Eisbeutel,

Retterspitz, Moor, Quark); feuchtkalte Umschläge bei empfindlicher Haut.
Bei nicht aktivierter Arthrose: Wärmetherapie durch Heublumensäcke, Moor, Fango, Sandbäder bei Fingerpolyarthrosen, Moorbreibäder, Bäder mit Kräuterzusätzen wie Heublumen, Fichtennadeln, Solebäder. Der Heublumensack wirkt durch seine Wärme, seine ätherischen Öle und Cumarine sind schmerzlindernd. Von Vorteil ist, dass diese Anwendung auch zu Hause durchgeführt werden kann.

Bewegungstherapie und Massage

Bei aktivierter Arthrose: korrekte Lagerung der Gelenke in Nullstellung, kurzfristige Ruhe. Keine aktive Krankengymnastik bzw. Bewegungstherapie, jedoch so früh wie möglich mit isometrischen Anspannungsübungen beginnen.
Bei nicht aktivierter Arthrose:
Im Initialstadium einer Arthrose (z. B. Coxarthrose) stehen als Therapieziele die Verbesserung der muskulären Gelenkführung, Vermeidung gelenkbelastender Verhaltensweisen sowie Ökonomisierung des Gangbildes im Vordergrund. Sie werden mit entsprechenden Dehntechniken und aktiven Kräftigungsübungen zur Beseitigung der muskulären Dysbalancen durchgeführt. Bei der manifesten Form der Arthrose ist die krankengymnastische Beübung ausgerichtet auf den osteogenen Schmerz mit dosierten Übungen unter Teilbelastung (z. B. Schlingentisch, Bewegungsbad). Zudem sollte die volle Gelenkbeweglichkeit ausgenutzt werden, u. a. durch dosierte rhythmische, axiale Be- und Entlastung als Pumpfunktion zur Förderung des synovialen Stoffaustausches. Klassische Massage, periartikulär, auflockernd in verspannten Muskelketten. Später ggf. Bindegewebsmassage. Trockenbürstungen.

Phytotherapie

Brennnessel (s. S. 104, Heilpflanzen IV), Teufelskrallenwurzel (Allya-Tbl., Doloteffin), Weidenrinde (s. S. 106, Heilpflanzen V), Weihrauch, Löwenzahn in ihren verschiedenen Zubereitungen. Phytotherapeutisch haben sich Salben aus einschlägigen ätherischen Öldrogen oder salicylhaltigen Drogen (Campher, Arnika, Eukalyptus, Latschenkiefer) bewährt.

Weichteilrheumatische Beschwerden

Hydro- und Thermotherapie

Die Anwendung von Kälte oder Wärme führt zu unterschiedlichen Erfolgen (s. S. 14 und 16, Hydro- und Thermotherapie I und II). Senfmehlsamenumschläge (Breiumschläge von 10–15 min mit 3 EL pulverisiertem Senfmehl in warmem Wasser bis zu 4-mal tgl.) oder Weißkohlblätterauflagen (Kompressen) s. S. 18, Wickel und Auflagen, außerdem Kneipp-Rheuma-Bad sowie evtl. Infrarot-Hyperthermie.

Bewegungstherapie und Massage

Oft können Massagen die Beschwerden lindern. Es erfolgen eine Manuelle Therapie vorhandener Dysfunktionen sowie Krankengymnastik zur Entspannung und Kräftigung der Muskulatur.

Phytotherapie

- Kombinationspräparat aus Eschen- und Zitterpappelrinde/-blättern, Goldrutenkraut, z. B. Phytodolor 3-mal tgl. 30–40 Tr. (keine Sofortwirkung),
- Einreibungen mit capsaicinhaltigen Externa, z. B. Thermo Bürger Salbe, und ätherischen Ölen, z. B. Campherspiritus DAB (1–10%), wirken schmerzlindernd und muskelentspannend.

Ordnungstherapie

Ordnungstherapeutische Einzel- und Gruppengespräche als Anleitung zur Verhaltensmodifikation und Schulung des Gesundheitsbewusstseins sowie zur Verbesserung der Krankheits- und Stressbewältigung.

Ausleitende Verfahren

Trockenschröpfen oder Schröpfkopfmassage. Flächige Baunscheidtierung am Rücken und über den befallenen Gelenken.

Neuraltherapie

Injektionen an die muskulären Triggerpunkte und an schmerzhafte Bandstrukturen, an der Wirbelsäule Facettengelenksinfiltration (sogenannte Flohleiter entlang der Wirbelsäule). Sinnvoll kann zudem die Störfeldabklärung sein, vor allem, wenn kein Therapiefortschritt erzielt wird.

Zusammenfassung

- Vorstellung von Therapiekonzepten nach den fünf Säulen der klassischen Naturheilverfahren für die Krankheitsbilder
  - chronische Polyarthritis
  - degenerative Gelenkserkrankungen (Arthrosen) sowie
  - weichteilrheumatische Beschwerden
- Bei den weichteilrheumatischen Beschwerden ist zudem auf die ausleitenden Verfahren und die Neuraltherapie als Therapieoption hingewiesen.
- Bei rheumatischen Erkrankungen ist stets zwischen aktivem und inaktivem Stadium bei der Erstellung eines geeigneten Behandlungskonzepts zu unterscheiden.
- Für **Fallbeispiele** und zur Vorgehensweise bei der **Anamnese** s. BASICS Orthopädie und Traumatologie.

Erkrankungen des Gefäßsystems I

Arteriosklerose

Einleitung

Bei der Arteriosklerose oder Gefäßatheromatose handelt es sich um einen chronisch-entzündlichen Prozess der Arterienintima mit Fettpolster im frühen Stadium (Plaquesbildung) und Verkalkung im Endstadium. Gerade bei diesem Krankheitsbild muss der Patient auf seine Eigenverantwortung aufmerksam gemacht werden.

- **Hauptrisikofaktoren:** Hypercholesterinämie, arterielle Hypertonie, Diabetes mellitus, Rauchen
- **Indirekte Faktoren:** Übergewicht (metabolisches Syndrom, Insulinresistenz), Bewegungsmangel, Depression, Ängstlichkeit
- **Drei Prädilektionsorte** mit Hauptrisikofaktoren (Tab. 1). Die Therapie von Hypertonie steht hierbei im Vordergrund.

Bevorzugtes Auftreten von Arteriosklerose	Begleitsymptome	Mögliche Ursachen/ Hauptrisikofaktoren
Koronare Herzkrankheit	Hypercholesterinämie	U.a. Rauchen Ernährung (fettreich)
Zerebrovaskulärer Gefäßbefall	Hypertonie	U.a. Rauchen Ernährung (fettreich) Genetische Disposition
Periphere arterielle Verschlusskrankheit	Diabetes mellitus	U.a. Rauchen Ernährung Bewegungsmangel
Gehirnversorgende Arterien (makrovaskulär)	Schlaganfälle, partieller bis völliger Ausfall/Unterversorgung verschiedener Gehirnbezirke	U.a. Embolien, Thrombosen, erhöhter Cholesterinspiegel
Zerebrovaskuläre Insuffizienz	Ohne Schlaganfall	U.a. Rauchen Ernährung, Bewegungsmangel, erhöhter Cholesterinspiegel Embolien, Thrombosen

Tab. 1: Die Prädilektionsorte mit Hauptrisikofaktoren

Hydro- und Thermotherapie

Tägliche Teilgüsse (Knie-, Wadengüsse) und Bürstenmassagen.

Bewegungstherapie und Massage

Regelmäßige Spaziergänge, Terraintraining.

Ernährungstherapie

Ausgewogene, vollwertige, fettarme Ernährung; einmal im Jahr Heilfasten (s. S. 28, Ernährungstherapie II).

Phytotherapie

- Zwiebelfrischpflanzensaft, 3-mal 1 EL über 3 Monate im tgl. Wechsel mit Mistelfrischpflanzensaft 3-mal 1 EL
- Knoblauchpräparate, z. B. Beni-Cor Dragees, Kwai-N Dragees
- Mischung zur Mitbehandlung der Arteriosklerose

Ordnungstherapie

Hinweis auf eine geordnete Lebensführung.

Periphere arterielle Verschlusskrankheit

Durch Naturheilverfahren können eine Förderung der Kollateralenbildung (funktionelle Kompensation) und Stoffwechselregulierungen erfolgen.

Hydro- und Thermotherapie

- Tägliche, temperaturansteigende Armbäder von 36 bis 39 °C
- Güsse, zunächst als Teilgüsse, wechselwarm, 3–5-mal pro Woche
- Tägliche CO_2-Gasbehandlung an den Beinen

Bewegungstherapie und Massage

- Gehtraining: metronomisch geführt bis zur Schmerzgrenze, dann Pause und erneutes Gehen, Intervallprinzip, 20–30 min 2-mal tgl.,Terraintraining (Wandern), tgl. Ratschow'sche Lagerungsübungen
- Bindegewebsmassage, 3–5-mal pro Woche
- Lymphdrainage, Kompressionsdrainagen (nach Herzoperation). Mechanische Beinkompression durch rhythmische Luftinsufflation in eine pneumatische Beinschiene, 3–5-mal/Woche.

Ernährungstherapie

Vollwertige, fettarme Grunddiät.

Phytotherapie

Zur Verbesserung der Mikrozirkulation und Hemmung der Thrombozytenaggregation ist ein standardisierter Extrakt aus Ginkgo biloba positiv mit folgender Indikation monographiert worden: „Verbesserung der schmerzfreien Gehstrecke bei peripherer arterieller Verschlusskrankheit im Stadium II nach Fontaine (Claudicatio intermittens)". Die Phythotherapie sollte im Rahmen physikalisch-therapeutischer Maßnahmen (insbesondere Gehtraining) erfolgen und umfasst eine Tagesdosis von 120–160 mg (s. S. 98, Heilpflanzen I). Zum Einsatz kommen z. B. Tebonin forte 40 mg, 3-mal 1 Tbl. oder 3-mal 20 Tr., Tebonin spezial 80 mg 2-mal 1 Tbl., Rökan 40 mg, 3-mal 1 Tbl., Craton 2-mal 2 Tbl.

Ordnungstherapie

Geregelte Lebensweise, Vermeidung von Überlastungssituationen, dabei können unterstützend eingesetzt werden:

- Gruppentherapie (Nichtrauchertraining, Krankheitsbewältigung)
- Stressbewältigungsverfahren, Yoga
- Psychologische Einzelbehandlung/Gespräche mit Patienten und Angehörigen (v. a. bei Depression und Ängstlichkeit)
- Gehen so häufig wie möglich in den Alltag integrieren, bequemes Schuhwerk, Unterweisung in Fußpflege
- Ausreichende Trinkmenge
- Verzicht auf Rauchen

Arterielle Hypertonie – akutstationäre Versorgung

In der Regel wird eine akutstationäre Behandlung des arteriellen Hypertonus nur bei schweren Manifestationen, insbesondere Hochdruckkrisen, notwendig. In diesen Fällen wird eine intensive medikamentöse Therapie angewendet. Ansonsten wird die arterielle Hypertonie als Begleiterkrankung behandelt. Dabei sollte die Differentialdiagnostik bezüglich auslösender Faktoren abgeschlossen sein. Bei Grenzwerthypertonus, leichter Hypertonie oder ergänzend zur medikamentösen Therapie kommen die folgenden Maßnahmen in Frage. Das Grundprinzip der Hydro- und Thermotherapie besteht in der Senkung des peripheren Widerstandes (Nachlast). Ähnliches gilt für angepasste Ernährung und Bewegung (s. S. 56, Erkrankungen des Gefäßsystems II).

Hydro- und Thermotherapie

- Armbäder, Temperatur ansteigend von 35 bis 39 °C, 15 min tgl., danach Ruhephase
- Wechselgüsse, als Teilgüsse, z. B. Knie-Wadengüsse
- Wechselwarme Fußbäder, 2–3-mal pro Woche
- CO_2-Wasserbäder, 2–3-mal pro Woche, jeweils 15 min, beginnend mit 33 °C, dann 28 °C, zunächst als Arm-/Fußbäder, dann als Vollbad. Herstellung: Salz (Karbonat) in Wasser lösen, dann Säure hinzufügen oder Einleitung von gasförmigem CO_2 über ein Mischgerät in das Wasser (s. S. 16, Hydro- und Thermotherapie II).
- Vollbäder, Schwimmen zur Förderung der Diurese (Immersionseffekte) > 30 min
- Sauna 1-mal pro Woche

Bewegungstherapie und Massage

- Ausdauertraining, milde Übungstherapie 20–30 min tgl., Atmungsübungen, Gymnastik, Gehtraining sowie tägliche Bürstenmassage.

Ernährungstherapie

- Leichte und vollwertige Grunddiät (s. S. 26, Ernährungstherapie I), salzarm, bei Übergewicht kalorienreduziert
- Vermeiden von Koffein und Zurückhaltung bei Alkohol

Phytotherapie

Aus dem Bereich der Phytotherapie gibt es keine klinisch geprüften Fertigarzneimittel. Der Klinikarzt wird den Patienten in der Regel über häusliche Verhaltensmaßnahmen beraten und kann dabei, v. a. wenn es sich um eine leichte bis mittelschwere Hypertonie handelt, eine begleitende phytotherapeutische Behandlung vorschlagen. Dabei bieten sich Rezepte aus der traditionellen Phytotherapie und weniger rationale Phytopharmaka an (bei dieser Indikation stehen keine rationalen Phytopharmaka zur Verfügung). Ein Grundgedanke der Naturheilkunde war stets, den Herzmuskel zu stärken, v. a. wenn er durch immer wiederkehrende Blutdruckerhöhungen belastet ist. Aus diesem Grund werden bei der Hypertonie traditionell Weißdornpräparate adjuvant eingesetzt, da sie kardioprotektiv wirken. Gerade bei älteren Menschen ist eine ausreichende Durchblutung des Myokards oft durch eine mehr oder minder ausgeprägte Arteriosklerose der Herzkranzgefäße erschwert, da die Veränderungen in der Gefäßwand die Bildung oder Freisetzung von vasodilatatorisch wirkendem Prostazyklin vermindern. Diese Erhöhung des Gefäßtonus wird durch Crataegusextrakt teilweise reduziert. Aus naturheilkundlicher Sicht ist daher der Hinweis auf eine längerfristige Einnahme von Weißdornprodukten unausweichlich.

- Weißdornfrischpflanzenpresssaft im Wechsel mit Mistelfrischpflanzenpresssaft 3-mal 1 EL über 6 Monate (Fa. Florabio), Weißdorntee, 3-mal tgl. 1 Tasse
- Cralonin s. c. 3-mal pro Woche
- Ardeycordal mono, 2–3 tgl. 1 Drg.

Ordnungstherapie

Hinführen zu geregelter, ruhiger Lebensweise; Vermeidung von Überforderungssituationen, dabei können Entspannungstraining, Yoga und Stressbewältigungsverfahren unterstützend eingesetzt werden.

Ausleitende Verfahren

Aderlass, initial bei Behandlungsbeginn (v. a. bei der plethorischen Konstitution), dann als ergänzendes Verfahren, 1–2-mal pro Monat, abhängig vom Hämatokritwert.

Zusammenfassung

- Vorstellung von Therapiekonzepten nach den fünf Säulen der klassischen Naturheilverfahren für die Krankheitsbilder
  - Arteriosklerose
  - periphere arterielle Verschlusskrankheit
  - und bei akut-stationärer Versorgung der arteriellen Hypertonie
- Bei der arteriellen Hypertonie ist zusätzlich auf den Aderlass als ausleitendes Verfahren hingewiesen.
- Für **Fallbeispiele** und zur Vorgehensweise bei der **Anamnese** s. BASICS Kardiologie.

Erkrankungen des Gefäßsystems II

Arterielle Hypertonie

In der Rehabilitation unterscheidet man:

- **essentielle (primäre)** arterielle Hypertonie
- **sekundäre** arterielle Hypertonie: Folge einer vorliegenden Grundkrankheit, z. B. metabolisches Syndrom bei Insulinresistenz.

Beide Formen werden mitunter als hypertensive Herzkrankheit sichtbar. Das bedeutet eine Hypertrophie des linken Ventrikels mit diastolischer Relaxationsstörung und in fortgeschrittenen Stadien systolische Insuffizienz. Diese Patienten zeigen klinisch eine fortschreitende Belastungsdyspnoe bei immer geringeren Belastungen.
Um die arterielle Normotomie wieder herzustellen, muss die Herzinsuffizienz therapiert werden und/oder, je nach Differentialdiagnose, die ursächliche Erkrankung behandelt werden. Bei Grenzwerthypertonus, leichter Hypertonie oder ergänzend zur medikamentösen Therapie kommen folgende Maßnahmen in Frage. Das Grundprinzip besteht dabei in der Senkung des peripheren Widerstandes (Nachlast).
Bei Grenzwerthypertonus, leichter Hypertonie oder ergänzend zur medikamentösen Therapie kommen die folgenden Maßnahmen in Frage. Das Grundprinzip z. B. der Hydro-/Thermotherapie besteht in der Senkung des peripheren Widerstandes (Nachlast). Ähnliches gilt für eine angepasste Ernährung und Bewegung.

Hydro- und Thermotherapie

- Armbäder, Temperatur ansteigend von 35 bis 39 °C bis 15 min tgl., danach Ruhephase. Der Patient kann dies zu Hause in Eigenverantwortung durchführen, nachdem er in der Klinik angeleitet wurde.
- Wechselwarme Fußbäder sowie 3–5-mal pro Woche Teilgüsse
- CO_2-Wasserbäder, 3–5-mal pro Woche, in der Regel als Vollbäder
- Schwimmen sowie 1-mal pro Woche Saunieren

Bewegungstherapie und Massage

- Mäßige Trainingstherapie 2–3-mal tgl. 20–30 min mit Gymnastik
- Ausdauertraining: Geh-/Lauftraining, Ergometertraining, Fahrradfahren, Terraintraining (Wandern); tägliche Bürstenmassage

Ernährungstherapie

Leichte und vollwertige Grunddiät (s. S. 26, Ernährungstherapie I) und evtl. Heilfasten (s. S. 28, Ernährungstherapie II), salzarm, bei Übergewicht kalorienreduziert

> Heilfasten: Das Heilfasten kann bei der arteriellen Hypertonie durchaus zu einer effektiven und auch längerfristigen Blutdrucksenkung führen; auf ausreichende Flüssigkeitszufuhr ist zu achten. Sogar eine Reduktion von Medikamenten ist längerfristig möglich. In den ersten Tagen des Fastens müssen Antihypertonika meist stark reduziert werden, um Hypotonien zu vermeiden. Hier zeigt sich erneut die Bedeutung ärztlicher Kontrolle bei der Durchführung des Heilfastens als therapeutisches Fasten bei chronischen Erkrankungen.

Phytotherapie

Als pflanzliches Arzneimittel zur Blutdrucksenkung, v. a. im Kontext einer Arteriosklerose (s. S. 54, Erkrankungen des Gefäßsystems I), eignet sich der Knoblauch. In der traditionellen Phytotherapie werden darüber hinaus auch Teezubereitungen und Extrakte aus dem Mistelkraut (Viscum album) eingesetzt (s. S. 100, Heilpflanzen II). Die blutdrucksenkende Wirkung wird immer wieder beschrieben, wobei die Studienlage mangelhaft ist. Begleiterscheinungen des Bluthochdrucks wie Kopfschmerzen, innere Unruhe, Schwindel und eine verminderte Leistungsfähigkeit können durch die Mistel gebessert werden. Rationale Phytopharmaka stehen nicht zur Verfügung. In Eigenverantwortung können dem Patienten jedoch individuelle Mischungen (Teerezepturen, Extraktmischungen) empfohlen werden. Patienten mit wiederkehrenden hypertonen Krisen (auch mit Grenzwerthypertonie) benötigen eine Herzmuskelstärkung mit Weißdornpräparaten.

- Cralonin s. c. 3-mal pro Woche
- Ardeycordal mono, 2–3 tgl. 1 Drg.
- Cratae-loges, 3-mal tgl. 1 Tbl.
- Crataegutt 80 mg 3-mal 1–2 Tbl., Crataegutt novo 450, 2-mal 1 Tbl., Crataegutt Tropfen 3-mal 20–40 Tr.

Ordnungstherapie

- Hinführen zu geregelter, ruhiger Lebensweise, Vermeidung von Überforderungssituationen; dabei können Stressbewältigungsverfahren, Yoga und Entspannungstraining unterstützend eingesetzt werden.
- Zurückhaltung bei Alkohol und Vermeiden von Koffein

Arterielle Hypotonie (und orthostatische Fehlregulation)

In der Regel wird es sich auch hier um ein zu behandelndes Epiphänomen handeln, das jedoch die Lebensqualität stark beeinträchtigen kann. Ein hypotensives Problem kann auch im Rahmen blutdrucksenkender Medikamente mit zwingender Indikation auftreten. Eine mittel- bzw. längerfristige Besserung erfolgt durch allgemeine Gefäßtonisierung, die der Patient zum Teil in Eigenverantwortung durchführt.

Hydro- und Thermotherapie

- Teilgüsse, morgens wechselwarm, dann wechselwarme Rückenblitzgüsse, 2–3-mal pro Woche
- Bäder mit Rosmarinölzusatz (belebende Wirkung) sowie tägliches Trockenbürsten
- Sauna, höchstens 1-mal pro Woche

Bewegungstherapie und Massage

- Aufbauende Übungstherapie 20–30 min tgl. mit isometrischen Übungen
- Laufen und/oder Schwimmen, vorzugsweise nach dem Intervallprinzip
- Kraft-Ausdauertraining und Muskelaufbautraining

Ernährungstherapie

Leichte und vollwertige Grunddiät (s. S. 26, Ernährungstherapie I) mit kleineren Zwischenmahlzeiten und reichlich Flüssigkeitszufuhr.

Phytotherapie

Die experimentelle und klinische Datenlage zur arteriellen Hypotonie und orthostatischen Fehlregulation ist spärlich. Vielfach stehen nicht geprüfte, frei verkäufliche traditionelle Präparate zur Verfügung. Deren Indikation lautet: „Traditionell angewendet zur Unterstützung der Herz-Kreislauf-Funktion. Diese Angabe beruht ausschließlich auf Überlieferung und langjähriger Erfahrung".

Ordnungstherapie

Eine Nikotinentwöhnung wird angeraten.

Chronische Veneninsuffizienz

Hydro- und Thermotherapie

- Verbesserung des Venentonus durch Kaltreize. **Cave:** nicht bei kalten Füßen!
- Kalte Unterschenkelwickel, Lehmwickel oder kalte Heilerdeauflagen (besonders bei Entzündungen), s. S. 18, Wickel und Auflagen
- Kalte Waschungen, Knie- und Schenkelgüsse
- Außerdem Tautreten, Wassertreten (s. S. 16, Hydro- und Thermotherapie II) und Schwimmen

Bewegungstherapie und Massage

- Hochlagerung der Beine mit Ausstreichungen der Beine sowie Vibrationen von umschriebenen Muskelhärten, besonders am Adduktorenkanal
- Häufiges Gehen, Wanderungen sowie Fuß- und Beingymnastik zur Anregung der Muskelpumpe

Elektro- und Ultraschalltherapie

- Schmerzmildernde Wirkung
- Reizstrommassage mit Ultrareizstrom

Zusammenfassung

- Vorstellung von Therapiekonzepten nach den fünf Säulen der klassischen Naturheilverfahren für die Krankheitsbilder
  - arterielle Hypotonie und
  - chronische Veneninsuffizienz
- Bei der chronischen Veneninsuffizienz wird zusätzlich auf die Verfahren der Elektro- und Ultraschalltherapie hingewiesen.
- Für **Fallbeispiele** und zur Vorgehensweise bei der **Anamnese** s. BASICS Kardiologie.

Erkrankungen des Herz-Kreislauf-Systems

Erworbene Herzklappenfehler, Mitralstenose

Einleitung

Die Mitralstenose ist ein Herzklappenvitium, das häufig einen sehr langen, schleichenden Verlauf zeigt und deshalb erst sehr spät eine Intervention erzwingt. Besonderes Augenmerk liegt auf der pulmonalen Hypertonie (bedingt durch die Vorhofüberlastung), den Zeichen der Rechtsherzbelastung sowie dem verminderten Anstieg des Herzzeitvolumens unter Belastung (begrenzt durch die Mitralklappenöffnungsfläche). Naturheilverfahren können dabei adjuvant eingesetzt werden.

Hydro- und Thermotherapie

Inhalationen mit isotoner Kochsalzlösung (ggf. mit entzündungshemmendem Zusatz, z. B. Kamillosankonzentrat), 10 min tgl.

Bewegungstherapie und Massage

- Mildes Ausdauertraining
- Milde Übungstherapie, z. B. isometrische Übungen, Atmungsübungen, Gymnastik, Gehtraining, ggf. nach dem Intervallprinzip zum Muskelerhalt, 20–30 min tgl.
- Lymphdrainage 2-mal pro Woche
- Kompressionsdrainage, mechanische Kompression der Beine durch rhythmische Luftinsufflation in eine pneumatische Beinschiene (Fa. Jobst), 3–5-mal pro Woche
- **Cave:** Volumenbelastung des Herzens durch Rückfluss sowie keine Kompression bei Insuffizienz

Ernährungstherapie

- Vollwertige Grunddiät (s. S. 26, Ernährungstherapie I), mehrere kleine Mahlzeiten tgl.
- Vitamine und Spurenelemente/Nahrungsergänzungsmittel: Pascovasan Pulver, 2-mal 3,0 g tgl.

Phytotherapie

- Zur Behandlung der Mitralstenose, die akut zum stationären Aufenthalt führt, stehen keine Phytopharmaka zur Verfügung.
- Cralonin 2-mal pro Woche s. c.
- Naturreiner Heilpflanzensaft Birke und Brennnessel im tgl. Wechsel (bei bestehenden Ödemen)

Postinterventionelle/-operative Belastungsstörung

Einleitung

Zur psychovegetativen Stabilisierung sowohl nach komplizierten Eingriffen als auch nach Eingriffen mit Komplikationen. Insbesondere nach komplexen Herzoperationen, Reanimation, AICD (automatischer intrakardialer Cardioverter/Defibrillator).

Hydro- und Thermotherapie

Güsse, als Teilgüsse, 2–3-mal pro Woche, z. B. Knie-Wadengüsse, Armgüsse, mild dosiert.

Bewegungstherapie und Massage

- Ausdauertraining
- Milde Übungstherapie, z. B. isometrische Übungen, Atmungsübungen, Gymnastik, Gehtraining, Ergometertraining, ggf. nach dem Intervallprinzip zum Muskelaufbau, 20–30 min tgl.

Ernährungstherapie

Vollwertige Grunddiät (s. S. 26, Ernährungstherapie I).

Phytotherapie

- Probatorisch können pflanzliche Sedativa eingesetzt werden. In Frage kommen Extrakte aus Baldrianwurzel bzw. fixe Kombinationen mit Baldrianwurzel.
- Cralonin 3-mal pro Woche s. c.
- Crataegutt 3-mal 20–40 Tr.
- Neurapas balance, 1–3-mal 2 Tbl. pro Tag
- Birkenblätter- und Brennnesselkrautsäfte im tgl. Wechsel (bei Ödemen)

Ordnungstherapie

Unterstützende, beruhigende Gespräche mit dem Patienten und Angehörigen, evtl. Gruppentherapie und/oder psychologische Einzelbehandlung (Herzangst).

Herzinsuffizienz

Einleitung

Bei der Behandlung der akuten Herzinsuffizienz sind in der Regel intensivtherapeutische Maßnahmen notwendig. Bei der chronisch stabilen Herzinsuffizienz als Begleiterkrankung sind flankierende Maßnahmen möglich.

Ernährungstherapie

Leichte und vollwertige Grunddiät (s. S. 26, Ernährungstherapie I).

Phytotherapie

- Gerade in den letzten Jahren sind Extrakte aus Weißdornblättern mit Blüten pharmakologisch ausführlich untersucht und klinisch geprüft worden. Die flavonoidhaltige herzwirksame Pflanze ist bei der akuten Herzinsuffizienz nicht indiziert.

- Ardeycordal mono, 2–3 tgl. 1 Drg., Cratae-loges, 3-mal tgl. 1 Tbl.

Im Stadium NYHA II und III

Bei leichten Formen der Herzinsuffizienz gilt der Einsatz von pflanzlichen Herzglykosiden, der wegen der geringen therapeutischen Breite dieser Substanzen mit Risiken verbunden ist, heute als obsolet. Die Herzglykoside des Fingerhuts, die Strophantusarten und die partialsynthetischen Substanzen Methyl- und Azetyldigoxin werden als Digitalisglykoside erster Ordnung bezeichnet. Bei entsprechender Verwendung (ausschließlich in Form von reinen Substanzen) werden diese nicht mehr zum Bereich der Phytopharmaka gerechnet. Digitalisglykoside zweiter Ordnung, wie die Meerzwiebel und der Oleander, sind wegen ihrer schlechten Resorptionsquote nur adjuvant einzusetzen.

Ordnungstherapie

Geregelte Lebensweise, Vermeidung von Überlastungssituationen, Wechsel von leichter Aktivität mit Ruhephasen, evtl. Atmungstherapie.

Ausleitende Verfahren

Aderlass (bei Rechtsherzinsuffizienz, Cor pulmonale).

Koronare Herzkrankheit

Einleitung

Bei chronischer Herzerkrankung (z. B. Angina pectoris) oder nach akutem Koronarsyndrom (ST- und Nicht-ST-Hebungs-Infarkt, mit instabiler Angina pectoris, Revaskularisation, in der Regel im Rahmen eines Anschlussheilverfahrens). Die Ökonomisierung der Herzarbeit und die Stoffwechselregulierung stehen im Vordergrund.

Hydro- und Thermotherapie

- Wechselwarme Fußbäder, Teilgüsse, 3–5-mal pro Woche
- Sauna (Dauerbelastbarkeit > ½ Watt/kg), 1-mal pro Woche
- Inhalationen (nach Herzoperation) mit isotoner Kochsalzlösung (ggf. mit entzündungshemmendem Zusatz, z. B. Kamillentee oder Kamillosankonzentrat), 10 min tgl.

Bewegungstherapie und Massage

- Kraft-Ausdauertraining nach Risikostratifizierung. Trainingssteuerung, 2–3-mal 20–30 min tgl. mit Ergometertraining/Fahrradfahren, Terraintraining (Wandern), Gymnastik, Schwimmen (Dauerbelastbarkeit > 1 Watt/kg), medizinische Trainingstherapie (> 1 Watt/kg), als Krafttraining, Atmungsübungen (nach Herzoperation)
- Manuelle Segmentmassage (nach Quilitzsch), 2–3-mal pro Woche

Ernährungstherapie

Vollwertige Grunddiät, Entlastungskost, z. B. Kartoffel-Reis, Heilfasten und/oder Lehrküche. Bei Übergewicht kalorienreduziert, fettarm und ballaststoffreich (mediterrane Kost).

Phytotherapie

Bei unzureichendem Erfolg der Ernährungstherapie kann die zusätzliche Einnahme von hoch dosiertem Knoblauch-Trockenpulver die Bildung von oxidiertem LDL und die Entstehung cholesterinhaltiger Ablagerungen in der Arterienwand reduzieren. Der Knoblauch als antiatherogen wirkende Pflanze ist in seiner klinischen Wirksamkeit wiederholt bestätigt worden. Die Vorbeugung der Arteriosklerose macht eine langjährige Einnahme dieses gut verträglichen Präparats notwendig. Nebenwirkungen sind sehr selten, wenn sie nicht auf nüchternen Magen eingenommen werden (z. B. Beni-Cor-Dragees, Kwai-N-Dragees).

Zusammenfassung

- Vorstellung von Therapiekonzepten nach den fünf Säulen der klassischen Naturheilverfahren für die Krankheitsbilder
  - erworbene Herzklappenfehlen und Mitralstenosen
  - postinterventionelle/-operative Belastungsstörungen
  - Herzinsuffizienz
  - koronare Herzkrankheit
- Bei der Herzinsuffizienz ist zusätzlich auf den Aderlass als ausleitendes Verfahren hingewiesen.
- Für **Fallbeispiele** und zur Vorgehensweise bei der **Anamnese** s. BASICS Kardiologie.

Erkrankungen der Atmungsorgane I

Allgemeiner Umgang mit Erkrankungen der Atmungsorgane

Naturheilverfahren werden bei Atemwegserkrankungen im akutstationären Bereich vielfältig eingesetzt. Bei den chronischen Erkrankungen sollten die Methoden bevorzugt werden, die der Patient im Sinne einer Hilfe zur Selbsthilfe auch eigenständig zu Hause anwenden kann. Atemwegserkrankungen stellen Allgemeinerkrankungen dar und betreffen den ganzen Menschen mit unterschiedlicher Ausprägung der Symptome sowie Begleiterkrankungen. Deshalb kann nicht mit starren Therapieempfehlungen im Sinne einer Aufzählung gearbeitet werden. Allgemein wird eine Steigerung der Infektabwehr mit dem Begriff der **Abhärtung** identifiziert, die jedoch zu einer umfassenden Stabilisierung der Gesundheit führt. Maßnahmen der Hydro- und Thermotherapie stehen dabei im Mittelpunkt. Die Wirkungswege der Abhärtung kann man wie folgt skizzieren:

- Bessere Durchblutungsregulation an den Akren und damit reflektorisch auch im Nasen-Rachen-Raum
- Vegetative Stabilisierung
- Stärkung antioxidativer Schutzmechanismen

Im Einzelnen werden die folgenden Verfahren angewandt.

Hydro- und Thermotherapie

Das Ziel hydrotherapeutischer Maßnahmen ist in erster Linie die Abhärtung, d. h. eine Erhöhung der gesundheitlichen Stabilität durch natürliche Reize. Dies kann erfolgen durch Wasser, moderate UV-(Sonnen-)Bestrahlung und klimatische Reize wie Sauna, Kaltanwendungen in Form von Güssen sowie ansteigende bzw. warme Fußbäder.

Bewegungstherapie und Massage

Kein Leistungssport (trocknet die Schleimhäute aus, begünstigt Infekte, schwächt die Abwehr, belastet das Immunsystem), sondern mild dosiertes Ausdauertraining: Schwimmen, Fahrradfahren, Joggen, Walking.

Ernährungstherapie

Vollwertige Ernährung (s. S. 26, Ernährungstherapie I) stimuliert nicht nur die Darmfunktion, sie ist auch vitamin- bzw. antioxidanzienreich und wirkt sich positiv auf die Abwehr aus.

Phytotherapie

Die bekannten Sonnenhutpräparate sowie zum Teil auch antimikrobiell wirksame Präparate (wie Umckaloabo) sollten nur initial bei den ersten Symptomen einer Erkältung und kurzfristig eingesetzt werden. Ansonsten kann es zu einer Überstimulation und Erschöpfung des Immunsystems oder der Provokation von Autoimmunphänomenen kommen, zudem ist die vorbeugende Wirksamkeit nicht nachgewiesen. Diese Präparate sind zur Therapie einer Erkältungskrankheit nicht geeignet. Mit Umckaloabo steht ein antiviral, antibakteriell und immunmodulatorisch wirkender Extrakt als Alternative zu Antibiotika zur Verfügung (insbesondere bei beginnenden Komplikationen wie Sinusitiden oder Bronchitis).

- Äußerlich Thymianölauflage, Thymianbrustwickel oder Lavendelölauflage sind tgl. angezeigt (s. S. 18, Wickel und Auflagen)
- Kneipp-Erkältungsbad (Eukalyptus und Campher)
- Tussiflorin Thymian Hustensaft, 3-mal 1 EL
- Pflanzliche Arzneimittel aus Radix Althea, Flores Chamomillae, Herba Equiseti, Folia Juglandis, Herba Millefolli, Cortex Querceus und Herba Taraxaci (z. B. Tonsilgon) bei rezidivierenden und chronischen Atemwegsinfekten, insbesondere Tonsillitis.

Ordnungstherapie

Infektanfällige Patienten sollten von der schädlichen Wirkung des Rauchens überzeugt werden und auf übertriebenen Genuss von Alkohol verzichten. Bei Bestehen chronischer Stresszustände, die die Abwehr schwächen, können ordnungstherapeutische Einzelgespräche angezeigt sein.

Chronisch-obstruktive Bronchitis

Hydro- und Thermotherapie

Warmes Fußbad: 1-mal tgl., ansteigendes Halbbad mit Brustwickel: 1-mal tgl., Heublumensack 30 – 40 min auf die zu behandelnde Region, 1-mal tgl., Gesichtsguss: 1-mal tgl., evtl. zusätzlich ansteigendes Armbad 35 – 39 °C mit Nachruhe, einmal pro Woche auch Sauna sowie Inhalationen (z. B. Soleinhalation [Biomaris]).

Bewegungstherapie und Massage

Die klassische Massage in Form der heißen Rolle oder Bindegewebsmassage sowie die Atmungstherapie und die Klimatherapie wirken sehr gut. Außerdem Ausdauersport: Lungensportgruppe, Walking, Schwimmen, Fahrradfahren, Skifahren.

Ernährungstherapie

Vollwertige Grunddiät (s. S. 26, Ernährungstherapie I) mit mediterraner Ausrichtung, evtl. Heilfasten oder Entlastungskost (Kartoffel-Reis, Obsttage), Reduktionskost bei bestehendem Übergewicht, Lehrküche, mind. 2 l Flüssigkeit tgl.

Phytotherapie

- Früh- und kurzfristige Anwendung von Extrakten aus Echinaceae pallidae radix und Echinaceae purpureae herba, Umckaloabo Lösung 3-mal 10 – 20 Tr.
- Thymiankraut: schleimlösend, desinfizierend, krampflösend, z. B. Bronchicum mono 3-mal 20 Tr., Thymian-ratiopharm Hustensaft 3-mal 20 Tr., Bronchipret 3-mal 1 Kautbl. (s. S. 106, Heilpflanzen V).

Ordnungstherapie

Antiraucher- und Atemwegsschulung ist als strukturierte verhaltensmedizinisch orientierte Gruppentherapie in Kleingruppen angezeigt sowie ein richtiger Umgang mit Kälte, Wasser, Licht und Luft. Maßvoller Genuss von Nahrungsmitteln, angemessener Wechsel zwischen Arbeit und Erholung, Wachzustand und Schlafen.

Asthma bronchiale

Einleitung

Das Asthma bronchiale wird als chronisch-entzündliche Erkrankung der Atemwege definiert. Dabei sind die typischen Atemwegsobstruktionen reversibler Natur, es besteht eine Hyperreagibilität der Atemwege. Inwieweit die alleinige Hyperreagibilität der Atemwege als Vorstufe des Asthmas gelten kann oder ein eigenständiges Krankheitsbild ist, bleibt umstritten. Unstrittig ist dagegen, dass aus einer Pollinosis oftmals ein Asthma bronchiale entsteht, weshalb man diesem Krankheitsbild die nötige Aufmerksamkeit schenken sollte. Als Vermittler der Entzündung beim Asthma bronchiale werden Eosinophile und Mastzellen angesehen. Pathophysiologisch spielen neben der Bronchokonstriktion auch das Schleimhautödem und eine Dyskrinie mit zähem und glasigem Sekret eine entscheidende Rolle für das klinische Bild. Man unterscheidet ein allergisch bedingtes Asthma (exogenes Asthma) von einem nichtallergischen endogenen Asthma (Intrinsic-Asthma). Unterschieden werden zudem die bronchiale Hyperreagibilität, das Anstrengungsasthma, ein chemisch-irritatives Asthma und Asthmaformen durch gastroösophagealen Reflux. Oft bestehen auch Mischbilder. Typische Symptome des Asthmas sind anfallsweise auftretende Atemnot und Giemen, Husten bei Belastung oder auch nachts, eine Hyperventilation, Abhusten von glasigem, zähem Schleim und Probleme beim Sprechen längerer Sätze (Sprechdyspnoe).

Hydro- und Thermotherapie

U. a. Pflege des Wärmehaushalts: ansteigende Fußbäder oder Armbäder, Senfmehlfußbäder. Außerhalb eines akuten Anfalls bei ausreichender Reaktionsfähigkeit kalte Brustwickel, idealerweise nach einer vorangegangenen Wärmeanwendung.

Bewegungstherapie und Massage

Außerhalb eines akuten Anfalls sind ein gezieltes Muskeltraining und die Atmungstherapie zur Verbesserung des Muskelstatus und damit Verringerung der nötigen Atemarbeit eine Domäne der Asthmatherapie. Dazu können verschiedene Maßnahmen angewandt werden. Natürlich kommen auch hier Gehtraining, Walking sowie Ergometertraining zum Einsatz. Im chronischen Stadium ist die befundgerechte Behandlung von Reflexzonen, z. B. mit der Bindegewebsmassage (gleichzeitig vegetative Umstimmung) oder der Segmentmassage, angezeigt. Mittels manualtherapeutischer Maßnahmen können Blockierungen gelöst und damit periphere Atmungshemmnisse beseitigt werden.

Ernährungstherapie

In der Phase einer akuten Verschlechterung kommt u. U. das Heilfasten in Abhängigkeit von der Konstitution (s. S. 28, Ernährungstherapie II) und entsprechender Diagnostik zur Anwendung.

Phytotherapie

Bisher werden Phytopharmaka im konventionellen Sinne nur adjuvant angewandt. Efeupräparate sind relativ gut in ihrer bronchospasmolytischen Wirkung dokumentiert.

Ordnungstherapie

- Entspannungsverfahren (progressive Muskelrelaxation nach Jacobson, autogenes Training, Hypoventilationstraining, Hypnose/Suggestion), die über die reine Atmungstherapie hinausgehen, haben in der Asthmatherapie auch wegen des angstlösenden Effekts einen hohen Stellenwert.
- Atemfeedback liefert Rückmeldungen über die Atembewegungen des Thorax, Biofeedback (Entspannung der Atemhilfsmuskulatur, Sinusarrhythmie)
- Eine hohe Bedeutung haben psychologische Einzelgespräche zur Lebenssituation, zum Aufdecken anfallsauslösender oder befundverschlechternder Situationen und zum Abbau von Ängsten.

Zusammenfassung

- Vorstellung von Therapiekonzepten nach den fünf Säulen der klassischen Naturheilverfahren für die Krankheitsbilder
  - Atmungserkrankungen (sowie deren Therapie im Allgemeinen)
  - chronisch-obstruktive Bronchitis
  - Asthma bronchiale
- Für **Fallbeispiele** und zur Vorgehensweise bei der **Anamnese** s. BASICS Pulmologie bzw. BASICS Allergologie.

Erkrankungen der Atmungsorgane II

Lungenemphysem

Hydro- und Thermotherapie

Angewendet werden u. a.: warme Wickel zur besseren Lungendurchblutung 2-mal pro Woche, alternativ Peloide bzw. Lavatherm-Packungen 2-mal pro Woche, Heublumensack 2-mal pro Woche, warme Fußbäder, ansteigende Halbbäder mit anschließendem Brustwickel 2-mal pro Woche, ansteigende Armbäder mit Nachruhe 2-mal pro Woche sowie Sauna (falls toleriert) einmal pro Woche. **Cave:** Cor pulmonale bzw. pulmonaler Hypertonus.

Bewegungstherapie und Massage

- Atmungstherapie (Lippenbremse, atemerleichternde Stellung, Kutschersitz etc.), 3-mal pro Woche
- Klassische Massage, 2-mal pro Woche
- Klopfmassage (bei Bronchiektasie), 3-mal pro Woche
- Bindegewebsmassage als Reflextherapie, 2-mal pro Woche

Ernährungstherapie

Vollwertige Grunddiät (s. S. 26, Ernährungstherapie I). „Pink Puffer“ (s. u.) → kalorienangereichert, „Blue Bloater“ (s. u.) → keine blähenden Speisen. Fettreduktion und Fettmodifikation, Reduktionskost bei Übergewicht, evtl. Entlastungskost, z. B. Kartoffel-Reis, Obsttage. Bei obstruktiven Lungenerkrankungen kann sich in allen Stadien eine zunehmende Zerstörung des Lungengewebes entwickeln (Lungenemphysem). Hierbei unterscheidet man:

„Blue Bloater“ („Bronchitis-Typ“, vorwiegend Obstruktion)	**„Pink Puffer“ („Emphysem-Typ“, vorwiegend Emphysem)**
Übergewichtig	Mager
Zyanose (bläulich verfärbte Lippen und Nagelbetten), häufig Ödeme an Armen und Beinen	Keine Zyanose
Reichlich Husten mit Auswurf, häufige Infektionen	Husten mit wenig Auswurf (Reizhusten)
Weniger Atembeschwerden/in Ruhe gar keine, häufig obstruktive Schlafapnoe	Deutlichere Beschwerden/starke Atemnot auch in Ruhe
Häufig Cor pulmonale (Hyperkapnie)	Sehr selten Cor pulmonale

Ordnungstherapie

Strukturierte Patientenschulung, z. B. Antiraucherschulung; richtiger Umgang mit Kälte, Wasser, Licht und Luft. Eine angemessene Bewegungstherapie (Spaziergänge, Lungensportgruppe) sowie maßvoller Genuss von Nahrungsmitteln (mehrere kleine Mahlzeiten am Tag, nicht nach 18 Uhr).

Pneumonie

Einleitung

Das Erregerspektrum ist vielfältig, entsprechend differenziert ist die kausale Therapie, sofern diese möglich ist (Viruspneumonien). Bei einer akuten Pneumonie stehen die Atmungstherapie sowie die mehrmals tägliche Inhalationstherapie im Vordergrund der stationären, nicht-medikamentösen Maßnahmen. Eventuell ist auch die Gabe von Sauerstoff nötig. Alle übrigen Naturheilverfahren haben adjuvanten Charakter, sofern sie wegen der mangelnden Belastbarkeit des Patienten überhaupt eingesetzt werden können.

Hydro- und Thermotherapie

Kaltreize in unterschiedlicher Dosierung fördern die Inspiration und sollten mehrmals am Tag vom Pflegepersonal angewandt werden. Dazu gehören kalte Waschungen, Abklatschungen und Abreibungen, wobei der früher übliche Franzbranntwein heute kaum noch zur Anwendung kommt. Bei ausreichender Reaktionsfähigkeit (zeitgerechte Wiedererwärmung) sind kalte Brustwickel eine sinnvolle Maßnahme, die reflektorisch wirken und die Durchblutung steigern. Auch Wechselwaschungen sind sinnvoll, wobei immer mit dem Kaltreiz abgeschlossen werden sollte. In nicht mehr ganz akuten Fällen kann bei Verträglichkeit zur Spasmolyse auch eine heiße Auflage zur Anwendung kommen. In gleicher Weise wirken Senfmehlauflagen.

Bewegungstherapie und Massage

Physikalische Therapie: Bei der Atmungstherapie kommt es neben der Lagerung auf eine Anregung der diaphragmalen (abdominalen) Atmung, eine gleichmäßige Belüftung aller Lungenabschnitte sowie eine Erleichterung der Sekretlösung und des Abhustens an. Dazu haben sich bestimmte Körperhaltungen, periphere Atemantriebe durch mechanische Hautreize, Nasenstenoseübungen, Ausatmung auf Strömungslaute, Vibrationen und Klopfungen in synchronem Rhythmus zur summenden Ausatmung sowie eine Hustenschulung und die Benutzung ventilationssteigernder Atemhilfsgeräte bewährt. Lockernde Maßnahmen des Schultergürtels und Brustkorbs sollen eine Hochatmung vermeiden.

Ernährungstherapie

Auf eine ausreichende Zufuhr von Flüssigkeit ist zu achten.

Sinubronchiales Syndrom

Einleitung

Die engen anatomischen und funktionellen Verbindungen des HNO-Gebietes und der Atemwege lassen es verständlich erscheinen, dass z. B. chronische Nasennebenhöhlen-Entzündungen Atemwegserkrankungen auslösen oder zumindest verstärken können. Dies kommt in der Diagnose „sinubronchiales Syndrom" zum Ausdruck. Auch die moderne Pneumologie akzeptiert diese Diagnose und beschreibt eine mögliche Verschlechterung z. B. des Asthma bronchiale durch Sinusitiden, Rhinitiden und Polypen. Dementsprechend werden Kortikoide, andere abschwellende Nasentropfen, Antihistaminika und Kochsalz- oder Emser Salzlösung sowie ggf. operative HNO-ärztliche Maßnahmen empfohlen. Die Naturheilverfahren gehen über diesen Ansatz hinaus und kommen als ergänzende Maßnahmen unter akut-stationären Bedingungen immer dann zum Einsatz, wenn bei Atemwegserkrankungen zusätzliche chronische Irritationen im HNO-Bereich bestehen.

Ordnungstherapie

Klinisch bewährt hat sich die von Vogler beschriebene Schleimhautregie. Sie besteht aus einem intensiven Räuspern beim Zähneputzen, dem Bürsten von Wangenschleimhaut, Zahnfleisch, Gaumen und (vorsichtig) auch der Zunge mit der Zahnbürste, Nasenspülungen mit Emser Salzlösung (kein Leitungswasser, dieses kann eine Sinusitis provozieren) sowie abschließenden kalten Gesichtsgüssen. Diese Maßnahme führt zu einer lokalen Abhärtung und einer positiven reflektorischen Beeinflussung der Atemwege. Anwendung: tgl. mind. 1-mal beim Zähneputzen, am besten morgens.

Elektro- und Ultraschalltherapie

Kurzwelle, Rotlicht und andere Diathermieverfahren: Durch Tiefenerwärmung stellt insbesondere die Kurzwelle eine bewährte Anwendung zur Steigerung der Durchblutung in den Nasennebenhöhlen dar (s. S. 38, Elektro- und Ultraschalltherapie). Die Anwendung kann entweder mit zwei kleinen Schalenelektroden im Kondensatorfeld oder mit der Wirbelstromelektrode erfolgen. Dosierung, Intervall und Behandlungsdauer richten sich nach dem akuten Krankheitsbild.

Grippaler Infekt

Hydro- und Thermotherapie

- Wadenwickel mehrfach tgl., bis die Temperatur unter 38 °C sinkt
- Absteigende Bäder mit Pinimenthol Erkältungsbad 30 ml 10–30 min, Pinimenthol Erkältungsbad für Kinder 15 ml 10–20 min
- Heublumensack 30–40 min auf die zu behandelnde Region
- Ganzkörperwaschung morgens und abends
- Inhalationen:
  - Einzelinhalation, z. B. über PariBoy, z. B. Sole (Biomaris), Kamilledampfbad, Eukalyptusdampfbad oder Kopfdampf, 2-mal tgl., Pinimenthol Erkältungsinhalation Eukalyptusöl, Kiefernadelöl, 1–5 Tr.
  - Salbenbehandlungen auf Brust und Rücken, z. B. mit Bronchoforton-Salbe, Pinimenthol Erkältungssalbe mild mit Eukalyptusöl, Kiefernadelöl und Menthol, 5 cm Salbenstrang
- Bei Nasennebenhöhlenbeteiligung: Inhalation 2-mal tgl.
- Kneipp-Erkältungsbad (Eukalyptus und Campher)

Bewegungstherapie und Massage

Atmungstherapie zur Pneumonieprophylaxe

Ernährungstherapie

Vollwertige Grunddiät (s. S. 26, Ernährungstherapie I). Nach Abklingen des Infektes evtl. Heilfasten oder Entlastungskost (Kartoffel-Reis, Obsttage), mind. 2 l Flüssigkeit tgl.

Phytotherapie

- Gelomyrtol forte 3-mal tgl. 2 Tbl. vor den Mahlzeiten mit kaltem Wasser
- Im Prästadium Echinacin 3-mal 40 Tr. bzw. 1 Tr. alle $^1/_2$–1 Std. bis zu 12-mal tgl. oder toxi-loges Saft 2-mal 15 ml. tgl.
- Bronchialeinreibung
- Kneipp-Erkältungstee
- Tussiflorin Thymian-Saft, 3-mal 1 EL
- Pascotox Mono Tr., 3-mal 20 Tr. tgl.
- Pascotox purpurea Tbl., 4-mal 1 Tbl. tgl.

Ordnungstherapie

Bettruhe, vermehrter Schlaf, auf warme Füße achten.

Zusammenfassung

- Vorstellung von Therapiekonzepten nach den fünf Säulen der klassischen Naturheilverfahren für die Krankheitsbilder
  - Lungenemphysem
  - Pneumonie
  - sinubronchiales Syndrom
  - grippaler Infekt
- Beim sinubronchialen Syndrom ist auf den therapeutischen Nutzen der Elektro- und Ultraschalltherapie (s. S. 38, Elektro- und Ultraschalltherapie) hingewiesen.
- Für **Fallbeispiele** und zur Vorgehensweise bei der **Anamnese** s. BASICS Pulmologie bzw. BASICS Allergologie.

Erkrankungen im HNO-Bereich

Rhinitis und Sinusitis

Hydro- und Thermotherapie

- Durchführung temperaturansteigender Fußbäder (36–39 °C)
- Kalt-warme Gesichtswechselgüsse
- Inhalative Maßnahmen: Kamille-Inhalationen (Vorsicht bei Anwendung > 5 Tage → Schleimhautaustrocknung), alternativ Inhalationen mit Salbeiaufguss, Inhalationen und Spülungen mit Emser Salz auch in Kombination mit Kamilleblüten (bei trockenen Schleimhäuten)
- Senfmehlfußbad, Senfmehlbrustwickel, Meerrettich-Auflage, Zitronenhalswickel, Leinsamen-Auflage (s. S. 18, Wickel und Auflagen)

Ernährungstherapie

- Der Darm als größter Immunmodulator spielt bei chronischen Verläufen der Sinusitis eine wichtige Rolle. Zu überprüfen ist die jeweilige Ernährungssituation. Einer Abwehrschwäche aufgrund einer Mangel- oder Fehlernährung ist mit vollwertiger Grunddiät (s. S. 26, Ernährungstherapie I) zu begegnen.
- Bei chronisch rezidivierenden Sinusitiden (v. a. bei Kindern) können versuchsweise Auslassversuche mit Milch und Milchprodukten vorgenommen werden.
- Um der Schleimeindickung vorzubeugen, ist auf eine reichliche Flüssigkeitszufuhr zu achten.

Mikrobiologische Therapie

Im Einzelfall Überprüfung der Darmflora und ggf. Darmsanierung, z. B. mit Symbioflor oder Mutaflor.

Phytotherapie

Phytotherapeutisch können folgende Fertigpräparate eingesetzt werden, über die ausreichend klinische Studien vorliegen:

- Sinupret (pflanzliches Kombinationsarzneimittel)
- Gelomyrtol (Wirkstoff Cineol)
- Umckaloabo (pflanzliches Antibiotikum) 3-mal 20–30 Tr.

Tonsillitis und Pharyngitis

Hydro- und Thermotherapie

Zitronenhalswickel (s. S. 18, Wickel und Auflagen).

Ernährungstherapie

- Einer Abwehrschwäche aufgrund einer Mangelernährung ist mit vollwertiger Grunddiät (s. S. 26, Ernährungstherapie I) zu begegnen.
- Evtl. Auslassversuch mit Milch und Milchprodukten, ggf. Fastentherapie
- Starke Schluckbeschwerden erfordern vorübergehend flüssige, pürierte oder weiche vollwertige Lebensmittel.

Phytotherapie

Bei allen Formen der Angina einschließlich Pharyngitis steht die Salbeipflanze aufgrund ihrer bakteriziden Wirkung im Vordergrund. Empfehlenswert sind warme Mundspülungen alle 2–3 Stunden. In alten Überlieferungen werden dem Salbeitee noch Obstessig und Honig (antimikrobielle Wirkung) zugesetzt; jeweils 1 EL. Auf dem Markt gibt es eine Reihe von Fertigpräparaten, die in ihrer Kombination vor allem im Anfangsstadium Anwendung finden oder auch als Prophylaxe zu verstehen sind. Dabei haben sich folgende Präparate bewährt:

- Tonsilgon Drg. oder Tr.
- Tonsiotren Tbl. oder Tr., gute Wirksamkeit auch bei Mandelhyperplasie
- Umckaloabo wirkt antiviral, antimikrobiell, immunmodulierend, 3-mal 20–30 Tr.

Otitis media

Hydro- und Thermotherapie

- Zur Belüftungsverbesserung Inhalationen mit Kamilleblüten, z. B. Kamillosan-Konzentrat oder Kamillentee
- Gezielte NaCl-Nasenspülung und anschließend beruhigendes Öl
- Zur Schmerzbekämpfung Zwiebel- oder Kartoffelauflage auf das Mastoid. Dazu Zwiebeln oder Kartoffeln klein schneiden, erwärmen und in ein Tuch wickeln (s. S. 90, Naturheilverfahren bei Kinderkrankheiten II).

Phytotherapie

Sonnenhutpräparate im Anfangsstadium der Otitis media.

Otitis externa

Hydro- und Thermotherapie

- Das Ohr sollte auf jeden Fall belüftet werden; kein Verschluss des Ohrs mit Watte
- Hilfreich ist auch das Föhnen des Ohrs mit Warmluft. **Cave:** Verbrennungsgefahr!

Phytotherapie

- Lokaltherapie mit Calendula Urtinktur, z. B. 3-mal ½ Pipette ins betroffene Ohr träufeln
- Träufeln von 2,5%iger Essigsäure in das zu behandelnde Ohr

Hörsturz/Tinnitus

Hydro- und Thermotherapie

Zur Verbesserung der Durchblutung ansteigende Arm- und Fußbäder nach Kneipp.

Bewegungstherapie und Massage

Bewegungstherapie (ohne Stress) möglichst an der frischen Luft.

Ernährungstherapie

- Vollwertige Grunddiät mit einer Trinkmenge von mind. 1,5 l tgl. (bei normaler Mischkost), s. S. 26, Ernährungstherapie I und S. 28, Ernährungstherapie II
- Aufgrund der diuretischen Wirkung ist Kaffee in Mengen von mehr als 3 Tassen tgl. als Durstlöscher nicht geeignet.

Phytotherapie

- Infusionsbehandlung mit Ginkgo-biloba-Präparaten, z. B. Tebonin spezial 8,0 mg, 2–3-mal tgl. 1 Tbl. oder tgl. 1 Infusion über 7 Tage
- Bei zusätzlicher psychischer Erschöpfung Neurapas balance
- Ein Beruhigungstee, v. a. bei Patienten mit starken Ohrgeräuschen, kann den sogenannten Schmerz des Ohres lindern und den Schlaf fördern. Einschlafstörungen sind meist das größte Problem beim Tinnitus.
- Pflanzliche Arzneimittel aus Ginkgo-biloba-Blättern, z. B. Gingopret bei Leistungsstörungen des Gehirns, Gedächtnis- und Konzentrationsstörungen, peripheren Durchblutungsstörungen, Schwindel oder Ohrgeräuschen (s. S. 98, Heilpflanzen I)

Ordnungstherapie

- Entspannungsübungen und Stressbewältigung nach Jacobson
- Psychologische Betreuung und Gespräche: genaue Aufklärung des Patienten über mögliche Ursachen, um das Problem einer psychogenen Fixierung bei chronischen Verläufen zu vermeiden (v. a. beim Tinnitus).

Rehabilitation

Die Rehabilitation in der HNO-Heilkunde betrifft v. a. Tumorpatienten nach einer operativen oder onkologischen Therapie. Alternativ zu den nicht mehr operablen Tumoren wird in der Regel eine kombinierte Radio-Chemotherapie durchgeführt. Spezielle naturheilkundliche Verfahren in der anschließenden Rehabilitation dieser Patienten werden im Kapitel Onkologie näher erläutert (s. S. 92, Onkologische Krankheitsbilder).

Chronische Nasennebenhöhlenerkrankungen gehen meist einher mit Erkrankungen der tieferen Atemwege. Die Rehabilitation erfolgt bevorzugt in Luftkurorten bzw. Seebädern.

Rehabilitationsmaßnahmen kommen auch bei Erkrankungen der Hörorgane in Frage, v. a. bei chronischem Tinnitus werden Rehabilitationsmaßnahmen in einigen wenigen Tinnituskliniken durchgeführt. Im Rehabilitationsbereich erfährt der Bereich der Ordnungstherapie eine besondere Bedeutung.

Zusammenfassung

- Vorstellung von Therapiekonzepten nach den fünf Säulen der klassischen Naturheilverfahren für die Krankheitsbilder
  - Rhinitis und Sinusitis
  - Tonsillitis und Pharyngitis
  - Otitis media und externa
  - Hörsturz/Tinnitus
- Zudem werden Hinweise zur Rehabilitation entsprechender Krankheitsbilder gegeben.
- Für **Fallbeispiele** und zur Vorgehensweise bei der **Anamnese** s. BASICS Hals-Nasen-Ohren-Heilkunde.

Gastrointestinale Erkrankungen I

Diarrhö

Einleitung und Definition

Im Folgenden wird die Behandlung einer Diarrhö entsprechend der klassischen Naturheilverfahren vorgestellt. Sofern der Patient nicht bereits wegen einer Grundkrankheit stationär behandelt wird, können Exsikkose, Kreislaufdepression oder Verschlechterung des Allgemeinbefindens zur Krankenhauseinweisung führen. Besondere Vorsicht gilt bei Säuglingen oder Kleinkindern. Akuter Durchfall wird u. a. durch Infektionen mit Bakterien, Viren, durch Lebensmittel über Toxine oder Allergien und durch Medikamente induziert und ist auch ein Symptom des Reizdarms. Chronische Durchfälle hingegen treten u. a. auf bei Kohlenhydratintoleranzen, Malabsorptions- oder Malassimilationssyndromen, chronisch entzündlichen Darmerkrankungen (wie M. Crohn, Colitis ulcerosa [s. u.]), diabetischer autonomer Neuropathie, endokrinen Störungen, Karzinomen und AIDS.

Hydro- und Thermotherapie

Wickel (evtl. mit Wärmflasche) und Auflagen können bei Leibschmerzen und Krämpfen angewandt werden; s. S. 18, Wickel und Auflagen.

Bewegungstherapie und Massage

- Bei bettlägerigen Patienten Gymnastik zur Thrombose- und Pneumonieprophylaxe. Stoffwechselgymnastik nach den individuellen Möglichkeiten. Beckenbodengymnastik bei Inkontinenz
- Atmungstherapie sowie Bindegewebsmassagen, Teilmassagen zur Entspannung oder bei Verspannungen

Ernährungstherapie

- Orale Flüssigkeitszufuhr: ungesüßter Tee, Wasser ohne Kohlensäure, schwarzer und grüner Tee (Gerbstoffe), keine reinen Obstsäfte. Substitutionslösung nach WHO
- Nahrungsaufbau: nach alleiniger Gabe von Tee geriebene Äpfel, Banane, Zwieback, Schleimsuppen (Reis- oder Haferschleim), Gemüse mit Karotten und Kartoffeln, fettarme Mahlzeiten bzw. Entlastungskost (z. B. Kartoffel-Reis) bis hin zu vollwertiger Grunddiät

Phytotherapie

Auswahl der Phytopharmaka erfolgt nach dem Therapieziel und der Begleitsymptomatik:

- Adstringenzien (Gerbstoffdrogen) wie Tormentillwurzelstock, Teeblätter, Brombeerblätter, Eichenrinde, Frauenmantelkraut, Gänsefingerkraut (z. B. Gänsefingerkraut-Press-Saft)
- Quellstoffe sind u. a. Indischer Flohsamen oder -schalen (Mucofalk Btl., 3-mal tgl. 1 Btl. in 150–200 ml Wasser) sowie Apfelpektine, z. B. Diarrhoesan 1 EL pro Std., initial 2 EL
- Adsorbenzien sind Kaffeekohle (Carbo Schönefeld Pulver, mittlere Tagesdosis 9 g), Luvos Heilerde; die Uzara radix hemmt Peristaltik und Sekretion
- Mit antiphlogistischer Wirkung: Eichenrinde, Tormentillwurzelstock
- Reizdarm: Neurapas balance Tbl. 1–3-mal 2 Tbl.

Ordnungstherapie

- Die Patienten sollen sich körperlich schonen und ihre Belastung dem Allgemeinbefinden anpassen. Grundlegende Allgemeinmaßnahmen sind genügende Zufuhr von Flüssigkeit ($\geq$ 2 l tgl.) und Elektrolyten sowie Überwachung von Kreislauf, Nierenfunktion und Allgemeinbefinden. **Cave:** Säuglinge, Kleinkinder und ältere Patienten
- Wichtig sind Ernährungsberatung und -therapie, z. B. laktosearme, glutenfreie oder kaliumreiche Kost; Verteilung der Mahlzeiten; Zubereitungsformen; (s. u.).

Morbus Crohn und Colitis ulcerosa

Einleitung

Patienten mit Morbus Crohn oder Colitis ulcerosa bleiben in der Regel in ambulanter Betreuung. Bei einem schweren Schub oder Komplikationen wie Ileus, Perforation, Abszess, Fisteln, Stenose, toxischem Megakolon etc. werden die Naturheilverfahren lediglich am Rande bzw. adjuvant eingesetzt. Die Ätiologie beider Erkrankungen ist nicht geklärt. Neben einer genetischen Prädisposition (z. B. NOD-Gen bei M. Crohn) werden Infektionen, Allergien gegen Nahrungsantigene, überschießende Immunantwort auf bakterielle Antigene, Autoaggressionskrankheit oder genetisch determinierte Veränderungen der Mukosabarriere angenommen.

Hydro- und Thermotherapie

- Entkrampfend wirken feuchte, heiße Kompressen mit Heublumensack, Schlamm-Fango-Umschläge, Leibwickel (s. S. 18, Wickel und Auflagen) sowie serielle Kaltreize zur vegetativen Abhärtung
- Vollbäder mit sedierenden Zusätzen (Melisse, Brom-Baldrian) zum vegetativen Ausgleich
- Aufsteigende oder wechselwarme Teilbäder. **Cave:** heiße Bäder nicht im akuten Schub!

Bewegungstherapie und Massage

Bauch- und Ausdauergymnastik wie Walking und Ergometertraining (nicht bei Analfisteln) dienen der Roborierung. Eine Inkontinenz (Fisteln, postoperativ) wird durch Beckenbodengymnastik verbessert.

Ernährungstherapie

- Die Kostform richtet sich u. a. nach dem Stadium der Entzündung (Schub, Remission), den individuellen Unverträglichkeiten und evtl. Intoleranzen (z. B. Laktoseintoleranz). Aufbauend auf einer besonders leichten, vollwertigen Grunddiät (s. S. 26, Ernährungstherapie I) wird besonders in der AHB (Anschlussheilbehandlung) versucht, Gewichtsverlust und Mangelernährung auszugleichen. Dazu wird eine hochkalorische Kost in kleinen Mahlzeiten gereicht, ergänzt mit MCT-Fetten und Maltodextrin. Zudem Substitution von fett- und wasserlöslichen Vitaminen (Vitamin B_{12} bei ausgedehnter Resektion des terminalen Ileums) sowie von Elektrolyten und Spurenelementen. Die Kost sollte gut schmecken und leicht verdaulich sein.

- In akuten Phasen kann kurzzeitiges Heilfasten mit vorsichtigem Kostaufbau oder Entlastungskost (z. B. Kartoffel-Reis) zur Reduktion der Entzündungsaktivität und Beschwerdenminderung beitragen (s. S. 28, Ernährungstherapie II).

Phytotherapie

Motilitätsfördernd: Iberogast Tinktur, 3-mal tgl. 20 Tr. vor oder zu den Mahlzeiten in etwas Flüssigkeit einnehmen. Bei Spasmen kommen Tollkirschenblätter (Belladonnae folium), Belladonnysat Bürger Lösung 3-mal tgl. 6–24 Tr. (ggfs. vor oder zu den Mahlzeiten mit etwas Flüssigkeit (Fl.) einnehmen, die Tagesdosis sollte 140 Tr. nicht überschreiten) als standardisierte Fertigarzneimittel zum Einsatz. Adjuvant wird Kamillenblütentee oder Flohsamenschalen in Kamillentee gegeben.

Ordnungstherapie

Eine psychologische Mitbetreuung ist wegen der begleitenden oder krankheitsinduzierten psychischen Veränderungen notwendig. Konflikte oder belastende Ereignisse können einen Schub auslösen, daher sollte das Krankheitswissen verbessert werden. Nikotinkarenz ist hilfreich bei M. Crohn.

Divertikulose, Divertikulitis

Einleitung

Die Häufigkeit der Divertikelkrankheit steigt mit einer immer älter werdenden Bevölkerung und einem westlichen Lebensstil an. Symptome sind Schmerzen, Krämpfe, Störungen im Stuhlgangsverhalten, Blutungen, Stenose, Abszess, Fistel, Perforation, Peritonitis. Pathogenetische Faktoren sind abnorme Kollagenstrukturen oder Elastosen im Alter, zunehmende Störung der Darmmotorik, erhöhter intraluminaler Druck und Mangel an Ballaststoffen.

Hydro- und Thermotherapie

- Kniegüsse, kalte Fuß- und Beinbäder, ansteigende Sitzbäder, Vollbäder, verbunden mit Güssen oder Kneipp-Anwendungen
- Wellenbäder, Leibwickel und heiße Auflagen regen die Darmtätigkeit an, dürfen aber nicht bei frischer Operation oder bei Entzündungen eingesetzt werden.
- **Cave:** keine heißen Anwendungen bei akuter Entzündung (Abszess, Peritonitis)!

Bewegungstherapie und Massage

- Körperliche Bewegung regt den Darm an; v. a. Ausdauersportarten
- Kolonmassagen, Segmentmassagen (über dem kutiviszeralen Reflex), Periostmassagen, Bindegewebsmassagen

Ernährungstherapie

- Die Ernährung soll reichlich Faser- und Ballaststoffe enthalten. Besonders geeignet sind Weizenkleie, frisches Obst, Gemüse und Vollkornprodukte. Eventuell Entlastungskost, z. B. Kartoffel-Reis oder Heilfasten, Lehrküche.
- Quellstoffe aus Flohsamen und Pektine ergänzen die Kost: Indische Flohsamen und -schalen (Mucofalk Apfel/Orange Btl. 1–3-mal tgl., in 150–200 ml Wasser gequollen). Leinsamen (2–3-mal tgl. ganz oder gequetscht, 1–2 EL) mit mind. 150 ml Flüssigkeit.

Phytotherapie

- An pflanzlichen Abführmitteln stehen zur Verfügung: anthranoidhaltige Laxanzien wie Aloe (Kräuterlax 15 mg Kräuter-Drg., 1–2 Drg. abends), Sennesfrüchte und -blätter, Faulbaumrinde und Rhabarberwurzel.
- Fertigarzneien sind u. a. Legapas, 1 Tbl. oder 30 Tr./Tag oder Kombinationen wie Agiolax Granulat, abends nach dem Essen 1 TL Granulat unzerkaut mit ca. 0,25 Fl.

Ordnungstherapie

Primäre und sekundäre Prävention erfolgt durch ausreichende Bewegung, ballaststoffreiche Kost und großzügige Trinkmengen. Je nach funktionellem und emotionalem Status kommen auch psychologische Beratung, Maßnahmen zur Entspannung, Verminderung des Bedarfs an Medikamenten mit motilitätshemmenden Nebenwirkungen (Sedativa, Antidepressiva, Schmerzmittel) und Förderung der Hirnleistung zum Tragen. Auf das gestörte Durstgefühl im Alter achten und zum Trinken auffordern!

Zusammenfassung

- Vorstellung von Therapiekonzepten nach den fünf Säulen der klassischen Naturheilverfahren für die Krankheitsbilder
  - Diarrhö
  - Morbus Crohn und Colitis ulcerosa
  - Divertikulose und Divertikulitis
- Für **Fallbeispiele** und zur Vorgehensweise bei der **Anamnese** s. BASICS Gastroenterologie.

Gastrointestinale Erkrankungen II

Gastroösophagealer Reflux

Einleitung

Die gastroösophageale Refluxkrankheit (GERD) beinhaltet jede Symptomatik oder histologische Schädigung durch Reflux von Magensaft oder Duodenuminhalt in die Speiseröhre. Klinische Symptome sind u. a. Sodbrennen, saures Aufstoßen, Dysphagie, Beschwerden oder Brennen hinter dem Brustbein, das vom Magen aufsteigt. Eine Therapie mit Protonenpumpenhemmern (PPI) steht an erster Stelle.

Hydro- und Thermotherapie

Leibwickel und Auflagen wie Heusack (s. S. 18, Wickel und Auflagen) werden bei epigastrischen Beschwerden eingesetzt, 2–3-mal pro Woche, auch tgl. kurzfristig möglich.

Bewegungstherapie und Massage

Ausdauertraining unterstützt die im Einzelfall notwendige Gewichtsabnahme. Bei Krafttraining sollte der Einsatz der Bauchpresse vermieden werden. Periostmassagen nach den vorherrschenden Beschwerden, 2–3-mal pro Woche.

Ernährungstherapie

Die Kost sollte auf der leichten, vollwertigen Grunddiät (s. S. 26, Ernährungstherapie I) mit reichlich Vegetabilien beruhen. Reduktionskost bei Übergewicht, mehrere kleine Mahlzeiten mit spartanischer Abendmahlzeit. Magere, v. a. pflanzliche Eiweißträger bevorzugen; fette, süße, scharfe und saure Speisen meiden.

Phytotherapie

Zum Beispiel Flohsamenschalen in Kamillentee. Auf das säureassoziierte Beschwerdebild wirkt Liquirit (klassische Antazida und Süßholzwurzel), bis zu 3-mal tgl. 2–3 Kautabletten nach den Mahlzeiten.

Ordnungstherapie

Rauchen, Alkohol, Kaffee oder schwarzen Tee vermeiden sowie Essgewohnheiten (s. S. 28, Ernährungstherapie II) verändern. Bei nächtlichem Reflux das Kopfende des Bettes höher stellen. Den intraabdominellen Druck bei Adipositas durch eine kontrollierte Gewichtsabnahme vermindern, außerdem keine enge Kleidung tragen.

Gastritis

Einleitung

Gastritische Symptome sind u. a. epigastrische Schmerzen, Übelkeit, Erbrechen und Blutungen. Die Sidney-Klassifikation der Gastritis ist ätiologisch orientiert. Die häufigste Ursache für eine Gastritis ist die Infektion mit dem Helicobacter pylori. Reaktive Gastropathien (akute erosive Gastritis) sind häufig durch nichtsteroidale Antiphlogistika bedingt.

Hydro- und Thermotherapie

Lindernd wirken u. a. feuchtwarme Auflagen mit anschließender kalter Waschung, Heusack (tgl., später 2–3-mal pro Woche), ansteigende Fußbäder, Bürstenbäder oder Vollbäder mit sedierenden Zusätzen (Lavendelöl, Melisse, Brom-Baldrian; 2-mal pro Woche).

Bewegungstherapie und Massage

Angepasstes Ausdauertraining dient der psychischen und körperlichen Konditionierung, außerdem Bindegewebsmassagen sowie Periostbehandlung.

Ernährungstherapie

Eine reizarme leichte vollwertige Grunddiät (s. S. 26, Ernährungstherapie I) mit häufigen kleinen Mahlzeiten dient als Grundlage. Individuell unverträgliche Speisen werden gemieden. Günstig ist eine Kost mit viel Obst (oft zuerst als Kompott), Gemüse, Kartoffeln.

Phytotherapie

- Rollkur mit Kamillen-Teeaufguss (ca. 15 g Droge auf 1 l Wasser), mit 10–15 ml alkoholischem Kamillenextrakt ergänzt, nüchtern trinken. Anschließend jeweils 10 min auf dem Rücken, auf der linken, dann der rechten Seite und auf dem Bauch liegen. Für ca. 1 Woche tgl. durchführen. Auch Rollkur mit Leinsamenschleim und Süßholzwurzel möglich.
- Antiphlogistisch und antiseptisch wirken Kamillenblüten (Fertigarzneimittel: Kamillopur Fluidextrakt 30–60 Tr. in einer Tasse Wasser; Kamillosan Konzentrat 5 ml auf 1 Tasse warmes Wasser) und Süßholzwurzel (Kombination Kamillenblüten mit Süßholzwurzel).
- Muzilaginosa wie Leinsamen und Malvenblüten schützen die Schleimhaut und fördern die Abheilung von Schleimhautläsionen.

Ordnungstherapie

Konsum von Genussmitteln (Nikotin, Alkohol, Kaffee, schwarzer Tee, Schmerzmittel etc.) und Lebensführung (Stress, psychische Belastungen) überprüfen. Atmungstherapie und andere Entspannungsmaßnahmen empfehlen.

Meteorismus

Einleitung

Meteorismus dürfte unter akut-stationären Bedingungen nur als Begleitsymptom einer anderen Erkrankung zu behandeln sein. Die Diagnose stützt sich auf Angaben des Patienten, mangels einfacher Messung für Menge und Ausscheidung für Darmgase. Die Darmgase entstehen hauptsächlich durch Luftschlucken, bakterielle Produktion und Reaktion von Säure und Bikarbonat.

Hydro- und Thermotherapie

- Zur Anwendung kommen u. a. Leibwickel, Heublumensack sowie heiße Wickel (s. S. 18, Wickel und Auflagen)

- Heiße Rolle (anfangs tgl., später 2–3-mal/Woche). **Cave:** nicht bei akuter Entzündung! Ergänzend werden warme Sitzbäder sowie wechselwarme Fußbäder verabreicht.

Bewegungstherapie und Massage

Ausdauertraining nach individuellen Vorlieben fördert die Darmtätigkeit. Der Erfolg ist durch die sozial unerwünschten Folgen der Flatulenz in geschlossenen Räumen beeinträchtigt, deshalb Sport und Bewegung in freier Luft. Außerdem kann der Darm durch Kolonmassagen angeregt werden. Lockerung der Bauchmuskulatur durch Atemtherapie.

Ernährungstherapie

Als Basis dient die leichte, vollwertige Grunddiät (s. S. 26, Ernährungstherapie I). Blähend wirkende Nahrungsmittel wie Hülsenfrüchte, Paprika, Zwiebeln einschränken. Die Umstellung auf eine ballaststoffreiche Kost (z. B. durch Zugabe von Weizenkleie) muss in kleinen Schritten erfolgen. Dadurch lässt sich die individuelle Toleranz testen, da ein Teil der Darmgase aus den nicht verdauten bzw. nicht verdaubaren Stärkeanteilen stammt. Trinkmenge erhöhen. In akuten Phasen Heilfasten (s. S. 28, Ernährungstherapie II) oder Entlastungskost vorschalten, z. B. Kartoffel-Reis.

Phytotherapie

Phytotherapeutika mit Wirkung auf den vorherrschenden Beschwerdekomplex Meteorismus/Dyspepsie sind u. a.:

- Karminativa wie Anisfrüchte/-öl, Fenchelfrüchte/-öl, Pfefferminzblätter/-öl wie z. B. Carminativum-Hetterich N Tropfen (Kamillenblüten, Pfefferminzblätter, Fenchel, Kümmel, Pomeranzenschalen), 3-mal tgl. 30–40 Tr. in Flüssigkeit
- Bitterstoffdrogen (Amara) wie Artischockenblätter, Andornkraut, Benediktenkraut, u. a. Curcu-Truw-Kapseln (Curcumawurzelstock), 2-mal tgl. 1 Kps. zu den Mahlzeiten
- Motilitätsfördernd: Fertigarzneimittel Iberogast 3-mal tgl. 20 Tr. vor oder zu den Mahlzeiten in warmer Flüssigkeit einnehmen

Ordnungstherapie

Die Verdauung wird durch gutes Kauen und Regelmäßigkeit der Mahlzeiten unterstützt (Essgewohnheiten s. S. 28, Ernährungstherapie II). Zahnstatus erheben, Sitz von Zahnprothesen überprüfen. Eine Verhaltensänderung bei „Luftschluckern" anregen, eventuell ist auch eine psychologische Beratung notwendig.

Übelkeit und Erbrechen

Definition

Übelkeit und Erbrechen sind Symptome, die bei einer Reihe von gastrointestinalen und extraintestinalen Erkrankungen auftreten. Anhaltende, chronische oder immer wieder auftretende Beschwerden bedürfen einer kausalen Abklärung.

Hydro- und Thermotherapie

Entkrampfend wirken warme oder feuchtwarme Auflagen auf den Leib mit Heusack, Peloiden (Moor, Parafango, Wärmeflasche), zu Beginn tgl.

Ernährungstherapie

Die Kost kann anfangs Nahrungskarenz mit Tee (Kamillenblüten) umfasssen, später Kostaufbau mit passierter Kost oder Breien bis hin zu einer leichten, vollwertigen Grunddiät (s. S. 26, Ernährungstherapie I). Auf ausreichende Flüssigkeitszufuhr achten. Vorab evtl. kurzzeitig parenterale Ernährung, insbesondere bei Kindern und älteren Menschen sowie bei Patienten mit zusätzlichen Verlusten an Wasser oder Elektrolyten.

Phytotherapie

Bei funktionellen Störungen im Magen-Darm-Trakt Pfefferminzblätter oder -öl (Mentacur magensaftresistent), 3-mal tgl. 1 Kps., bei Gastroenteritis Iberogast Tinktur, 3-mal tgl. 20 Tr. vor oder zu den Mahlzeiten, wegen der motilitätssteigernden und antiphlogistischen Wirkung. Artischockenblütenknospen werden bei Störungen der Gallenfunktion eingesetzt (s. S. 102, Heilpflanzen III)

Ordnungstherapie

Reizende Stoffe wie Nikotin, Alkohol, Kaffee oder schwarzen Tee meiden. Ansonsten ist die auslösende Grundkrankheit zu beachten.

Zusammenfassung

- Vorstellung von Therapiekonzepten nach den fünf Säulen der klassischen Naturheilverfahren für die Krankheitsbilder
  - gastroösophagealer Reflux (GERD)
  - Gastritis
  - Meteorismus
  - Übelkeit und Erbrechen
- Für **Fallbeispiele** und zur Vorgehensweise bei der **Anamnese** s. BASICS Gastroenterologie.

Endokrinologische Erkrankungen I

Einleitung

Die in der Regel ergänzende naturheilkundliche Therapie besteht aus regulativen, aber auch aus ernährungsphysiologisch und stoffwechselphysiologisch begründeten Ansätzen. Dabei ist immer der Gesamtorganismus (Gesamtkonstitution) des Erkrankten zu betrachten. Ordnungstherapeutische Grundsätze sind bei der Behandlung von Stoffwechselstörungen und endokrinologischen Erkrankungen von zentraler Bedeutung (s. S. 24, Ordnungstherapie). Die hier vorgestellten Therapievorschläge können ohne wesentlichen Mehraufwand überall begleitend durchgeführt werden.

Metabolisches Syndrom

Einleitung

Metabolisches Syndrom ist die klinische Bezeichnung für folgende Symptomenkombination: gestörte Glukosetoleranz bzw. Diabetes mellitus II, Hyperlipoproteinämie, Hyperurikämie, essentielle arterielle Hypertonie und Adipositas. Da es sich um eine verbreitete Erkrankung (Wohlstandssyndrom) mit weitreichenden bevölkerungspolitischen Konsequenzen und Folgekosten handelt, ist eine ganzheitliche Therapie unter Miteinbeziehen des Patienten mit hohem Aufklärungs- und Schulungsaufwand notwendig. Die Therapie ist besonders chancenreich, wenn sich der Patient im Rahmen eines akuten Krankheitsereignisses bzw. einer akuten Krise in stationärer Behandlung befindet. Vordringliches Ziel ist das Erreichen eines normalen Körpergewichts, nachgeordnet – jedoch nicht nachrangig – sind die übrigen pathologischen Veränderungen zu behandeln.

Hydro- und Thermotherapie

Aktivierung des Lymphkreislaufs durch Hydrotherapie (s. S. 14 und 16, Hydro- und Thermotherapie I und II) sowie Sauna. Außerdem CO_2-Voll- oder Armbäder zur Blutdrucksenkung.

Bewegungstherapie und Massage

Aktivierung des Stoffwechsels durch regelmäßige körperliche Aktivität (s. S. 20 und 22, Bewegungstherapie I und II).

Ernährungstherapie

- Vollwertige Grunddiät (s. S. 26, Ernährungstherapie I) mit hohem Frischkostanteil von ca. $^1/_3 - ^1/_2$, vitalstoffreiche Kost
- Ableitung über den Darm, evtl. abführende Maßnahmen, Cholagoga (s. S. 102, Heilpflanzen III)
- Ableitung über die Nieren, evtl. pflanzliche Diuretika (s. S. 104, Heilpflanzen IV), und ausreichende Zufuhr von stillem, natriumarmem Mineralwasser
- Salzreduzierte Kost
- Heilfasten oder Entlastungskost, z. B. Kartoffel-Reis-Diät. Insbesondere durch das Heilfasten werden eine signifikante Gewichtsentlastung, schnelle Regulierung erhöhter Blutzucker- und Blutfettwerte in den Normbereich, Verminderung der Insulinresistenz bzw. eine Vermehrung der Insulinrezeptoren sowie Blutdrucksenkung durch die entwässernde und entsalzende Wirkung erzielt (s. S. 28, Ernährungstherapie II). Das Heilfasten über 7 – 14 Tage kann am besten in einer Klinik mit Schwerpunkt Naturheilverfahren oder in einer entsprechenden Rehabilitationsklinik durchgeführt werden (adäquate ärztliche Kontrolle). Wichtig ist anschließend eine kalorienkontrollierte, vollwertige Ernährung über mindestens drei Monate.
- Vollwertige Grunddiät (s. S. 26, Ernährungstherapie I) mit Begrenzung auf max. 30% der tgl. Gesamtnahrungsenergie für eine langfristige Gewichtsabnahme. Die mediterrane Ausrichtung mit regelmäßigen Fischmahlzeiten sowie die Verwendung von Lein- und Rapsöl bewirken aufgrund des Gehalts an Eicosapentaen-, Docohexaen- bzw. Alpha-Linolensäure eine Cholesterinwertsenkung und eine Hemmung sowohl der Plättchenadhäsion und -aggregation als auch der hepatischen Triglyzeridsynthese. Durch die verminderte Aufnahme an gesättigten Fettsäuren wird eine Normalisierung der Cholesterin- und Triglyzeridwerte angestrebt. Ein Grund für die Verwendung von Olivenöl ist der günstige Einfluss der darin enthaltenen einfach ungesättigten Fettsäuren auf Gesamt- und LDL-Cholesterin. Durch die laktovegetabile Ausrichtung wird die Eiweißzufuhr begrenzt, wodurch u. a. der Entwicklung bzw. dem Fortschreiten diabetischer Nephropathien entgegengewirkt wird. Durch eine Begrenzung der Kochsalzzufuhr und die vermehrte Zufuhr von Kalium, Magnesium und Kalzium über vollwertige Lebensmittel ist von einer blutdrucksenkenden Wirkung auszugehen. Vollkornprodukte, Obst und Gemüse liefern reichlich komplexe Kohlenhydrate mit verhältnismäßig niedrigem glykämischem Index sowie Ballaststoffe, die die postprandiale Glukosekonzentration und Insulinfreisetzung vermindern. Das hohe Nahrungsvolumen bewirkt zusätzlich einen lang anhaltenden Sättigungseffekt. Die Zufuhr von Ballaststoffen kann den enterohepatischen Kreislauf von Cholesterin und Gallenflüssigkeit unterbrechen. Der hohe Gehalt an antioxidativ wirksamen Substanzen (z. B. Vitamine C und E, Karotinoide, Selen, Zink, sekundäre Pflanzenstoffe) wirkt der Oxidation und Ablagerung von LDL-Cholesterin an den Gefäßwänden entgegen.
- Intensive Ernährungstherapie durch Ökotrophologen, in der die Patienten betreut, geschult und damit zur langfristigen Umsetzung vollwertiger Grunddiät auch im häuslichen Bereich motiviert werden (s. S. 28, Ernährungstherapie II). Zusätzlich können in einer Lehrküche Kenntnisse über die fettarme Zubereitung vollwertiger Speisen vermittelt werden.
- **Vitamine und Spurenelemente/ Nahrungsergänzungsmittel:** Ardeynephron, 3 – 4-mal tgl. 2 Kps., TUIM 3-mal 1 – 2 Kps.

Phytotherapie

- Bei Hypercholesterinämie Knoblauchextrakt und Artischockenextrakt (s. S. 102, Heilpflanzen III), z. B. Aar gamma 2-2-2 Drg., Senkung des Gesamt-Cholesterins um ca. 20 – 30 mg/dl
- Zur Unterstützung der Herzfunktion

bei gleichzeitiger Hypertonie bieten sich Extrakte aus Weißdornblättern mit Blüten an, z. B. Crataegutt Novo, 1-0-1 Tbl.
- Bei arterieller Hypertonie (s. S. 54 und 56, Erkrankungen des Gefäßsystems I und II)) zur Unterstützung der Herzfunktion: Extrakte aus Weißdornblättern mit Blüten
- Crataegus, Mistelextrakt erreicht milde Senkung des RR bei labiler art. Hypertonie, z. B. Asgoviscum 1-1-1 Drg.

Adipositas

Einleitung

Neben ordnungstherapeutischen Gesichtspunkten sind psychogene Faktoren bei der Krankheitsentstehung zu beachten und ggf. zu bearbeiten. Darüber hinaus geht es um eine Normalisierung bzw. Aktivierung des Stoffwechsels.

Hydro- und Thermotherapie

- Wechselbäder
- Kalte Waschungen (s. S. 14 und 16, Hydro- und Thermotherapie I und II)

Bewegungstherapie und Massage

- Anleitung zu regelmäßiger körperlicher Aktivität: Schwimmen, Walking, Yoga, Fahrradfahren, Ausgleichsgymnastik (s. S. 20 und 22, Bewegungstherapie I und II).
- Anregung des Lymphflusses über der Leber-, Pankreas-, Magen-, Darm- und Nierenzone

Ernährungstherapie

- Regelmäßige Mahlzeiten (s. S. 28, Ernährungstherapie II) → Essgewohnheiten
- Vitalstoffreiche Vollwerternährung, kalorienreduziert, faserstoffreich
- Heilfasten oder Entlastungstage (s. S. 28) sowie Lehrküche → Ernährungsberatung

Wichtiger als die rasche Gewichtsreduktion ist die Ausbildung einer neuen normalen Ernährungsgewohnheit, die nach vollwertigen und kalorienorientierten Gesichtspunkten auch sättigen soll.

Hyperlipidämie

Einleitung

Therapeutischer Effekt bei nicht-hereditärer Fettstoffwechselstörung. Der Effekt ist bei Einhaltung der Diätvorschriften bereits nach weniger als 14 Tagen zu beobachten.

Bewegungstherapie und Massage

Regelmäßige körperliche Bewegung über mindestens 20 min bei Puls von 110/min. Zudem Walking, Schwimmen, Yoga, Gymnastik.

Ernährungstherapie

- Allgemein: vollwertige Grunddiät mit mediterraner Ausrichtung und Modifikation der Fettträger. Austausch tierischer zugunsten pflanzlicher Fette (s. S. 28, Ernährungstherapie II), Lehrküche, Heilfasten (s. S. 29). Das Heilfasten nach Buchinger ist am besten in einer Klinik mit Schwerpunkt Naturheilverfahren oder in einer Rehabilitationsklinik durchzuführen (adäquate ärztliche Überwachung der Fastentherapie).
- Verwendung mittelkettiger und einfach bis mehrfach ungesättigter Fettsäuren beim Kochen (kaltgeschlagene Öle anstelle von festen Fetten). Olivenöl ist zum Kochen stabiler, da es zu 73% einfach ungesättigte Fettsäuren enthält. Die anderen Öle wie Sonnenblumenöl, Distelöl, Maiskeimöl und Erdnussöl haben einen höheren Gehalt an mehrfach ungesättigten Fettsäuren, sind damit hitzelabiler und für kalte Gerichte zu bevorzugen (s. S. 28). Durch die Aufnahme gesättigter Fette wird die Cholesterinsynthese der Leber angeregt.
- Einschränkung des Alkoholgenusses bei Triglyzeriderhöhung
- **Substitution von Vitaminen und Spurenelementen:** Niacinamid (Vit. B_3) 1 – 3 g tgl.

Phytotherapie

- Artischockenextrakt (s. S. 102, Heilpflanzen III), z. B. Aar gamma 2-2-2 Drg.
- Heilpflanzensaft Artischocke (Artischockenblütenknospen-Presssaft)
- Zimt 1 – 6 g tgl. senkt LDL-Cholesterin und Triglyzeride.

Zusammenfassung

- Vorstellung von Therapiekonzepten nach den fünf Säulen der klassischen Naturheilverfahren für die Krankheitsbilder
  - metabolisches Syndrom
  - Adipositas
  - Hyperlipidämie
- Endokrinologische Erkrankungen sind vom Charakter her Zivilisationskrankheiten. Die Ernährungstherapie spielt daher eine wichtige Rolle bei der Behandlung.
- Für **Fallbeispiele** und zur Vorgehensweise bei der **Anamnese** s. BASICS Gastroenterologie bzw. BASICS Allgemeinmedizin.

Endokrinologische Erkrankungen II

Nahrungsmittelunverträglichkeiten

Einleitung

Unter dem Begriff der funktionellen Magen-Darm-Störung werden Symptome wie Übelkeit, Druckgefühl im Oberbauch, Blähungen, Meteorismus, Bauchkrämpfe zusammengefasst. Dafür verantwortlich gemacht werden funktionelle Defizite im Bereich des Magens, der Bauchspeicheldrüse, der Gallesekretion oder der Dünndarmfunktion. Bei Nahrungsmittelunverträglichkeiten gibt es serologisch nachzuweisende IgG-Antikörper, die jedoch nach Karenz der Allergene über 10–12 Wochen meist verschwinden oder gegen neue Allergene nachweisbar sind. Anders als beim allergischen Asthma sind die Substanzen nicht lebenslang konstant allergen. Therapieansatz sind neben der vorübergehenden strikten Karenz vor allem die Stoffwechselregulation und Entschlackung unter der Vorstellung, dass unterschwellig vorhandene Toxin- und Schlackenbelastungen zu der immunologischen Fehlreaktion führen. Erfahrungsgemäß befinden sich die meisten Patienten über längere Zeit in einer somatopsychischen Belastungssituation (s. S. 24, Ordnungstherapie bzw. ordnungstherapeutischer Aspekt der Ernährungsberatung).

Ernährungstherapie

Es gilt, die für eine Allergie bzw. Pseudoallergie verantwortlichen Substanzen zu erkennen und diese anschließend aus der Kost zu eliminieren.

- Heilfasten (s. S. 28, Ernährungstherapie II) und Entlastungskost (z. B. Kartoffel-Reis) als Basiskost mit nur wenigen Nahrungsmitteln stellen eine effektive Methode der Allergenkarenz dar. Dann erfolgt ein Kostaufbau im Sinne einer allergenarmen Suchkost, bei der im Abstand von mind. 2 Tagen jeweils ein neues Lebensmittel eingeführt wird (s. S. 28 → Lebensmittelempfehlungen). Durch entsprechende Kontrollen des Beschwerdebildes lassen sich Reaktionen auf Lebensmittel identifizieren. Anschließend kommt die Vollwertige Grunddiät (s. S. 26, Ernährungstherapie I) zur Anwendung, die aufgrund des geringen Verarbeitungsgrades eine vollständige Kenntnis aller verwendeten Zutaten ermöglicht und damit auch die konsequente Eliminierung von als unverträglich identifizierten Nahrungsbestandteilen praktikabel macht. Durch die Abnahme der Belastungsfaktoren kommt es zu einer Entlastung von Stoffwechsel und Immunsystem. Die als unverträglich getesteten Nahrungsmittel sollten konsequent und über einen längeren Zeitraum (ca. drei Monate) ausgeschaltet und – sofern sie wieder verträglich sind – im Rahmen einer Rotationsdiät verzehrt werden. Wenn Heilfasten und Entlastungskost nicht angezeigt sind, kann aus der vollwertigen Grunddiät eine oligoantigene Diät (moderate Suchkost) durch bewusst begrenzte Lebensmittelauswahl abgeleitet werden. Auf diese Weise lassen sich unverträgliche Lebensmittel identifizieren.
- Frischkosttherapie (Rohkost) unter Vermeidung der Allergene über mind. 6 Wochen
- Systematischer Kostaufbau mit vitalstoffreicher, vollwertiger Ernährung.

Phytotherapie

- Phytotherapeutisch werden als Tees oder Teemischungen 3-mal tgl. 1 Tasse für 2 bis max. 4 Wochen empfohlen, danach wechseln:
  - Amara (Bittermittel): Wermuth, Enzian, Löwenzahn, Calmus, Condurango, Pomeranze
  - Cholagoga: Artischocke (s. S. 102, Heilpflanzen III), Boldoblätter, Erdrauch, Gelbwurz
  - Carminativa: Kümmel, Fenchel, Anis, Koriander
  - Spasmolytika: Pfefferminze, Melisse, Kamille (s. S. 104, Heilpflanzen IV), Kümmel
- Ausleitung über Darm, Galle, Nieren und Haut:
  - Laxanzien: Faulbaumrinde, Sennesblätter-Tee, Magnesium citricum 1-1-0 TL
  - Cholagoga: Löwenzahn, Schöllkraut
  - Diuresefördernde Tees: Brennnesselblätter (s. S. 104, Heilpflanzen IV), Zinnkraut
  - Schweißtreibender Tee: Lindenblütentee
- Fertigpräparate: Iberogast-Tinktur 3-mal 20 Tr., Carminativum Hetterich 3-mal 20 Tr.
- Beispiel eines antidyskratischen Tees: Löwenzahn, Melisse, Faulbaumrinde, Brennnessel, 3-mal tgl. 1 Tasse.

Ordnungstherapie

Ordnungstherapeutische Intervention (s. S. 24, Ordnungstherapie) sowie insbesondere auch ordnungstherapeutische Aspekt der Ernährungsberatung (s. S. 26, Ernährungstherapie I). Von Vorteil ist die damit verbundene stationäre Behandlung mit der Möglichkeit einer Lehrküche.

Reizdarmsyndrom

Einleitung und Definition

Der Reizdarm ist eine chronische, kontinuierliche oder remittierende gastrointestinale Erkrankung. Neben psychovegetativer Überlagerung spielt oft eine Schwäche des Verdauungssystems eine erhebliche Rolle.

- **Synonyme:** Colon irritabile, Colitis mucosa, funktionelles Darmsyndrom
- **Symptome:** Leibschmerzen, Blähung, Durchfall oder Verstopfung. Charakterisierung erfolgt nach den Rom-II-Kriterien
- **Weitere Symptome:** Müdigkeit, Erschöpfung, dyspeptische Beschwerden, Sodbrennen, Kopfschmerzen, Muskel- und Gelenkschmerzen, Appetit- oder Schlafstörung, Ängstlichkeit, Depression, Panikattacken, Dyspareunie, Dysurie, Reizblase
- **Pathogenetisch** werden eine veränderte intestinale Wahrnehmung oder Reizverarbeitung (Rezeptoren, enterale Nervenplexus, zephales Nervensystem, Gut-Brain-Axis) und der Einfluss sozioökonomischer Faktoren wie Stress und Ärger herangezogen.
- Das **Behandlungskonzept** ist polypragmatisch, richtet sich nach der füh-

renden klinischen Symptomatik wie Schmerzen/Krämpfe, Durchfall, Blähungen und Obstipation.

Hydro- und Thermotherapie

- Lokale Wärme auf Bauch oder Rücken durch Wickel (feuchtwarm, Wärmflasche, Peloide mit Pelose, Fango, Moor), Auflagen (Heusack) oder heiße Rolle bei Krämpfen und Schmerzen (s. S. 18, Wickel und Auflagen).
- Sedierend wirken Fußbäder mit Lavendelöl/-blüten, warme Sitzbäder, Sedativbäder (Melisse, Brombaldrian, Lavendel). Außerdem dienen Wassertreten und Kneipp'sche Anwendung der Roborierung und dem vegetativen Ausgleich.

Bewegungstherapie und Massage

Ausdauertraining nach Leistungsvermögen und Freude sowie Atmungstherapie. Zudem Kolonmassage, Bindegewebsmassage, Periostbehandlung.

Ernährungstherapie

- Allgemein: die Nahrung ausreichend kauen, einspeicheln (Essgewohnheiten s. S. 28, Ernährungstherapie II) und auf mehrere Mahlzeiten verteilen, die Trinkmenge erhöhen
- Nach Darmentleerung über 3 Tage (Durchführung wie Heilfasten, 3 Tage lang 1-mal tgl. 1 EL Glaubersalz) beginnt ein systematischer Kostaufbau mit begleitender mikrobiologischer Therapie (s. S. 40) ohne isolierte Kohlenhydrate und Konservierungsstoffe.
- Leichte vollwertige Grunddiät (s. S. 26, Ernährungstherapie I): Weglassen bekannter unverträglicher Speisen und Auswahl der Lebensmittel nach der führenden Symptomatik:
  - **Bei Blähungen/Krämpfen/Schmerzen:** vorübergehender Verzicht auf Rohgemüse, Hülsenfrüchte, Kohlsorten, scharfe Gewürze. Mehr frisches Obst, gedünstetes Gemüse
  - **Bei Durchfall:** stopfende Speisen, z. B. Reis, Kartoffeln, Haferschleim, Bananen, Karotten
  - **Bei Obstipation:** Ballaststoffe, Quellmittel, Weizenkleie mit Umstellung schrittweise, je nach Verträglichkeit
  - **Bei akuten Beschwerden:** Heilfasten oder Entlastungskost (z. B. Kartoffel-Reis) vorschalten, Lehrküche

Phytotherapie

Pflanzendrogen werden allein oder in Kombination eingesetzt. Die genannten Phytopharmaka haben oft mehrere Wirkrichtungen und werden nach der führenden Symptomatik ausgewählt.

- **Spasmolytisch:** Kamillenblüten (s. S. 104, Heilpflanzen IV), Pfefferminzblätter und -öl, Gelbwurz (Curcuma)
- **Antidiarrhoisch**: Gerbstoffdrogen/Adstringenzien wie Uzarawurzeln, Saccharomyces boulardii, Heidelbeerfrüchte, Odermennigkraut, Frauenmantelkraut, grüne und schwarze Teeblätter, indische Flohsamen und -schalen (Mucofalk-Apfel/Orange)
- **Meteorismus/Völlegefühl/Dyspepsie**:
  - Karminativa: Anis, Fenchelöl, Kümmel, Pomeranzenschale
  - Fertigarzneimittel: Carminativum Hetterich 3-mal 20 Tr., Mentacur (Pfefferminzöl, 3-mal tgl. 1 Kps. vor den Mahlzeiten), Enteroplant (Pfefferminz- und Kümmelöl, 2-mal tgl. 1 Kps. unzerkaut), Gastroplant 3-mal 20 Tr., Enteroplant 2-mal 1 Kps.
  - Ventri-loges N (Wermut, Kalmus, Enzian) 3-mal tgl. 10 – 15 Tr. vor den Mahlzeiten
- **Obstipation:** Iberogast-Tinktur (bittere Schleifenblume, Angelikawurzel, Kamillenblüten, Kümmel, Distelfrüchte, Melisseblätter, Pfefferminzblätter, 3-mal tgl. 20 Tr.), Füll- und Quellstoffe wie Leinsamen, Flohsamen und -schalen (Mucofalk, 3-mal tgl. 1 Btl. in 150 – 200 ml Wasser), Apfelpektine, Agar-Agar, Enteroplant 2-mal 1 Kps.

Ordnungstherapie

- Zum Reizabbau dienen Entspannungsverfahren wie autogenes Training, progressive Muskelrelaxation nach Jacobson, andere körperbetonte Entspannungsverfahren, Biofeedbackverfahren
- Reduzierung von Stress: geregelter Tagesablauf mit Pausen und ausreichend Schlaf
- Defäkationsreize zulassen und ausnutzen, gastrokolischer Reflex morgens
- Bei Konflikten und Problemen kann eine psychologische Betreuung notwendig sein.
- Die Patientenschulung informiert über Diagnose eines Reizdarms, dessen harmlose Natur, Hypothesen zur Entstehung, Reizwahrnehmung und -verarbeitung, den Einfluss von sozioökonomischen Faktoren, die Möglichkeiten zu Selbstmanagement und Langzeitüberwachung.

Zusammenfassung

- ✖ Vorstellung von Therapiekonzepten nach den fünf Säulen der klassischen Naturheilverfahren für die Krankheitsbilder
  - Nahrungsmittelunverträglichkeiten
  - Reizdarmsyndrom
- ✖ Endokrinologische Erkrankungen sind vom Charakter her Zivilisationskrankheiten. Die Ernährungstherapie spielt daher eine wichtige Rolle bei der Behandlung.
- ✖ Für **Fallbeispiele** und zur Vorgehensweise bei der **Anamnese** s. BASICS Gastroenterologie bzw. BASICS Allgemeinmedizin.

Dermatologische Krankheitsbilder

Atopisches Ekzem

Definition

Zum Formenkreis der atopischen Erkrankungen gehörende chronische bzw. chronisch-rezidivierende entzündliche Hauterkrankungen, die mit unterschiedlich starkem Juckreiz einhergehen. In den einzelnen Lebensabschnitten gibt es verschiedene Erkrankungsphasen: im Säuglingsalter eher wenig charakteristische ekzematöse Hauterscheinungen, im Kleinkindalter mehr generalisiert und häufig nässend, im Schulkindalter bevorzugt als Beugenekzem auftretend, im Erwachsenenalter entweder umschrieben lokalisiert (atopisches Lidekzem oder Handekzem) oder großflächig, auch universell das gesamte Integument betreffend. Grundsätzlich kann man zwei Formen mit klinisch identischen Hautsymptomen unterscheiden:

- Intrinsisches (nicht allergisches) atopisches Ekzem (bei etwa 20% der Patienten)
- Extrinsisches (allergisches) atopisches Ekzem

Patienten mit intrinsischem atopischem Ekzem weisen keine erhöhten IgE-Werte oder Sensibilisierungen gegen Umwelt- oder Nahrungsmittelallergene auf.

Hydro- und Thermotherapie

- Rückfettende Bäder, z. B. Kneipp-Nachtkerzen-Ölbad oder Kneipp-Kamillenbad
- Klimatherapie: wirksamste und nebenwirkungsärmste Maßnahme zur Besserung der Krankheitserscheinungen, v. a. Seeklima (z. B. Borkum, Norderney oder Sylt) oder Hochgebirgsreizklima (über 1500 m, z. B. Davos), bevorzugt im Frühjahr und Herbst. Zu empfehlende Mindestdauer: 4 Wochen. UV-Exposition wirkt sich i. d. R. lindernd auf das Ekzem aus.

Cave:

- Baden nur bei intakter Hautoberfläche, anschließend abduschen und eincremen
- Wasser mit Chlorzusatz trocknet stark aus, in Schwimmbädern besteht die Gefahr der Infektion mit Mollusca-contagiosa- und HPV-Viren.
- Selten liegt eine erhöhte UV-Empfindlichkeit vor (photoaggraviertes endogenes Ekzem).

Ernährungstherapie

Von Pauschaldiäten ist abzuraten. Der Patient muss für sich selbst herausfinden, welche Kost für ihn die richtige ist. Meiden allergologisch relevanter Allergene nach entsprechender Testung (Reibe-, Pricktest und RAST), Auslass- und Provokationsdiät. Überprüfung der Testergebnisse alle zwei Jahre.

Phytotherapie

- Extern haben sich im subakuten und chronischen Stadium vor allem Calendula (z. B. Calendumed, Calendula Salbe Weleda), Hamamelis (z. B. Hametum, Hamasana, Virgamelis Salbe, Hamamelis Salbe), Dulcamaris (z. B. Cefabene Salbe) als effektiv erwiesen. **Cave:** zuerst Salbenverträglichkeit testen!
- Dulcamaris, Solanum dulcamara (Bittersüßstängel) aus der Familie der Nachtschattengewächse können auch systemisch eingesetzt werden (z. B. in Cefabene Tropfen oder Tabletten). Die Extrakte der Droge enthalten Steroidsaponine, die steroidähnliche Wirkungen haben, sowie Gerbstoffe und Steroidalkaloidglykoside.
- Des Weiteren eignet sich der Samen der Oenothera biennis, der zu 60–80% aus Linolsäure und zu 8–14% aus Gamma-Linolensäure, einer Omega-6-Fettsäure, besteht. Dosierung: 2–3 g tgl. (4–6 Kps. Epogam). Die Gamma-Linolensäure kann systemisch (Quintesal) oder lokal (Linola-Gamma oder als Rezeptur) verabreicht werden.

Ordnungstherapie

Meiden auslösender Faktoren! Ordnungstherapie und psychosomatische Betreuung haben eine wichtige Funktion bei der Behandlung des atopischen Ekzems. Durch eine rahmengebende Patientenführung und die Einbeziehung der persönlichen Lebensumstände können der Umgang mit der Krankheit und die Bereitschaft zur Durchführung konkreter präventiver Verhaltensmaßnahmen verbessert werden (s. S. 24, Ordnungstherapie).

Umweltmedizinisches Vorgehen

Das Zimmer des Atopikers sollte bei nachgewiesener Milbenallergie weitgehend hausstaubfrei gehalten werden. Bei der Rehabilitation ist das Höhenklima eindeutig von Vorteil, da Hausstaubmilben ab einer Höhe von ca. 1200 m deutlich an Zahl abnehmen. Glatte, wischbare Flächen sind ebenso vorzuziehen wie dünne, leicht waschbare Gardinen. Plüschtiere sollten anzahlmäßig reduziert und regelmäßig gewaschen bzw. durch Einfrieren (Kühltruhe) von lebenden Hausstaubmilben befreit werden. Zur Sanierung des Bettes bietet sich die Verwendung sogenannter Encasings an. Für den Privatgebrauch werden die Kosten dieser milbendichten Überzüge von den gesetzlichen Krankenkassen übernommen.

Dyshidrotisches Ekzem

Einleitung

Vesikulöse oder bullöse Dermatitis an Handflächen und Fußsohlen mit klaren, intraepidermal gelegenen Bläschen oder Blasen, bei längerem Bestehen auch Schuppung und Rhagaden. Die klinisch sichtbaren Bläschen sind Ausdruck einer spongiotischen Dermatitis im Bereich der Leistenhaut. Auftreten an den Palmae, Plantae und Fingerseitenkanten im Rahmen einer Atopie, eines allergischen Kontaktekzems, einer Mykose oder als genuine Form.

Hydro- und Thermotherapie

- Kneipp-Therapie, besonders Anwendung von kalten Güssen, Wickeln oder Teilbädern
- Bei trockenen Ekzemen kommen Salz- und Solebäder sowie Ölbäder zur Anwendung.

- Im Falle einer Superinfektion Durchführung von Kamilleölbädern oder Rosmarinbädern.

Phytotherapie

- Bei nässenden Ekzemen Umschläge mit Tees mit adstringierender Wirkung, z. B. kalter schwarzer Tee, Eichenrindentee: 2 EL auf 0,5 l Wasser oder Kamillentee. **Cave:** Keine aromatisierten Teesorten! Hautreizung möglich, daher Verwendung in der Abheilungsphase empfohlen.
- Kamille als Bestandteil von Schüttelmixturen und Pasten möglich, z. B.: Extr. Chamomill. fluid. 2,0 in Lotio alba aquosa ad 100,0 oder Extr. Chamomill. fluid. 1,0 in Pasta Zincii ad 100,0
- Außerdem findet das Johanniskrautöl in der Therapie des dyshidrotischen Ekzems Anwendung, z. B. Ol. Hyperici 2,0 in Pasta Zincii ad 100,0
- Empfohlen wird auch die externe Therapie mit Hamamelis (Deskin Lotio).
- Bei trockenen Ekzemen externe Anwendung von Cardiospermum halicabamum, Solanum dulcamara oder Hamamelis als Salbenbestandteile.
- Eine wichtige Rolle spielt auch 5–10%iges Nachtkerzensamenöl als Salbenzusatz.

Ordnungstherapie

- An eine psychosomatische Abklärung sollte bei allen therapieresistenten Fällen gedacht werden, da besonders das dyshidrotische Ekzem durch psychische Belastungssituationen getriggert werden kann.
- Ein interessanter Ansatz aus der Verhaltenstherapie ist das Biofeedback, bei dem Körperfunktionen, die normalerweise der bewussten Wahrnehmung unzugänglich sind (z. B. Hauttemperatur, Hautwiderstand), in bestimmten Situationen durch apparative Messung für den Patienten sichtbar gemacht werden.
- Das dyshidrotische Ekzem tritt häufig bei Rauchern auf → Nikotinentwöhnung! Behandlung der Grunderkrankung (z. B. Tinea), Meiden auslösender Kontaktallergene, Vermeidung extremer Temperaturen.

Herpes (simplex)

Hydro- und Thermotherapie

Weniger beim Lippenherpes als vielmehr beim Herpes zoster haben sich kühlende, feuchte Umschläge sowie lokale Anwendungen mit Eichenrinde, Kamille oder Schafgarbe als effektiv erwiesen. Außerdem führt die Hydro- und Thermotherapie zur Abhärtung gegenüber resistenzvermindernden interkurrenten Infekten.

Phytotherapie

Anwendungen mit Rotem Sonnenhut (Echinacea purpurea) wirken innerlich und auf befallenen Stellen. Capsaicin-Salbe lindert – nach anfänglicher Schmerzverstärkung – erfolgreich Postzosterneuralgien.

Ordnungstherapie

Die Ordnungstherapie konzentriert sich hierbei auf die Stärkung der Abwehr, z. B. durch Entspannungsverfahren.

Ausleitende Verfahren

Bei beginnendem Herpes zoster sowie bei Postzosterneuralgien sind Canthаridenpflaster, Baunscheidtieren und die Blutegeltherapie äußerst hilfreich.

Zusammenfassung

- Vorstellung von Therapiekonzepten nach den fünf Säulen der klassischen Naturheilverfahren für die Krankheitsbilder
  - atopisches Ekzem
  - dyshidrotisches Ekzem
  - Herpes (simplex)
- Beim Therapiekonzept des atopischen Ekzems wird zusätzlich auf umweltmedizinische Aspekte zur Symptomlinderung hingewiesen. Bei der Behandlung des Herpes simplex zeigen ausleitende Verfahren eine ausgezeichnete Wirkung.
- Für **Fallbeispiele** und zur Vorgehensweise bei der **Anamnese** s. BASICS Dermatologie.

Neurologische Erkrankungen I

Kopfschmerzen/Migräne

Einleitung

Neben der medizinischen Anamnese sollten erfragt werden: aktuelle Belastungen, Tagesablauf/-rhythmus, hormonelle Einflüsse, Medikamente, Wetterfühligkeit, Verdauungsprobleme und Störfelder (krankhafte Zähne, Narben, chronische Entzündungen der Nasennebenhöhlen). Ausschluss von Tumorerkrankungen, Hypertonie, Glaukom, Hypoglykämie, Harnstau der Nieren, Gefäßprozessen (Thrombosen, Arteriitis temporalis), Infektionen, psychischen Störungen.

Hydro- und Thermotherapie

Zu Beginn sollte eine Testanwendung erfolgen. Die hydrotherapeutische Wirkung hängt von der Stärke des zu applizierenden Reizes ab. Die Reizstärke eines gewählten Verfahrens sollte an das Befinden des Patienten angepasst werden. Einflussfaktoren sind: Umfang des gereizten Körperbezirkes, Temperatur, Dauer der Anwendung, chemische Reize in den Zusatzbädern. Angewendet werden u. a. warme und kalte, heiß-feuchte Nackenumschläge, Wickel und Auflagen (z. B. kalte Kirschkernkissen), 2–3-mal pro Tag. Quarkauflagen im Stirnbereich lindern Kopfschmerzen, die durch Kühlung gebessert werden (s. S. 18, Wickel und Auflagen). Heißer Rückenblitzguss, kalte Unterarmtauchbäder für 20–30 s bewirken eine reflektorische zerebrale Gefäßdilatation. Im Intervall kann die Hydrotherapie mit morgendlichen Trockenbürstungen, Kneipp-Kniegüssen, Kaltwaschungen, Gesichtsgüssen, Tautreten, Bürstenbädern erfolgen. Hoher Einlauf mit Kamille 1-mal pro Woche, an- und absteigende Bäder, medizinische Bäder mit Zusätzen (Lavendel, Baldrian) sowie täglich Senfmehlfußbäder.

Bewegungstherapie und Massage

Angewendet wird u. a. die klassische Massage von Stirn über Schulter zum Rücken, unterstützend wirken Bindegewebsmassage, die Periostmassage und die Kolonmassage bei der häufig begleitenden Obstipation. Ebenfalls empfohlen sind eine täglich mit Krankengymnastik wechselnde Lymphdrainage sowie Einzelkrankengymnastik, Bewegungsbäder und Ausdauersportarten wie Schwimmen, Jogging oder Radfahren, Gymnastik an frischer Luft.

Ernährungstherapie

Kopfschmerzen entstehen oft durch Stoffwechselbelastungen infolge Fehlernährung. Daher ist hier eine Ernährungsumstellung und Überprüfung der Essgewohnheiten (s. S. 28, Ernährungstherapie II) angezeigt. Das Heilfasten (s. S. 29) zeigt aufgrund erhöhter Säureelimination oft langfristig eine gute Wirkung. Nach Überwinden der kritischen ersten Tage, in denen Kopfschmerzattacken auftreten oder verstärkt werden können (→ Heilkrisen, s. S. 29), kommt es meist zu anhaltender Schmerzfreiheit. Fasten als Auslassversuch dient oft der allergenen Nahrungsmittelfindung. Eine vollwertige Grunddiät (s. S. 26, Ernährungstherapie I) ermöglicht aufgrund des geringen Verarbeitungsgrads eine vollständige Kenntnis aller verwendeten Zutaten. Das Führen eines Ernährungstagebuchs ist sinnvoll, um Lebensmittel oder -zusatzstoffe mit Triggermechanismen zu identifizieren. Diesbezüglich kommen u. a. in Betracht: vasoaktive Substanzen wie Tyramin (z. B. in Käse, Wein, Tomaten, Bananen, Avocado), Phenylethylamin (z. B. in Käse, Kakao), Histamin (z. B. in Wein, Bier, manchen Käse- und Wurstsorten), Natriumnitrit (z. B. in Wurstwaren), Koffein, hoher Kochsalzkonsum, Alkohol, Aspartam, Glutamat. Auch eine Glutenüberempfindlichkeit mit Erhöhung der Gliadin-Antikörper kann Kopfschmerzen zur Folge haben. Regelmäßige Mahlzeiten und die Aufnahme komplexer Kohlenhydrate helfen Hypoglykämien zu vermeiden. Nach eiweißreicher Ernährung können möglicherweise vasoaktive Amine und damit verbunden (durch eine Fehlbesiedlung des Kolons) bakterielle Decarboxylasen entstehen. Durch Gabe von Omega-3-Fettsäuren können Häufigkeit und Intensität von Migräneattacken wahrscheinlich reduziert werden. Ob Lebensmittelallergien durch die bei der Mastzelldegranulation freigesetzten vasoaktiven Amine Migräne auslösen, wird diskutiert. Ursache ist oft eine Serotoninüberbelastung des Darms.

Phytotherapie

Unterstützend können u. a. Teemischungen gegeben werden.

Ordnungstherapie

Als Stressbewältigungsverfahren hat sich die progressive Muskelrelaxation nach Jacobson bewährt. Die besonderen Möglichkeiten ordnungstherapeutischer Schmerzbehandlung bieten sich hier bevorzugt an (siehe auch weiterführende Lehrbücher).

Trigeminusneuralgie

Einleitung

Neben der medizinischen Anamnese sollte nach Auslösern und Krankheitsherden im Kopf- und Nasennebenhöhlenbereich gefragt werden. Potentielle Störfelder sind Zähne, Nasennebenhöhlen, Narben und der Nabel.

Bewegungstherapie und Massage

Massagen im Schmerzgebiet sind nicht indiziert. Unterstützend können milde klassische Massagen der Hals-/Brustwirbelsäule durchgeführt werden.

Phytotherapie

Mit sedierenden Tees und Phytotherapeutika ist eine unterstützende Behandlung möglich, so z. B. Neurapas balance 3-mal 1 Kps. oder Zinnkraut- und Brennnesselfrischpflanzen-Presssäfte im tgl. Wechsel 3-mal 1 EL.

Ernährungstherapie

Es ist eine basenreiche Ernährungsform zu empfehlen. B-Vitamine zeigen eine gute Wirksamkeit bei neuralgischen Beschwerden, z. B. Milgamma 3-mal tgl. 1 Kps.; Redox-Injektopas 2–3-mal pro Woche 1 Ampulle (in der Anfangsphase parenterale Gabe, nach 14 Tagen oral).

Ordnungstherapie

Progressive Muskelrelaxation nach Jacobson trägt zum Abbau der Verspannungen bei. Patienten sollten sich vor Zugluft schützen, z. B. durch Tragen eines Gesichtstuchs.

Ausleitende Verfahren

Schröpftherapie im Bereich des Nackens.

Schlafstörungen

Einleitung

Wenn Ein- und Durchschlafstörungen oder eine verstärkte Tagesmüdigkeit auftreten, kann dies verschiedene Gründe haben. Zu unterscheiden sind primäre und sekundäre Schlafstörungen. Bei primären Schlafstörungen ist oftmals die Ursache nicht ermittelbar, sie sind meist bedingt durch eine durch die Lebensführung beeinträchtigte vegetative Dysregulation. Bei sekundären Formen liegt eine organische oder psychiatrische Erkrankung zu Grunde. Auch Schmerzzustände, Alkoholmissbrauch, Hypoglykämien, Medikamentennebenwirkungen, Restless-Legs-Syndrom mit quälender Unruhe der Beine (v. a. in Ruhe) und Belastungssituationen können den Schlaf-Wach-Rhythmus stören.

Hydro- und Thermotherapie

- Ansteigende Fußbäder oder Armbäder morgens sowie Sauna
- Abends Vollbäder mit Zusatz von Melisse, Baldrian, Fichtennadeln, Lavendel; Kneipp-Beruhigungsbad
- Zur Nacht kalte Ganzkörperwaschungen, danach ohne Abtrocknen ins Bett
- Kalte Prießnitz-Wadenwickel (s. S. 18, Wickel und Auflagen) oder abends kaltes Sitzbad mit einer Dauer von 1–2 min, Arm- oder Knieguss
- Abendliche Senfmehlfußbäder sind bei Schlafstörungen im Zusammenhang mit Hypertonie geeignet.

Ernährungstherapie

Die letzte Mahlzeit, am besten ein leichtes Abendessen, sollte spätestens 4 Stunden vor dem Schlafengehen eingenommen werden. Dies sollte aber nicht zu früh am Abend erfolgen, da leichte Hypoglykämien zu Schlafstörungen führen können. Die Schlafregulation ist u. a. abhängig von den Neurotransmittern Serotonin und Melatonin. Kohlenhydratreiche Lebensmittel, die gleichzeitig reich an hochwertigem und gut verdaulichem Eiweiß und Fett sind (z. B. Hafer und warme Milch mit Honig), fördern das Durchschlafen aufgrund ihres hohen Tryptophangehalts. Durch das Fett im Hafer bzw. der Milch läuft die Aufnahme in die Zellen des ZNS langsam und kontrolliert ab. Diese Faktoren werden bei der Vollwertigen Grunddiät nach Anemueller (s. S. 26, Ernährungstherapie I) berücksichtigt.

Phytotherapie

Therapie der ersten Wahl bei Schlafstörungen sind Phytopharmaka:

- Hopfenzapfen, Melissenblätter, Passionsblumenkraut haben eine positive Monografie bezüglich Schlafstörungen erhalten, z. B. Ardeysedon/Ardeysedon Nacht 1–3 Drg. tgl.
- Fertigpräparate: Pascosedon 1-mal 3 Tbl., Requiesan Tr. (Goldmohnkraut u. Haferkraut) 30–40 Tr. in etwas heißer Flüssigkeit vor dem Schlafengehen einnehmen, Neurapas balance, 3-mal 1 Drg.
- Heilpflanzensaft-Baldrian, z. B. Baldrianwurzel-Press-Saft
- Euvegal Balance 500 mg, 1–3-mal 1 Tbl.; Euvegal 2-mal 2 Tbl.
- Kneipp Baldrian-Hopfen Drg.
- Valeriana Hevert Beruhigungsdragees 3-mal 1–2 Drg.

Ordnungstherapie

Bei psychovegetativen Erschöpfungszuständen zeigen psychologische Diagnostik (Einschlafstörung, Tagesereignisse), Tipps zur Lebensführung, Atmungstherapie sowie autogenes Training aufgrund seiner entspannenden Wirkung gute Erfolge.

Zusammenfassung

- Vorstellung von Therapiekonzepten nach den fünf Säulen der klassischen Naturheilverfahren für die Krankheitsbilder
  - Kopfschmerzen und Migräne
  - Trigeminusneuralgie
  - Schlafstörungen
- Bei der Behandlung der Trigeminusneuralgie wird auf die Anwendung der ausleitenden Verfahren hingewiesen.
- Für **Fallbeispiele** und zur Vorgehensweise bei der **Anamnese** s. BASICS Neurologie bzw. BASICS Psychiatrie.

Neurologische Erkrankungen II

Polyneuropathie

Einleitung

Zunächst sind Vitamin-B-Mangel, Diabetes mellitus, Intoxikationen durch Schwermetallbelastungen (Blei, Kupfer, Amalgam, Kadmium) und Störfelder auszuschließen. Therapeutisch hat zunächst die Ausschaltung der Noxen (Alkohol, Ernährungsfehler) Vorrang.

Hydro- und Thermotherapie

Ansteigende Teilbäder, z. B. Armbäder, bewirken eine reflektorische Gefäßerweiterung und führen über eine Fernwirkung zu einem günstigen Effekt im Bereich der Beine. Vollbäder mit Zusatz von Fichtennadeln oder Heublumen sowie Lehmpackungen mit Heilerde haben bei Neuralgien einen antiphlogistischen und schmerzlindernden Effekt, 1-mal tgl. (s. S. 18, Wickel und Auflagen). Ansonsten regelmäßiges Wassertreten 1-mal tgl. sowie sanftes Trockenbürsten (Durchblutungsverbesserung).

Bewegungstherapie und Massage

Mit der propriozeptiven neuromuskulären Fazilitationstherapie (PNF) erfolgt ein Auftrainieren der schwachen Muskulatur. Durch die Gangstörung kommt es kompensatorisch zu Insuffizienzen der Rumpfmuskulatur, so dass auch hier spezielle Rückenschulungsprogramme im Hinblick auf Haltungsänderungen im Alltag zur Anwendung kommen. Außerdem kann das sensomotorisch-funktionelle Einzeltraining die Oberflächen- und Tiefensensibilität günstig beeinflussen.

Ernährungstherapie

Über eine vollwertige Grunddiät (s. S. 26, Ernährungstherapie I) werden akzentuiert Kartoffeln, Gemüse und Obst als Basenlieferanten zugeführt. Zur Verbesserung der Eisenverfügbarkeit bei anämiebedingter Neuropathie sollten eisen- und Vitamin-C-reiche Lebensmittel wie Obst und Gemüse gleichzeitig verzehrt werden. Voraussetzung für eine optimale Resorption ist die Freisetzung in die lösliche Form, die im Magen einer optimalen Säure- und Pepsinkonzentration bedarf. Lebensmittel wie schwarzer Tee, die die Eisenresorption hemmen, sollten nur selten und nicht zu Mahlzeiten eingenommen werden.

Phytotherapie

Heilpflanzen dienen als **Adjuvans:**

- Capsicum-Salbe 0,05% bzw. 0,075% bei diabetischer bzw. postherpetischer Neuralgie
- Hypericum perforatum, z. B. Jukunda Rotoel, wirkt äußerlich schmerzlindernd
- Conium maculatum (gefleckter Schierling), z. B. Conicum Salbe als äußerliche Anwendung zur Schmerzlinderung
- Bei diabetischer Polyneuropathie: z. B. Tinct. Phaseoli 3-mal tgl. 30 Tr.

Morbus Parkinson

Einleitung

Bei der Therapie des Parkinson-Syndroms ist zu berücksichtigen, dass es sich um eine chronisch-progrediente Erkrankung handelt, der ein organischer Defekt zu Grunde liegt. Sie kann daher naturheilkundlich nur begleitend roborierend behandelt werden. Die Therapie ist eine Langzeittherapie, die sich der sich ändernden medikamentösen Ansprechbarkeit, dem zunehmenden Lebensalter, Begleiterkrankungen, funktionellen Erfordernissen und der Verträglichkeit der Medikamente anpassen muss. Die gegenwärtig mögliche medikamentöse Therapie wirkt nicht kausal, sondern nur symptomatisch. Unter rein biochemisch-pharmakologischen Aspekten hat sie zum Ziel, eine ausgeglichene Neurotransmitterwirkung wiederherzustellen. Dies geschieht vorrangig durch Ausgleich des Dopaminmangels durch L-Dopa, Dopaminagonisten und Monoaminoxidase-B-Hemmer. Dem glutaminergen Übergewicht sollen die Amantadine entgegenwirken. Naturheilverfahren leisten hier einen wertvollen Beitrag bei der Behandlung von Einzelsymptomen.

Hydro- und Thermotherapie

Allgemein roborierende Kneippanwendungen wie Waschungen, Bürstungen und Güsse.

Bewegungstherapie und Massage

Zur Verbesserung der Beweglichkeit tgl. 1 Std. Bewegungstherapie mit Lockerungsübungen, Muskeldehnungen, Gymnastik, Ballspiele, Übungen der Gebrauchsbewegungen, Gehschulung, Brustkorbgymnastik, Atmungstherapie. Außerdem tragen Massagen (v. a. Lockerungsmassagen, Bindegewebsmassagen, manuelle Dehnung) zur Verbesserung des erhöhten Muskeltonus bei.

Ernährungstherapie

Die Patienten haben oft ein geringeres Körpergewicht aufgrund des durch den Tremor und den erhöhten Muskeltonus bedingten vermehrten Energieverbrauchs und der Schwierigkeiten bei der Nahrungsaufnahme und -zubereitung. Da Nahrungsprotein die Bioverfügbarkeit von L-Dopa unter der medikamentösen Standardbehandlung erheblich beeinflusst, sollten proteinreiche Lebensmittel nur am Abend verzehrt werden. Der häufig damit verbundenen Mangelernährung muss durch individuelle Ernährungsempfehlungen entgegengewirkt werden, z. B. durch hochwertige Proteinkombinationen.

Phytotherapie

Die Phytotherapie kann bei M. Parkinson neben der herkömmlichen, konservativen Medikation zumindest unterstützend den typischen Tremor lindern. Das entsprechende Präparat wäre von Tollkirsche (Atropa belladonna) das Tremoforat in einer Dosierung von 3-mal einer Tablette (siehe auch entsprechende Monografie der Tollkirsche).

Ordnungstherapie

Progressive Muskelentspannung hilft die Körperwahrnehmung zu verbessern und wird für den häuslichen Gebrauch empfohlen.

Zerebraler Insult

Einleitung

Keine Zeit verlieren – diese Maxime bestimmt die Therapie des Schlagsanfalls vom ersten Moment an. Neben der Akuttherapie müssen die Sekundärprävention und die Kontrolle der Risikofaktoren, allen voran der arteriellen Hypertonie, eingeleitet werden. Zwingend ist auch die Klärung, mindestens aber die Eingrenzung der Genese des Insults, woraus weitere Therapieoptionen erwachsen können. Risikofaktoren sind u. a. arterielle Hypertonie, Diabetes mellitus, Herzerkrankungen, Vorhofflimmern, Hyperlipoproteinämie, Zigarettenkonsum, Karotisstenosen, erhöhter Homozysteinspiegel (Zwischenprodukt im Aminosäurenstoffwechsel), erhöhter Fibrinogenspiegel, Hämatokriterhöhung, Übergewicht, Bewegungsmangel. Die meisten dieser Risikofaktoren sind durch Naturheilverfahren gut beeinflussbar.

Hydro- und Thermotherapie

3-mal tgl. Unterarm-Teilbäder. Im Wasser Selbstdehnungen der kontrakten Seite sowie feuchtheiße Armwickel oder Eisbad der Hand zur Lösung der Spastik und als Vorbereitung der Krankengymnastik. Außerdem Wickel (Leberwickel, s. S. 18, Wickel und Auflagen).

Bewegungstherapie und Massage

Im Vordergrund der Behandlung steht die Physiotherapie in Form der Krankengymnastik. Ziele sind eine Verminderung bzw. Beseitigung von Wahrnehmungsstörungen, Optimierung von Haltungs- und Gangstabilität, Verbesserung von Konzentration und Koordination, Förderung von Kraft und Ausdauer, Reduzierung eines spastisch erhöhten Muskeltonus, Erhaltung und Verbesserung passiver und aktiver Beweglichkeit um ein Gelenk, Verbesserung feinmotorischer Leistungen. Siehe dazu auch weiterführende Lehrbücher.

Ernährungstherapie

Schluckstörungen (Dysphagien) treten in 50–60% der Schlaganfälle auf. Sie beruhen auf Wahrnehmungs- und Bewegungsstörungen der am Schluckvorgang beteiligten Organe und auf Störungen bei der Steuerung und Koordination der Nahrungsaufnahme. In der Akutphase steht der Schutz vor Aspiration im Vordergrund. Liegt das Problem in der oralen Phase, ist die orale Ernährung in der Regel möglich, braucht aber eine Kostanpassung, z. B. passierte Nahrung oder einen Strohhalm als Hilfsmittel. Lähmung des Gaumensegels erfordert ein Essen unter Aufsicht und das Andicken von Getränken. Aufsicht und passierte Kost sind auch bei Aufmerksamkeits-, Antriebs- und Vigilanzstörungen unabdingbar. Auf keinen Fall dürfen Medikamente, Flüssigkeiten oder Nahrung in liegender oder halbliegender Position verabreicht werden. Bei gestörter oraler Boluskontrolle sind der Versuch der Stimulation der Zunge sowie Übungen zur Kräftigung und Steigerung der feinmotorischen Kompetenz der Zunge geboten. Bei verzögertem Auslösen des Schluckreflexes ist die Stimulation der Gaumenbögen angezeigt. Die Gefahr einer Malnutrition und Dehydration ist groß und kann Anlass für eine Ernährung über Nasogastralsonde bzw. für eine perkutane endoskopische Gastrostomie sein. Die Ernährungsberatung sollte die Vollwertige Grunddiät nach Anemueller (s. S. 26, Ernährungstherapie I) zur Prävention von arteriosklerotischen Herz-Kreislauf-Erkrankungen mit leicht verdaulichem, weichem Gemüse, Kartoffeln, gekochtem Fisch, Obst- und Gemüsesäften empfehlen. Auf ausreichende Flüssigkeitszufuhr ist zu achten.

Phytotherapie

Ginkgo biloba (s. S. 98, Heilpflanzen I), z. B. Rökan novo 120 mg 2-mal $^1/_2$ bis 1 Tbl., Tebonin intens 120 mg 2-mal 1 Tbl., Pulvis laxans, 2 EL (ca. 30 g) abends mit etwas Flüssigkeit. Außerdem beleben Aromen das Erinnerungsvermögen: Öle von Kamille und Rose wirken beruhigend, während Zitrone und Pfefferminze stimulieren.

Ordnungstherapie

Manche Patienten haben den Wunsch, bewusstlos zu werden, um der unangenehmen oder ausweglos erscheinenden Lage auszuweichen. Die geschwächte Seite sollte nicht geschont, sondern aktiviert werden. Das Bett so stellen, dass der Patient nicht mit dem Gesicht zur Wand liegt, sondern am Raumgeschehen teilhaben kann (z. B., um zu sehen, wer das Zimmer betritt). Indiziert sind Entspannungsverfahren, z. B. progressive Muskelspannung nach Jacobson, autogenes Training, Atmungstherapie.

Zusammenfassung

- Vorstellung von Therapiekonzepten nach den fünf Säulen der klassischen Naturheilverfahren für die Krankheitsbilder
  - Polyneuropathie
  - Morbus Parkinson
  - zerebraler Insult
- Für **Fallbeispiele** und zur Vorgehensweise bei der **Anamnese** s. BASICS Neurologie bzw. BASICS Psychiatrie.

Gynäkologische Erkrankungen I

Einleitung

Einleitend sei darauf hingewiesen, dass in der Gynäkologie einige besondere Therapieverfahren ihre Anwendung finden. Sie alle aufzuzählen wäre zu umfangreich, daher werden zwei Verfahren vorgestellt, die z. B. in der Klinik Blankenstein routinemäßig angewendet werden. In der Frauenheilkunde ist die **Balneogynäkologie** als ein klassisches Naturheilverfahren fester Bestandteil der therapeutischen Konzeption.

- Moorbäder und vaginale Moortamponaden. Dazu zählen Huminsäurebäder sowie die vaginale Moorbreibehandlung (▮ Abb. 1).
- CO_2-Gas-Anwendung als Wasserbad oder Gasbehandlung, z. B. bei Sterilität, Wechseljahrbeschwerden, neurovegetativer Dystonie, Altersatrophien

Akute und subakute Salpingitis

Einleitung

Die Salpingitis und ihre Folgezustände bedürfen einer klaren Diagnose, da die einzelnen Stadien aus naturheilkundlicher Sicht ein unterschiedliches Vorgehen erfordern.

Hydro- und Thermotherapie

- **Akute Salpingitis:** Ziel der Behandlung ist die Normalisierung des pathologisch gesteigerten lokalen Stoffwechsels, der Vasodilatation und der lokalen Überwärmung. Neben Antibiotikagaben werden Kälteanwendungen (Eisblase) – mehrfach tgl. über 2 Stunden – verordnet. Kälteanwendungen bewirken eine Durchblutungsverbesserung.
- **Chronische Salpingitis:** Die Hydro- und Thermotherapie findet besonders bei der abklingenden und chronischen Salpingitis sowie bei Zustand nach Salpingitis eine begleitende Anwendung. Verordnet werden dabei z. B. kalte Blitzgüsse, die zu einer kutiviszeralen Vasodilatation und leichter Abkühlung im Genitalbereich (durch reaktive Vasodilatation der Hautgefäße) führen. Weiterhin können intravaginale Moortamponaden (45 °C, 30–60 min) angewandt werden. Diese können mit einem Moorbreihalbbad (45 °C, 20–30 min) oder einem Kohlensäurewasserbad (34 °C, 20–30 min) im täglichen Wechsel kombiniert werden. Mit der vaginalen Moortherapie wird nach Abklingen der akuten Entzündung begonnen, falls die Patientin anhaltende Schmerzen angibt. Die lokale Wärmezufuhr hat eine spasmolytische und resorptive Wirkung und bewirkt eine Auflockerung der fibroplastischen Veränderungen.

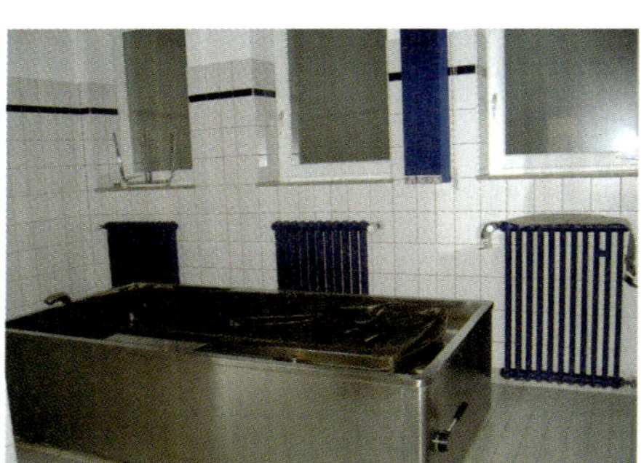

▮ Abb. 1: Wanne für die Moorbadbehandlung.

Bewegungstherapie und Massage

Erfahrungsgemäß bleiben nach behandelter Salpingitis häufig Unterbauchbeschwerden oder auch lumbale Schmerzen bestehen, die durch die reflektorischen Beziehungen zwischen den Unterbauchorganen und der Bauch-, Beckenboden- und Rückenmuskulatur bedingt sind. Die Salpingitis zieht Mitreaktionen im Bänderbereich nach sich. Veränderungen in den Ligamenta sacrouterina verursachen durch nervale Reizungen die Ausbildung von sakralen Reflexzonen. Diese verspannten Muskel- oder Muskelteilbereiche können mit klassischen Massagen behandelt werden.

Ernährungstherapie

Es wird eine basisch vollwertige Grunddiät (s. S. 26, Ernährungstherapie I) empfohlen. Da Fettsäuren die Entzündung beeinflussen können, indem sie die Bildung von Entzündungsmediatoren hemmen, sollten Omega-3-Fettsäuren in der Ernährung vertreten sein (s. S. 28, Ernährungstherapie II, ▮ Tab. 1). Außerdem sind Maßnahmen zur Verminderung von Entzündungsprozessen sowie zur Verbesserung des Bindegewebsstoffwechsels zu empfehlen (Ernährungsberatung s. S. 26, Ernährungstherapie I): Eicosapentaen-, Docosahexaen-, α-Linolensäure, Heilfasten oder Entlastungskost (z. B. Kartoffel-Reis).

Phytotherapie

Phytotherapeutisch kommen bei der akuten Salpingitis Sonnenhutpräparate zum Einsatz, z. B. Echinacin Liquidum.

Ordnungstherapie

Durch ein positives Körpererleben kann im Rahmen von Stressbewältigungsverfahren eine Stärkung des unspezifischen Immunsystems erfolgen und die abklingende oder chronische Salpingitis positiv beeinflussen.

Mastitis puerperalis

Einleitung

Die Mastitis puerperalis tritt besonders bei stillenden Wöchnerinnen auf. Die Infektion durch Staphylococcus aureus haemolyticus (> 90%) führt in den meisten Fällen über den Lymphweg zur Symptomentrias mit Schmerzen, Fieber und Rötung der Brust. Naturheilverfahren können beim Vollbild der Mastitis puerperalis nur bedingt zum Einsatz kommen.

Hydro- und Thermotherapie

Die Brust wird ruhig gestellt. Es erfolgt eine Kühlung durch Entzug der Verdunstungswärme (Retterspitz) durch die Auflage feuchter, lauwarmer Tücher.

Ernährungstherapie

Empfohlen wird der Einsatz einer vollwertigen Grunddiät (s. S. 26, Ernährungstherapie I) mit mediterraner Ausrichtung. Durch regelmäßige Fischmahlzeiten (z. B. Kaltwasserfisch) sowie die Verwendung von hochwertigen Ölen (hoher Gehalt an Omega-3-Fettsäuren) kann diese Diät zu einer Verminderung entzündlicher Reaktionen und somit einer Beschwerdelinderung beitragen. Mit der Begrenzung tierischer Lebensmittel wird auch die Aufnahme von Arachidonsäure, die Ausgangsprodukt für proinflammatorisch wirkende Eicosanoide ist, reduziert.

Phytotherapie

Phytotherapeutisch kann eine zu hohe Milchproduktion mit Salbeitee behandelt werden. Es sollten über den Tag verteilt bis zu 3 Tassen getrunken werden. Entweder kommen Salbeiblätter allein oder in einer Teemischung zur Anwendung. In dieser sind neben Salbeiblättern häufig Walnussblätter und Fruchtzapfen des Hopfens enthalten. Dabei kommt es nicht etwa, wie häufig befürchtet, zum Versiegen der Milch, sondern nur zu einer Reduktion. Eine entzündete Brustwarze wird mit Ringelblumensalbe (z. B. Calendula Salbe Weleda) durch mehrmaliges dünnes Auftragen behandelt oder mehrmals täglich mit 10%igem Johanniskrautöl betupft.

Zustand nach Mammakarzinom

Einleitung

Die Frührehabilitation erfolgt 1–2 Wochen nach dem operativen Eingriff an der Brust, bevor die Primärbehandlung mit der Strahlen- und Chemotherapie fortgesetzt werden kann. Gelegentlich wird auch eine Frührehabilitation nach Beginn der Chemotherapie – oft nach dem 2. oder 3. Behandlungszyklus – notwendig.

Hydro- und Thermotherapie

Frührehabilitation
Die einfache CO_2-Gasbehandlung fördert die Durchblutung, den Lymphfluss und die Wundheilung. Auch Kneipp-Anwendungen können ab der 3. postoperativen Woche unterstützend roborierend eingesetzt werden (Wickel, Güsse, Wassertreten).

Bewegungstherapie/Massage

Frührehabilitation
Krankengymnastik mit Kreislaufanregung steht bereits ab dem 2. postoperativen Tag mit Arm-Dehnübungen im Vordergrund, um Narbenkontrakturen vorzubeugen. Sobald die Wundverhältnisse es zulassen, kann mit Lymphdrainage u. Ä. begonnen werden.

Ernährungstherapie

Je nach Befinden und Ernährungszustand ist eine abwechslungsreiche, leichte vollwertige Grunddiät (s. S. 26, Ernährungstherapie I) unter Berücksichtigung der Patientenwünsche zu bevorzugen. Fruchtsäfte und Rohkost eignen sich als Zwischenmahlzeit. Antioxidanzien über Obst und Gemüse aufnehmen. Begrenzung der Gesamtfettzufuhr auf max. 30% der tgl. Gesamtnahrungsenergie, um Übergewicht zu vermeiden bzw. eine langfristige Gewichtsabnahme zu erzielen. Auf reichliche Flüssigkeitszufuhr achten, da nach der Strahlentherapie oft Durstgefühl und Appetit nachlassen.

Phytotherapie

Phytotherapeutisch wird vielerorts eine Misteltherapie eingeleitet (s. S. 92, Onkologische Krankheitsbilder, und S. 100, Heilpflanzen II).

Ordnungstherapie

Von zentraler Bedeutung sind u. a. die Betreuung in Einzelgesprächen und Gruppen, die Aufklärung über die Weiterbehandlung sowie die Nachsorgebetreuung.

Zusammenfassung

- Vorstellung von Therapiekonzepten nach den fünf Säulen der klassischen Naturheilverfahren für die Krankheitsbilder
  - akute und subakute Salpingitis
  - Mastitis puerperalis
  - Zustand nach Mammakarzinom
- In der Gynäkologie finden neben den herkömmlichen auch noch einige spezielle Naturheilverfahren Anwendung, z. B. die **Balneogynäkologie** mit Moorbädern etc.
- Für **Fallbeispiele** und zur Vorgehensweise bei der **Anamnese** s. BASICS Gynäkologie.

Gynäkologische Erkrankungen II

Klimakterische Beschwerden

Einleitung

Mit den klassischen Naturheilverfahren können klimakterische Beschwerden erfahrungsgemäß sehr gut behandelt werden.

Hydro- und Thermotherapie

Die Hydro- und Thermotherapie kann bei Patientinnen sinnvoll eingesetzt werden, die eine Hormonsubstitution ablehnen oder Kontraindikationen aufweisen, dennoch aber den Wunsch nach einer Linderung ihrer klimakterischen Beschwerden äußern. Bei Hitzewallungen können z. B. Kneipp'sche Anwendungen wie wechselwarme Fußbäder oder Teilgüsse verabreicht werden.

Bewegungstherapie und Massage

Da menopausale Beschwerden durch Bewegungsmangel verstärkt werden, können allgemeine Bewegungsübungen vermittelt und zu Hause geübt werden.

Ernährungstherapie

Durch eine vernünftige Zusammensetzung, Auswahl und Zubereitung der Ernährung (s. S. 26, Ernährungstherapie I) können die Beschwerden des klimakterischen Syndroms und das körperliche Befinden der Frau in den Wechseljahren erheblich gebessert werden. Eine an Nähr- und Ballaststoffen sowie an Eiweiß reiche, aber an Fett arme Ernährung erfüllt die vier Grundprinzipien der Ernährungsweise im Klimakterium. Diese lauten: hohe Nährstoffdichte, hoher Faserstoffgehalt, wenig Fett (weniger als etwa 30% des Kalorienbedarfs) und wenig Zucker (Raffineriezucker höchstens 10% des Kalorienbedarfs). Außerdem sollte die Zusammensetzung der Nahrung so gehalten werden, dass der Cholesterinspiegel nicht über 300 mg/ml ansteigt. Der Alkoholkonsum sollte nach Möglichkeit auf 10 bis max. 20 g tgl. begrenzt werden.

Phytotherapie

Die in der Menopause häufig vorkommenden neurovegetativen Symptome (Hitzewallungen und Schweißausbrüche) sowie die psychischen Symptome (depressive Verstimmung, Nervosität, Schlafstörungen und Reizbarkeit) werden gezielt behandelt. Dabei stehen eine Reihe von Arzneipflanzen zur Verfügung:

- Wurzelstock der Traubensilberkerze, z. B. Remifemin, 2-mal tgl. 1 Tbl.; Klimadynon 1-mal tgl. 1 Tbl.
- Johanniskraut wurde bis vor wenigen Jahren als unspezifisches Mittel bei menopausalen Beschwerden verwendet. Da in der Menopause unspezifische psychische Symptome wie leichte bis mittelschwere depressive Verstimmungen vorkommen, ist Johanniskraut heute fester Bestandteil der Therapie des menopausalen Syndroms (Jarsin Dragees, 3-mal tgl. 1). Ein Kombinationspräparat aus Traubensilberkerzenwurzelstock und Johanniskraut kann z. B. in Form von Remifemin plus verordnet werden (2-mal tgl. 1 Drg.).

Ordnungstherapie

Im ärztlichen Gespräch werden die Ängste und Einstellungen der Frau mit dem Ziel hinterfragt, neue Lebensperspektiven zu erreichen und den Übergang als eine Chance zu betrachten. Es sollte im Gespräch deutlich werden, dass die Wechseljahre physiologisch sind und Überlastungen aller Art zur Verstärkung der Beschwerden führen. Bei anhaltenden, schweren menopausalen Beschwerden wird die Durchführung eines Rehabilitations- oder Kuraufenthalts (z. B. in Bad Kohlgrub) empfohlen.

Gestosen

Bei der leichten Gestose haben Naturheilverfahren als primäre Therapien ihren Platz. Die schwangerschaftsinduzierte Hypertonie, die drohende Eklampsie und die Eklampsie müssen jedoch pharmakotherapeutisch behandelt werden und können nur additiv mit Naturheilverfahren begleitet werden.

Hydro- und Thermotherapie

Bei der leichten Gestose kommen regelmäßige hydro- und thermotherapeutische Anwendungen zum Einsatz. Dazu zählen diuretisch wirkende Kohlensäurewasserbäder und sympatholytische, anabole CO_2-Gasbäder im täglichen Wechsel. Die täglichen Vollbäder sowie auch Gasbäder dienen u. a. der Ausschwemmung von Ödemen und der Senkung des Grenzwerthypertonus. Die Bäder führen zu einer Vasodilatation, Hypervolämie mittels gesteigerter Lymphperistaltik etc.

Bewegungstherapie und Massage

Bei Ödemen erfolgt der Einsatz der manuellen Lymphdrainage (s. S. 22, Bewegungstherapie II) tgl. oder jeden 2. Tag – je nach Stauneigung. Empfohlen werden können auch leichte Sport- und Bewegungsübungen.

Ernährungstherapie

Grundsätzlich ist auf eine ausgeglichene Ernährung im Sinne der Vollwertigen Grunddiät (s. S. 26, Ernährungstherapie I) zu achten. Ernährungsmangelzustände wie Eiweiß-, Kohlenhydrat- und Vitaminmangel werden mit der Entstehung einer Gestose in Zusammenhang gebracht. Als Prophylaxe wird eine an ungesättigten Fettsäuren reiche Nahrung empfohlen, z. B. der wöchentliche Verzehr von Kaltwasserfischen wie Makrelen, Heringen, Sardinen und Lachs. Eine spezifische Gestosediät gibt es nicht. Strikt abzulehnen sind Maßnahmen wie die Reduzierung der Kalorien- und Flüssigkeitszufuhr.

Phytotherapie

Bei der Präeklampsie sind weder pflanzliche Aquaretika (Präparate, die harntreibende Pflanzen enthalten, z. B. Orthosiphonblätter oder Birkenblätter) noch Antihypertensiva (z. B. Mistel-Heilpflanzensäfte) sinnvoll.

Ordnungstherapie

Autogenes Training und Atmungstherapie können aufgrund der entspannenden Wirkung zu einer Senkung des Blutdrucks beitragen. Im Rahmen der Atmungstherapie kann der venöse und lymphatische Rückstrom aus den unteren Extremitäten durch die Diaphragmaauslenkung verbessert werden.

Emesis und Hyperemesis gravidarum

Die Emesis gravidarum beginnt mit Übelkeit, Brechreiz und Erbrechen in der Frühschwangerschaft und dauert maximal 3–4 Monate. Meist ist die Hyperemesis gravidarum der Grund für die stationäre Aufnahme, da sie zur Exsikkose, starker Gewichtsabnahme und Ikterus führen kann.

Hydro- und Thermotherapie

Hydrotherapeutisch sind begleitend täglich wechselwarme Unterschenkelgüsse zu empfehlen, jedoch nicht bei Abortus imminens und habituellen Aborten.

Ernährungstherapie

In der ersten Zeit ist eine leichte, vollwertige Grunddiät (s. S. 26, Ernährungstherapie I) unter Berücksichtigung der Patientenwünsche (Appetit, besondere Vorlieben) empfohlen. Zudem häufige und kleine Mahlzeiten (s. S. 28, Ernährungstherapie II) und eine ausreichende Flüssigkeitszufuhr zwischen den Mahlzeiten, z. B. durch Kamillen-, Fencheltee.

Phytotherapie

Anwendung u. a. von Ingwerprodukten, die eine stark antiemetische Wirkung haben (z. B. Zintona-Kapseln). Bei der Hyperemesis gravidarum steht meist eine Hyperazidität im Vordergrund. Zur Behandlung der Magenschleimhautentzündung wird Kamille verwendet.
Cave: In der Schwangerschaft ist beim Verabreichen von Phytotherapeutika allgemein Vorsicht geboten!

Ordnungstherapie

Eine in der Frühschwangerschaft eingesetzte Atmungstherapie kann den Symptomen einer Hyperemesis gravidarum entgegenwirken, v. a. durch ihre physisch und psychisch entspannende Wirkung.

Venenbeschwerden in der Schwangerschaft

Aufgrund einer veränderten Venenstruktur durch Stauung und einer übersteigerten Dehnbarkeit kann es zur Insuffizienz der Venenklappen kommen. Bei gleichzeitiger Insuffizienz der umgebenden muskulären Pumpmechanismen bilden sich Varizen. Zur Behandlung der venösen Insuffizienz (Status varicosus, Neigung zu Phlebitis und Thrombose) bieten sich sowohl physikalisch-therapeutische als auch balneologische und phytotherapeutische Maßnahmen an.

Hydro- und Thermotherapie

Die Hydro- und Thermotherapie ermöglicht eine Vasogymnastik durch kalte Wasseranwendungen in Form von Güssen, z. B. an Knie und Schenkeln.

Bewegungstherapie und Massage

Gefäßtraining: Durch Bewegung der Füße und Umhergehen kann der Blutfluss in den Beinvenen durch die Muskelpumpe aktiviert werden. Außerdem Beine hochlagern, so dass die Füße oberhalb der Herzebene liegen. Möglichst eine linke Körperlage einhalten. Bei ausgeprägter venöser Insuffizienz empfiehlt sich das Tragen von Kompressionsstrumpfhosen oder das mehrfache Wickeln der Beine am Tag (s. S. 18, Wickel und Auflagen).

Phytotherapie

Extrakte aus Rosskastaniensamen und Mäusedornwurzelstock wirken diuretisch, antiphlogistisch und venoprotektiv. Bei strenger Indikation, kurzer Anwendungsdauer und unter ärztlicher Kontrolle sind sie bei chronisch-venöser Insuffizienz bzw. Begleitödemen durchaus sinnvoll. Die Rosskastanie als Kombinationspräparat hat sowohl diuretische als auch antiphlogistische Effekte, z. B. Essaven N Kapseln. Pflanzliche Arzneimittel aus Rosskastaniensamen (Noricaven) bei Beschwerden im Rahmen von Erkrankungen der Beinvenen, z. B. Schmerzen und Schweregefühl in den Beinen, nächtlichen Wadenkrämpfen, Juckreiz und Beinschwellungen.

Zusammenfassung

- Vorstellung von Therapiekonzepten nach den fünf Säulen der klassischen Naturheilverfahren für die Krankheitsbilder
  - klimakterische Beschwerden
  - Gestose
  - Emesis und Hyperemesis gravidarum
  - Venenbeschwerden in der Schwangerschaft
- Für **Fallbeispiele** und zur Vorgehensweise bei der **Anamnese** s. BASICS Gynäkologie und Geburtshilfe.

Urologische Erkrankungen I

Akute und chronische Harnwegsinfekte

Einleitung

Bei den häufigsten Harnwegsinfektionen sind die Therapiekonzepte weitgehend einheitlich. Die naturheilkundlichen Behandlungsansätze bei akuten Entzündungszuständen sind zumeist adjuvante Maßnahmen im Sinne einer Begleittherapie, die Dauer und Schwere der Infektion verkürzen soll. Anders sieht der Stellenwert von Naturheilverfahren bei subakuten und chronisch-rezidivierenden Infektionen aus. Obwohl die Infektion unter einer antibiotischen Behandlung abheilen kann, kommt es nicht selten zu Rezidiven. Bei der dann notwendigen Intervall- oder Langzeitbehandlung mit Chemotherapeutika lassen sich häufig Antibiotikaresistenzen beobachten. Aus diesem Grund treten Naturheilverfahren bei chronisch-rezidivierenden Erkrankungen immer mehr in den Vordergrund. Aquaretika und Harndesinfizienzien sowie eine begleitende Enzymtherapie können den Zeitraum bis zur Beschwerdefreiheit abkürzen.

Hydro- und Thermotherapie

Bei einer akuten Zystitis sind temperaturansteigende Fußbäder von 35 – 40 °C anzuraten, z. B. mit Lavendel-, Fichtennadel- oder Rosmarin-Kräuter-Ölbad. Die Beschwerden lassen sich zudem lindern durch Sitzbäder mit Lavendel (3-mal tgl.), Sauna sowie Auflagen von Blasenkompressen mit Meerrettich oder Eukalyptusöl bei Zystitis (s. S. 18, Wickel und Auflagen). Zur Abhärtung dienen Saunabaden, Tautreten, Wassertreten, kalte Güsse, kalte Armbäder sowie Trockenbürstungen.

Bewegungstherapie und Massage

Angezeigt ist z. B. die Bindegewebsmassage im Blasensegment Th11 – L2 und S2 – 4.

Ernährungstherapie

Auf eine ausreichende Trinkmenge ist besonders zu achten. Empfohlen wird eine salzarme, vollwertige Grunddiät (s. S. 26, Ernährungstherapie I), mild gewürzt und leicht verdaulich. Eventuell Heilfasten, da die erhöhte Trinkmenge dem Spüleffekt dient. Der Genuss von Kaffee, schwarzem Tee, Alkohol und stark kohlensäurehaltigen Getränken ist auf 2 – 3 Tassen bzw. 20 g Alkohol tgl. zu beschränken.

Phytotherapie

Alle phytotherapeutischen Maßnahmen haben eine Eindämmung des Entzündungsgeschehens zum Ziel. Postuliert werden zudem eine Resistenzsteigerung des betroffenen Schleimhautgewebes im Urogenitalbereich (Terrainsanierung) sowie eine allgemeine Stabilisierung und Stärkung der unspezifischen Abwehr. Es stehen sowohl harndesinfizierende als auch harntreibende Tees zur Verfügung, auch Löwenzahn-Heilpflanzensaft in tgl. Wechsel mit Zinnkraut-Heilpflanzensaft. Diese Therapiekonzepte verfolgen eine Ausschwemmung der Keime. Entsprechend der Symptomatik bieten sich verschiedene Präparate an, z. B. Cystinol long 1-1-1 Kps. (ein Präparat aus echtem Goldrutenkraut) bei immer wiederkehrenden Entzündungen mit Brennen beim Wasserlassen und akut auftretenden Beschwerden. Siehe auch Tab. 1.

Ordnungstherapie

Der untere Körperbereich sollte während eines Blaseninfektes keinen Kaltreizen ausgesetzt werden. Bei bekanntem vesikoureteralem Reflux oder bei Blasendivertikeln ist eine zweizeitige Miktion sinnvoll, da sonst keine vollständige Blasenentleerung möglich ist.

Harnsteinleiden

Einleitung

Die konservative, instrumentelle oder operative Steinentfernung beseitigt zwar das Endprodukt eines Krankheitsgeschehens, nicht aber die Ursache des Leidens. Ohne Prophylaxe muss der Patient mit einer Wahrscheinlichkeit von ca. 50% mit einem Rezidiv rechnen. Steinauflösung und Steinprophylaxe

Symptomatik	Arzneidrogen	Präparatebeispiel
Häufiges Wasserlassen mit Brennschmerz, allgemeines Krankheitsgefühl	Bärentraubenblätter	Cystinol akut 2-2-2 Drg. (max. 1 Woche)
Wiederkehrende Entzündungen mit Brennen beim Wasserlassen, auch akut auftretende Beschwerden	Echtes Goldrutenkraut	Cystinol long 1-1-1 Kps.
Zur adjuvanten Basistherapie bei akutem Harnwegsinfekt, zeitlich begrenzt zur Rezidivprophylaxe	Kapuzinerkressenkraut, Meerrettichwurzel	Angocin Anti-Infekt N 3-3-3 Tbl. Zur Rezidivprophylaxe 2-2-2 Tbl. über 3 Wochen
Bei Neigung zu Harnwegsinfekten (zur Durchspülung)	Birkenblätter, echtes Goldrutenkraut, Orthosiphonblätter	Canephron novo 2-2-2 Tbl.
Zur Unterstützung der Ausscheidungsfunktion der Niere	Schachtelhalmkraut, Goldrutenkraut, Hauhechelwurzel, Petersilienwurzel	Nephro-loges, 3-mal 5 ml tgl.

Tab. 1: Pflanzliche Präparate bei Harnsteininfekten und deren Symptomen.

bzw. Harnsteinmetaphylaxe sind die erwünschten Ziele der Harnsteinbehandlung. Die Möglichkeit des medikamentös unterstützten spontanen oder instrumentell konservativen Harnsteinabgangs sowie die Steinzertrümmerung durch **extrakorporale Stoßwellentherapie (ESWL)** hat den Patienten die Angst vor einem operativen Eingriff genommen. Dadurch fehlt oftmals die Motivation zu einer Lebensumstellung im Sinne der Ordnungstherapie unter Einschluss diätetischer Maßnahmen.

Hydro- und Thermotherapie

Bei kolikartigen Beschwerden warme Vollbäder (37 °C) zur Schmerzlinderung.

Bewegungstherapie und Massage

Bei einem spontan abgangsfähigen Stein ist die Bewegungstherapie (z. B. Treppensteigen, Seilspringen) im kolikfreien Intervall wichtig.

Ernährungstherapie

Bei Kenntnis der Steinart kann durch eine gezielte Metaphylaxe das Wiederauftreten von Steinen verhindert werden: Bei purinhaltigen Steinen Innereien meiden, Fleisch, Wurst, Fisch und Hülsenfrüchte reduzieren, bei oxalathaltigen Steinen Spinat, Mangold, Rote Bete, Rhabarber und Kakao meiden. Übermäßige Kalorienzufuhr und Übergewicht sollten vermieden werden.

Phytotherapie

Bei Harnsteinen, Harngrieß oder zu deren Prophylaxe ist die Durchspülungstherapie mit sogenannten aquaretisch wirkenden Pflanzen sinnvoll. Zum Einsatz kommen Birkenblätter, Hauhechelwurzel, Orthosiphonblätter, echtes Goldrutenkraut, Löwenzahnwurzel mit Kraut, Petersilienwurzel oder Brennnesselkraut/-blätter in Form von Tees und reichlich Flüssigkeit.

Ordnungstherapie

Zur Klärung des Krankheitsgeschehens und evtl. Dispositionen sollte eine Gesprächstherapie einzeln oder in der Gruppe durchgeführt werden. Zur primären Prävention ist auf jeden Fall eine Ernährungsberatung induziert.

Epididymitis

Einleitung

Bei der akuten Epididymitis handelt es sich um eine akute Entzündung des Nebenhodens. Die häufigste Ursache bei jungen Männern sind sexuell übertragbare Erreger. Bei älteren Männern gehören Harnwegsinfektionen (s. o.), Blasenentleerungsstörungen und u. U. auch iatrogene Ursachen (z. B. Katheterismus, Zystoskopie) zu den prädisponierenden Faktoren. Wichtig ist die sofortige Einleitung einer hochdosierten Antibiotikatherapie nach Anlegen einer Urinkultur. Dadurch wird das Keimgewebe des Hodens abgeschirmt und werden Narbenstenosen des Samenleiters und damit Fertilitätsstörungen verhindert. Naturheilverfahren können den Erkrankungsablauf effektiv abkürzen und die Beschwerden lindern.

Hydro- und Thermotherapie

Bei der akuten Form: kalte Umschläge mit Retterspitz. Bei der chronischen Epididymitis werden Moorbehandlungen (z. B. in Form von Moorpackungen auf den Hoden) empfohlen.

Ernährungstherapie

Vollwertige Grunddiät (s. S. 26, Ernährungstherapie I), evtl. entsprechende Ernährungsberatung. Außerdem auf ausreichende Trinkmenge achten.

Phytotherapie

Begleitende Gabe von Aquaretika zur Durchspülungstherapie der Harnwege, z. B. Goldrutenkraut, Birkenblätter (s. o. Phytotherapie der Harnwegsinfektion).

Ordnungstherapie

Strenge Bettruhe, Hoden hochlagern und kühlen.

Ausleitende Verfahren

Einsatz von 3–4 Blutegeln auf den Nebenhoden und 1–2 weiteren auf dem Samenstrang, 1-mal pro Woche.

Zusammenfassung

- Vorstellung von Therapiekonzepten nach den fünf Säulen der klassischen Naturheilverfahren für die Krankheitsbilder
  - akute und chronische Harnwegsinfekte
  - Harnsteinleiden
  - Epididymitis
- Bei der Epididymitis ist zusätzlich auf die ausleitenden Verfahren als effektive und fundierte Therapie hingewiesen.
- Für **Fallbeispiele** und zur Vorgehensweise bei der **Anamnese** s. z. B. BASICS Allgemeinmedizin.

Urologische Erkrankungen II

Prostatitis

Hydro- und Thermotherapie

Hilfreich sind warme bis heiße Sitzbäder 39–40 °C, 10 min 3-mal pro Woche sowie Moorbäder.

Bewegungstherapie und Massage

Bindegewebsmassage im Segment.

Ernährungstherapie

Vollwertige Grunddiät (s. S. 26, Ernährungstherapie I).

Phytotherapie

Bei akuten Beschwerden beim Wasserlassen und im Dammbereich werden Präparate aus Brennnesselwurzel oder Sägepalmenfrüchte (wie Prostagutt forte 1-0-1 Kps.) angewandt. Zur adjuvanten Basistherapie bei akut entzündlichem Geschehen und zeitlich begrenzt bei chronischen Verlaufsformen werden Präparate mit Kapuzinerkressenkraut oder Meerrettichwurzel (wie Angocin Anti Infekt N) eingesetzt.

Ordnungstherapie

Ausgeglichenes Sexualleben.

Benigne Prostatahyperplasie

Hydro- und Thermotherapie

Lindernd und heilungsfördernd werden ansteigende Fußbäder, Sitz oder Halbbäder, warme Packungen (Moor, Heilerde) auf die Blasenregion sowie Moor- und Thermalbäder angewendet.

Bewegungstherapie und Massage

In der Bewegungstherapie kommen insbesondere Massagen wie z. B. die Bindegewebsmassage (Genitalsegment Th 10 bis 12, S1–3) und die Kolonbehandlung bei Obstipation zum Einsatz.

Ernährungstherapie

Durchgeführt wird eine vollwertige Grunddiät (s. S. 26, Ernährungstherapie I) mit vegetarischer Ausrichtung, insbesondere Reduktion tierischer Fette.

Phytotherapie

Die Behandlung der Prostatahyperplasie ist eine Domäne der Phytotherapie. Es bieten sich verschiedenste Arzneidrogen (s. S. 84, Urologische Krankheitsbilder I) mit entsprechenden Präparaten an. Dazu gehören: Bazoton uno 1-0-0 (Brennnesselwurzel), Prosta Fink forte 1-0-0 (Kürbissamen), Cernilton 2-2-2 (Roggenpollenextrakt), Steiprostat uno 1-0-0 (Sägepalmenfrüchte), Prostagutt forte 2-mal 1 Kps., Prostagutt forte Lsg. 3-mal 20–40 Tr., Prostagutt uno 1-mal 1 Kps. und Prostagutt mono 2-mal 1 Kps. (Sägepalmenfrüchte/Brennnesselwurzel).

Ordnungstherapie

Entspannungsverfahren, aktive Bewegung, leichter Sport.

Ausleitende Verfahren

- Cantharidenpflaster über L5 (s. S. 36, Ausleitende Verfahren II)
- Baunscheidtierung im Lenden- und Beckenbereich (s. S. 36, Ausleitende Verfahren II)
- Blutige Schröpfung an der Genitalzone (s. S. 34, Ausleitende Verfahren I)

Zustand nach transurethraler Resektion der Prostata/des Blasentumors

Einleitung

Bei Prostatakarzinom und Harnblasenkarzinom können folgende spezielle Probleme auftreten.

- **Prostatakarzinom:** Nach einer radikalen Prostatektomie ist der Patient in den meisten Fällen mit Impotenz und einer postoperativen passageren Inkontinenz konfrontiert.
- **Harnblasenkarzinom:** Bei Patienten mit lokal fortgeschrittenem, muskelinvasivem Harnblasenkarzinom ist die radikale Zystektomie die am häufigsten eingesetzte Therapie. Die damit verbundene Notwendigkeit einer neuen Harnableitung (kontinente oder inkontinente) schafft für die Patienten eine neue Lebenssituation, die durch die Änderung des Miktionsverhaltens, des Sexual- und Soziallebens, der täglichen Aktivitäten und des Körperbildes zu tiefgreifenden Änderungen der Lebensqualität führen kann. Wird der Schließmuskel belassen (z. B. bei einer Ileumneoblase), ist ein gezieltes Beckenbodentraining sinnvoll. Bei nicht kontinenten Ableitungen muss der Patient lernen, mit der Stomaversorgung umzugehen. Für Patienten hat sich der frühe Kontakt mit Stoma-Selbsthilfegruppen als psychologisch hilfreich erwiesen.

Hydro- und Thermotherapie

Keine heißen Wannenbäder für sechs Wochen, da eine erneute Blutung provoziert werden könnte.

Bewegungstherapie und Massage

Keine sportlichen Anstrengungen (insbesondere mit hohem Kraftaufwand) aus o. g. Grund.

Ernährungstherapie

Nach transurethralen Eingriffen ist die Durchspülungstherapie, d. h. eine ausreichende Flüssigkeitszufuhr, am wichtigsten. Mind. 2 l pro Tag trinken, insbesondere auch zwischen den Mahlzeiten und bei Obstipation, außerdem eine leicht verdauliche Kost. Dazu gehört die vermehrte Aufnahme von leicht verdaulichen pflanzlichen Eiweißträgern, Milchprodukten und Eiproteinen. Zudem Reduktion des Verzehrs an Fleisch und Wurstwaren aufgrund der unerwünschten Menge an Fett, Kochsalz und Zusatzstoffen.

Phytotherapie

Bei Blasentumoren begleitende Misteltherapie (s. S. 100, Heilpflanzen II) ggf. neben subkutaner Verabreichung intravesikale Applikation, z. B. bei oberflächlichem Blasentumor Helixor 100 mg alle 2 Wochen intravesikal. Die begleitende Misteltherapie des Prostatakarzinoms: Iscador bzw. Iscador Q 5 mg, Initialtherapie Serienpackung 0, 3-mal wöchentlich 1 ml s. c. in ansteigender Konzentration entsprechend der Zusammenstellung der Serie. Basistherapie Iscador Q 5 mg nach Vortherapie mit Iscador Qu Serie 0, 3-mal wöchentlich s. c., Pause nach 14 Injektionen.

Reizblase

Hydro- und Thermotherapie

Temperaturansteigende Fußbäder von 35 – 40 °C sind anzuraten, z. B. mit Lavendel-, Fichtennadel- oder Rosmarin-Kräuter-Ölbad. Zunächst sollte dies 2 – 3-mal pro Woche durchgeführt werden, später erfolgt die Abhärtung durch Wechselfußbäder oder Wechselkniegüsse, Sitzbäder mit Lavendel, 3-mal pro Tag, Sauna sowie Auflagen von Blasenkompressen mit Meerrettich oder Eukalyptusöl (s. S. 18, Wickel und Auflagen)

Ernährungstherapie

- Salzarme vollwertige Grunddiät (s. S. 26, Ernährungstherapie I), nicht stark gewürzt und leicht verdaulich
- Der Genuss von Kaffee, schwarzem Tee, Alkohol und stark kohlensäurehaltigen Getränken ist einzuschränken.
- Verstärkte Flüssigkeitszufuhr (mind. 2 l tgl., Nieren- und Blasentees). Durch die Verdünnung des Harns werden die Bakterien schneller ausgeschwemmt und die Blasenschleimhaut weniger gereizt.

Phytotherapie

Cave: Bei der Reizblase sollte gezielt nach der täglichen Flüssigkeitszufuhr gefragt werden!
Man kann die Reizblase als Domäne der Phytotherapie bezeichnen, da sie umfangreiche Möglichkeiten zur Linderung und Heilung bietet. Dazu gehören u. a.:

- Orthosiphonblätter (z. B. Carito mono 2-2-2 Kps.) bei häufigem Wasserlassen mit geringer Harnmenge, unspezifischen Blasenbeschwerden
- Birkenblätter, echtes Goldrutenkraut, Orthosiphonblätter (z. B. Canephron novo 2-2-2 Tbl.) bei Beschwerden beim Wasserlassen und anamnestisch bekannten Harnwegsinfekten
- Kürbissamen (z. B. Nomon mono 1-1-1 Kps.) bei häufigem Wasserlassen mit Schmerzen, schmerzhaftem Harndrang mit wenig Urinabgang
- Traubensilberkerze-Wurzelstock (z. B. Klimadynon uno 1-0-0) bei Blasenbeschwerden im Klimakterium
- Baldrianwurzel, Hopfenzapfen, Melissenblätter (z. B. Pascosedon 2-2-2 Tbl. initial) bei Blasenbeschwerden mit deutlich vegetativer Beeinflussung

Ordnungstherapie

Häufig hat die Reizblase bei Frauen psychosomatische Ursachen, daher sollte ein gezieltes Nachfragen erfolgen. Die Reizblase gehört zu den häufigen Konversionssymptomen.

Zusammenfassung

- Vorstellung von Therapiekonzepten nach den fünf Säulen der klassischen Naturheilverfahren für die Krankheitsbilder
  - Prostatitis
  - benigne Prostatahyperplasie
  - Zustand nach transurethraler Resektion der Prostata/des Blasentumors
  - Reizblase
- Zusätzlich wird bei der benignen Prostatahyperplasie auf die ausleitenden Verfahren hingewiesen.
- Für **Fallbeispiele** und zur Vorgehensweise bei der **Anamnese** s. z. B. BASICS Allgemeinmedizin.

Naturheilverfahren bei Kinderkrankheiten I

Einleitung

Die beiden folgenden Kapitel sind der Kinderheilkunde bzw. den Kinderkrankheiten gewidmet. Gerade die Behandlung von Kindern und deren Krankheiten war und ist stets eine Herausforderung wegen der besonderen Gegebenheiten der kindlichen Physiologie. Aufgrund der eigenen **Entwicklungs- und Reifungsprozesse** des heranwachsenden Individuums sind Kinder oder Jugendliche bei der medizinischen Diagnostik und der folgenden Therapie nicht einfach als kleine Erwachsene zu betrachten! Berücksichtigt man das ja schon mehrere Jahrtausende umfassende Alter der Medizin erscheint es absurd, dass das erste medizinische Werk zur Kinderheilkunde erst 1472 erschien (verfasst von dem Medizinprofessor Paulus Bagellardus aus Padua). Auch wenn sich bis heute im Bereich der Behandlung von Kindern enorm viel getan hat, besteht – allein schon bei der konventionellen Medizin/Schulmedizin – immer noch sehr viel Handlungsbedarf. Für viele konventionelle Therapien liegen für die Anwendung bei Kindern bzw. Kinderkrankheiten keine ausreichend gesicherten Studien vor; im Bereich der Naturheilverfahren ist die Evidenzlage noch unausgereifter. Das mangelnde Interesse der Naturheilverfahren für die Kinderheilkunde sowie an Studien nach den Ansprüchen der evidenzbasierten Medizin ist unverständlich. Natürliche Verfahren bieten sich wegen ihrer guten Verträglichkeit auch bei den problemlos ausheilenden Kinderkrankheiten an und sollten daher nicht in Großmutters Rezeptkiste verschwinden.
In der Erwachsenenmedizin gibt es eine Vielzahl an Spezialisierungen (Lungenfachärzte, Kardiologen, Proktologen etc.), so dass der Mensch als Ganzes aus den Augen verloren wurde. Bei der Behandlung von Kindern und Jugendlichen findet sich bereits in der konventionellen Medizin eine ganzheitlichere Sicht, so werden z. B. bei den Vorsorgeuntersuchungen in der Kinderheilkunde neben den körperlichen auch immer die seelischen und geistigen Entwicklungsfortschritte beobachtet. Aufgrund dieser Gegebenheiten ist der Polarisierungsgrad zwischen den konventionellen und den Naturheilverfahren viel geringer als bei der Erwachsenenmedizin (in den vorangegangenen Kapiteln sollte deutlich geworden sein, dass die Diskussion, Polarisierung oder gar fälschliche Unterscheidung/Abgrenzung der Naturheilverfahren von der Schulmedizin eher künstlich und somit abzulehnen ist).
Im Folgenden werden die Besonderheiten der Diagnostik und Behandlung von Kindern und Jugendlichen mit Naturheilverfahren anhand der fünf klassischen Säulen aufgezeigt. Konkrete Therapieansätze für ausgewählte Krankheitsbilder werden ab S. 90 (Naturheilverfahren bei Kinderkrankheiten II) vorgestellt.

Hydro- und Thermotherapie

Die Besonderheit bei der Anwendung der Hydro- und Thermotherapie bei Kindern und Jugendlichen besteht in den geometrisch-physikalischen Verhältnissen. Die Wirkung der geringeren Organleistung auf die regulatorischen Verhältnisse muss z. B. bei kreislaufbelastenden Anwendungen wie Bädern oder beim Saunieren beachtet werden. Zudem besitzen Kinder eine geringere Abhärtung gegen Kälte. Betrachtet man das Verhältnis von Körpergröße zu Körperoberfläche und -gewicht, so haben Frühgeborene eine vierfach größere Körperoberfläche als Erwachsene (▮ Abb. 1). Dadurch ist die Wärmeabgabe viel höher, so dass die Auskühlungsgefahr – aber auch die Überwärmungsgefahr bei Warmanwendungen – massiv erhöht und die Wärmeregulationsbreite stark eingeschränkt ist. Angewendet werden sollten nur milde Reize bzw. niedrige Reizintensitäten, außerdem sollte das Kind bei der Bestimmung von Ausmaß und Dauer des Reizes mit einbezogen werden. Empfehlenswert bei Kindern sind Waschungen, Wickel und kühlende Umschläge. Reizintensivere Anwendungen (wie z. B. Güsse oder wechselwarme Bäder) sollten erst bei Jugendlichen hinzukommen.

Bewegungstherapie

Anders als beim Erwachsenen sind bei Kindern oder Jugendlichen eher selten fortschreitende destruktive (verschleißende) Krankheiten anzutreffen. Im Rahmen der Bewegungstherapie geht es vor allem um die Förderung einer gesunden Entwicklung von Motorik und Koordination, Stoffwechsel und Psyche. Diese völlig andere Ausrichtung der Bewegungstherapie verleiht ihr einen entwicklungsbegleitenden und oftmals spielerischen Charakter, bei dem es auch um die Vermeidung von Extremen

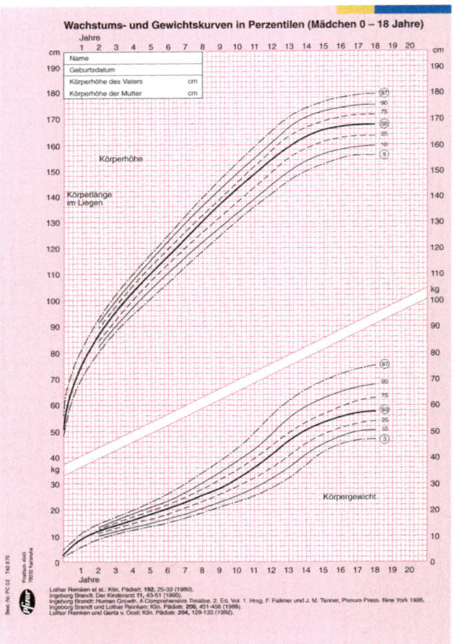

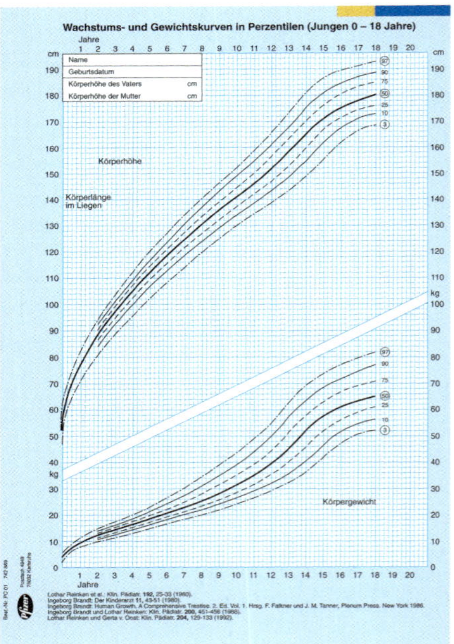

▮ Abb. 1: Perzentilenkurven für die Körpermaße.

geht. Übertriebener Sport (wie zu früh begonnener Leistungssport) ist eher entwicklungsgefährdend und kann zur Überlastung und damit Schädigung von sich noch entwickelnden Strukturen führen. Tennis kann als Beispiel dafür angeführt werden, da durch die Beinarbeit beim Schlag – vor allem durch das plötzliche Stoppen – die Sprunggelenke übermäßig stark beansprucht werden. Geeigneter sind Sportarten wie Schwimmen, Wandern, Fahrrad- oder Skiwandern sowie bestimmte Gymnastikformen. Weiterhin zeigte sich die Bewegungstherapie hilfreich bei kindlicher Adipositas, Hyperaktivität sowie Fehlbildungen oder Behinderungen.

Säugling	▸ Vorbereitung der Eltern auf die Ansprüche des Neugeborenen sowie dessen Integration in den Alltag der Eltern. ▸ Begleitung der Eltern bei auftretenden Schwierigkeiten, z. B. in Form einer Schulung zur Erkennung entsprechender Signale ohne übertriebene Reaktionen oder der Gestaltung einer entwicklungsfördernden Umgebung für das Kind ohne übersteigertes Leistungsdenken etc.
Pubertät	Begleitung des Kindes/Jugendlichen in einer von starken körperlichen und mentalen Umstellungen geprägten Entwicklungsphase und der damit verbundenen psychischen und sozialen Schwierigkeiten
„Problemfälle“	▸ Betreuung von Kindern/Jugendlichen in familiären, psychosozialen oder auch physischen Problemsituationen ohne Einschüchterung oder Problematisierung des Kindes. Die Erkennung solcher Problemfälle obliegt in erster Linie der subjektiven Sensibilität der Eltern, aber auch dem objektiven behandelnden Arzt. Als Indikatoren von möglichen (nicht zwangsweise) auftretenden Problemsituationen seien hier genannt: ▸ Scheidungskinder ▸ Kinder mit evtl. behinderten, stark Aufmerksamkeit beanspruchenden Geschwisterkindern ▸ Kinder mit Behinderungen o. Ä. ▸ Kindern mit auffälligen schulischen Problemen bzw. Verhaltensauffälligkeiten in sozialen Interaktionen

Quelle: Sitzmann, F. C.: Duale Reihe Pädiatrie, Thieme 2006, S. 2

Tab. 1: Ansatzpunkte der Ordnungstherapie bei der kindlichen Entwicklung.

Ordnungstherapie

Im Fokus der Odnungstherapie stehen bei der Behandlung von Kindern insbesondere Störungen des Wachstums sowie die Entwicklung und Reifung somatischer Körperfunktionen und psychischer Fähigkeiten. Um der ganzheitlichen Sichtweise der Ordnungstherapie gerecht zu werden, müssen dabei auch die Familie und die weitere psychosoziale Umgebung im Mittelpunkt stehen. So sollen dem heranwachsenden Individuum möglichst optimale Entwicklungs- und Entfaltungsmöglichkeiten, auch für die jeweils vorhandenen Begabungen und Talente, eröffnet werden. Um alle Möglichkeiten der ordnungstherapeutischen Einflussnahme in der Kinderheilkunde bzw. bei Kindern aufführen zu können, wäre ein eigenes Buch nötig. Einige beispielhafte Punkte werden in Tabelle 1 aufgeführt.
Eine rein psychologische Behandlung solcher Fälle hat sich bei Kindern oft als problematisch erwiesen, da ein Gefühl wie „ich bin nicht normal“ entwicklungshemmend wirken kann.
Nicht nur bei kleineren Erkrankungen oder Vorfällen im Kindesalter, sondern in der gesamten psychischen wie physischen Entwicklung spielt die Vermittlung von Liebe und Zuwendung, Zuversicht und Ruhe eine wichtige Rolle. Die Ordnungstherapie in der Kinderheilkunde zeigt auf, dass oft kleine und milde Reize unter Umständen erhebliche Wirkungen auf den sich noch entwickelnden Organismus haben können. Bei Kindern ist auch ein übereiltes therapeutisches Handeln nicht angebracht. Während bei Erwachsenen Krankheit meistens als Beeinträchtigung des Lebens und der Arbeitsfähigkeit gesehen wird und es um eine rasche Beseitigung bzw. Unterdrückung der Symptome geht, weiß u. a. die moderne Immunologie, dass Krankheiten bei Kindern enorm wichtig für die Reifung des kindlichen Immunsystems sein können. Um einige Beispiele positiver Effekte durchstandener hochfieberhafter Infekte zu nennen, wird auf die geringere Häufigkeit von allergischen Erkrankungen, widerstandsfähigere Immunsysteme, größere seelische Entwicklungsschritte nach einem solchen Infekt sowie auch moderne Studien zu einem geminderten Krebsrisiko im Erwachsenenalter verwiesen.
Außerhalb einer Erkrankung kann die Ordnungstherapie Standards setzen, wenn es um die Ordnung und Einhaltung von chronobiologischen Rhythmen wie Wachen und Schlafen, regelmäßige Nahrungsaufnahme, Stoffwechselregulierung, Wechsel von Bewegung und Ruhe etc. im kindlichen Alltag geht. Diese Standards zeigen erhebliche positive Konsequenzen in der Entwicklung, z. B. bei der Konzentrationsfähigkeit im Schulalltag, einer erhöhten Frustrationstoleranz etc.

Zusammenfassung

- Die Diagnostik und Therapie von Erkrankungen im Kindesalter stellt aufgrund der besonderen kindlichen Physiologie eine Herausforderung dar.
- Die Behandlung mit Naturheilverfahren entsprechend der fünf klassischen Säulen weist einige wichtige **Unterscheidungskriterien** im Vergleich zur Therapie von Erwachsenen auf.
- Naturheilverfahren bei Kindern zeichnen sich durch **Anwendung kleinerer und milderer Reize** aus.
- Insbesondere die **Ordnungstherapie** zeigt eine Ausrichtung auf die Förderung der Entwicklungs-, Reifungs- und Entfaltungsmöglichkeiten vom Säuglings- bis zum Erwachsenenalter.
- Für **Fallbeispiele** und zur Vorgehensweise bei der **Anamnese** s. BASICS Pädiatrie.

Naturheilverfahren bei Kinderkrankheiten II

Ernährungstherapie

In den Naturheilverfahren spielt die Ernährungstherapie nicht nur bei der Behandlung von Kinderkrankheiten eine wichtige Rolle, sondern auch bei der Gewährleistung einer gesunden körperlichen und geistigen Entwicklung von Kindern. Bereits im ersten Kapitel wurde auf die Bedeutung der natürlichen Regulationsmechanismen der Ernährung hingewiesen (→ Stillempfehlungen). Die kindliche Ernährungstherapie unterscheidet sich kaum von den Empfehlungen für Erwachsene, d. h. auch hier ist das von der Deutschen Gesellschaft für Ernährung empfohlene Grunddiätsystem nach Anemueller (s. S. 26, Ernährungstherapie I) angezeigt. Zu beachten ist der hohe Bedarf des heranwachsenden Körpers an Nährstoffen und Vitaminen, die damit verbundene geringe biologische Toleranz sowie z. B. in der Pubertät die Bahnung einseitiger Extreme wie z. B. Magersucht. Daher sollte ein eher zurückhaltender Umgang mit Variationen in der Ernährung berücksichtigt werden. Heilfasten ist z. B. eher kontraindiziert. Ernährungstherapeutisch bedeutend ist vor allem die Beachtung des Säure-Basen-Haushaltes bei chronischen Entzündungen. Die enge Verknüpfung der Ernährungstherapie mit der Ordnungstherapie zeigt die Gefahr von Fehlsteuerungen des natürlichen Essinstinktes, die in lebenslanger Fehlernährung mit entsprechenden Konsequenzen (→ Adipositas) münden können. Entsprechende zivilisatorische Gefahren werden in ▮ Tabelle 1 aufgezeigt.

Zu viele einfache Kohlenhydrate und „interessante" Nahrungsmittel	Gemeint ist insbesondere Fastfood; Neigung zu Nahrungsmitteln, bei denen wenig gekaut werden muss etc.
Ungünstige Rahmenbedingungen	Dazu zählt ein falsch anerzogener Umgang mit Ernährung, z. B. Essen vor dem Fernseher, bei Stress, in unregelmäßigen Abständen etc.
Anregung der Verdauungsdrüsen ohne tatsächliche Beschäftigung	Z. B. durch Beißringe
Suchterzeugende Inhaltstoffe	

▮ Tab. 1: Zivilisatorische Gefahren von Fehlernährung.

Phytotherapie

Die umfangreichen Möglichkeiten der Phytotherapie gelten natürlich auch für die Anwendung in der Kinderheilkunde. Im Gegensatz zur Anwendung in der Erwachsenenmedizin ist die Diskussion und Polarisierung hier deutlich abgemildert. Pflanzliche Präparate werden wegen ihrer geringeren Nebenwirkungen und ihrer milderen Wirkung auch von konventionellen Kinderärzten im Sinne einer Risiko-Nutzen-Abwägung deutlich bevorzugt. Von den Eltern angewendet, haben sich diese Präparate in der Hausmedizin bei kleineren Infekten bewährt. Anders als bei Erwachsenen werden die Kosten auch für nicht-rezeptpflichtige Phytopharmaka bis zum 12. Lebensjahr durch die GKV erstattet. Allerdings müssen die Phytopharmaka in Bezug auf ihre Dosierung an den kindlichen Organismus angepasst werden. Hierzu liegen bisher lediglich Erfahrungswerte vor, eine altersabhängige Pharmakokinetik ist durch Studien nicht belegt. Oft findet man als allgemeine (nicht evidenzbasierte) Regel, dass Kindern unter 12 Jahren ⅕ bis ½ (1–4 Jahre) bzw. ½ bis ¾ (4–12 Jahre) der Erwachsenendosis gegeben werden kann. Bei Präparationen wie Tees, Inhalaten, Bädern, Salben o. Ä. besteht allerdings eine so große therapeutische Breite, dass auf genauere Dosierungsüberlegungen verzichtet werden kann. Mögliche Risiken bestehen in allergischen Reaktionen oder toxischen Effekten bei Überdosierung. Besonders Eltern sind auf diese Möglichkeiten hinzuweisen, da viele pflanzliche Präparate (z. B. Arzneitees, Johanniskrautextrakte) sogar in Supermärkten erhältlich sind. ▮ Tabelle 2 zeigt die phytopharmakologischen Anwendungen, Wirkungen und Risiken.

Krankheitsbilder

Halsschmerzen

Bei Halsschmerzen hat sich bei Kindern ein Halswickel bzw. eine Halsauflage mit Quark bewährt. Quark hat eine schmerzlindernde, kühlende, entzündungshemmende und abschwellende Wirkung. Bei einer akuten Entzündung empfiehlt sich ein kalter Quarkwickel, der am Hals belassen werden kann, bis der Quark trocken ist. Nach der akuten Entzündung ist ein warmer Quarkwickel besser geeignet und wird von den Patienten auch als angenehmer empfunden. Es reicht völlig aus, das mit Quark bestrichene Tuch leicht zu erwärmen. Es sollte zudem länger als 20 min angelegt werden, da die abgestrahlte Körperwärme zur Warmerhaltung ausreicht. **Cave:** Sobald das Kind die Wärme als unangenehm oder den Wickel als einengend empfindet, sollte das Tuch abgenommen werden! Den Wickel bzw. die Auflage niemals über Nacht belassen, da es sonst zu einem Wärmestau kommen kann.

Fieber

Aus Sicht der Naturheilverfahren handelt es sich beim Fieber um eine biologisch sinnvolle Selbstbehauptungsreaktion des Körpers gegen einen Krankheitserreger. Auch die Schulmedizin weiß um die immunologische Bedeutung des Fiebers, z. B. im Rahmen einer bakteriellen oder viralen Erkrankung. Eine sofortige Suppression ist daher meist kontraindiziert. Eine medikamentöse Fiebersenkung sollte nur nach entsprechender klinischer Diagnostik erfolgen. Es ist u. a. abzuklären, ob das Fieber in Form eines Durstfiebers oder als Bewegungstemperatur auftritt. Bei hohem und/oder länger persistierendem Fieber oder entsprechend reduziertem Allgemeinzustand wird jeder verantwortungsbewusste Kinderarzt, der Naturheilverfahren anwendet, zur medikamentösen Behandlung (z. B. Antibiotika) greifen. Bei viralen Erkrankungen ist weder aus Sicht der Naturheilverfahren noch aus konventioneller Sicht eine Behandlung mit Antibiotika sinnvoll.
Bewährt hat sich bei der Fiebertherapie der **Wadenwickel** bei einer seriellen Anwendung (3–5-mal tgl.) mit einer

Dauer von 5–10 min und einer Differenz zur Körpertemperatur von ca. 2–4 °C. Ein Wärmestau sollte vermieden werden!

Mittelohrentzündung

Bei der Mittelohrentzündung hat sich eine phytotherapeutische Wärmetherapie bewährt: eine kleingehackte Zwiebel in einem Säckchen ca. 2 min aufkochen und dann abkühlen lassen und anschließend als Ohrwickel auf dem betroffenen Ohr fixieren (▮ Tab. 2). **Cave:** Bei Ohrenschmerzen ist manchen Kindern Wärme unangenehm, in diesem Fall sollte auf die Behandlung verzichtet werden!

Erkältung, grippaler Infekt, Husten und Schnupfen

Diese Erkrankungen findet man bei Kindern oft mehrmals im Jahr. Bewährt hat sich hier die Hydro- und Wärmetherapie, wie sie oft schon instinktiv von den Eltern angewandt wird (in Form von Inhalationen, Tees etc.). Einen Überblick zu Bronchitis, Sinusitis etc. liefert ▮ Tabelle 2.

Zahnen

Während des Zahnens kann es bei Babys zum sogenannten Zahnungsdurchfall, vor allem aber zu Schmerzen durch kleine Gefäßverletzungen infolge der durchtretenden Zähnchen kommen. Die Babys sind in dieser Zeit unruhiger und anfälliger für Krankheiten, da das Zahnen in die Lebensphase fällt, in der alles Greifbare in den Mund gesteckt wird (orale Phase). Zur Therapie kann ein Schnuller in Kamillentee getaucht werden; dieser wirkt schmerzlindernd und entzündungshemmend. Als Kauhilfe bewährt hat sich ein Fenchelstängel, der den Kaureflex anregt und dadurch ätherische Öle mit beruhigender, schmerzstillender und verdauungsanregender Wirkung freigesetzt.

Erkrankung	Phytopharmakon	Wirkung	Risiken
Blähungen/ Meteorismus	Kümmel als Tee oder „Windsalbe" zur sanften Bauchmassage	▸ spasmolytisch ▸ antimikrobiell ▸ karminativ	
Bronchitis	Anisblütentee	▸ expektorierend ▸ broncholytisch	Allergie gegen Anis
	Spitzwegerich (Tee)	u. a. reizmildernd	
	Süßholzwurzel	▸ sekretolytisch ▸ expektorierend	mineralokortikoide Nebenwirkungen bei hohen Dosierungen!
	Holunderblütentee (auch zur Inhalation bei Otitis media)	▸ schweißtreibend ▸ Steigerung der Bronchialsekretion	
Luftwegsinfekte	Lindenblütentee	u. a. diaphoretisch	
	Mädesüßblütentee und Weidenrindentee	fiebersenkend	wegen hoher Salizylsäure-Verbindungen ist Vorsicht geboten
	Schlüsselblumenblütentee und Primelwurzeltee	▸ sekretolytisch ▸ expektorierend	
	Inhalation ätherischer Öle von Pfefferminze, Minze, Eukalyptus	▸ antibiotisch ▸ desinfizierend ▸ u. a. spasmolytisch	
Otitis media	Zwiebelsäckchen	u. a. analgetisch	
Windeldermatitis	Schwarzer Tee (als Badezusatz) und Eichenrindenbad	▸ adstringierend ▸ entzündungshemmend	

▮ Tab. 2: Phytotherapeutische Anwendungen, Wirkungen und Risiken von Pflanzen bei Kinderkrankheiten (mit Beispielen).

Zusammenfassung

- Die Ernährungstherapie muss die **besonderen Ansprüche** des sich im Wachstum befindenden Körpers berücksichtigen.
- **Ernährungs- und Ordnungstherapie** können gemeinsam durch das Anerziehen einer gesunden Esskultur viele Erkrankungen vermeiden – auch im Erwachsenenalter.
- Bei der Anwendung der **Phytotherapie** ist besonders auf die Dosierung zu achten.
- **Nebenwirkungen** von Phytopharmaka können bei Kindern ungleich stärker wirken.
- Bei Kindern bis zum 12. Lebensjahr übernimmt die GKV auch die Kosten für nicht-rezeptpflichtige Phytopharmaka.
- Für **Fallbeispiele** und zur Vorgehensweise bei der **Anamnese** s. BASICS Pädiatrie.

Onkologische Erkrankungen

Einführung

In der Onkologie sind Außenseitermethoden abzugrenzen, die nicht belegbare Heilungsversprechen (wie die Verhinderung von Metastasierungen, Reduktion der Tumorgröße, Verlängerung der Überlebenszeit etc.) machen und mit einer verantwortungsvoll gehandhabten Naturheilkunde wenig gemeinsam haben. Naturheilverfahren können und wollen tumorzerstörende, radiologisch/strahlentherapeutische, chirurgische und chemotherapeutische, konventionelle Maßnahmen nicht ersetzen, wo sie indiziert und sinnvoll sind. In bestimmten Fällen können jedoch einzelne Naturheilverfahren bei der Tumorbekämpfung eine unterstützende Rolle spielen. Eine wesentliche Rolle kommt ihnen bei der Linderung von Nebenwirkungen und Folgeschäden der konventionellen Verfahren zu. Die Therapie mit klassischen Naturheilverfahren aktiviert die körpereigenen Selbstregulierungskräfte, wodurch die Lebensqualität der Patienten und ihr subjektives Befinden entscheidend verbessert werden können.
Nach der Diagnose wird der Patient in der Regel in ein Akutkrankenhaus aufgenommen. Dort wird er operiert und die Chemotherapie und/oder Bestrahlungstherapie mit ihm besprochen. In dieser Phase sind Naturheilverfahren für den Patienten erfahrungsgemäß kein Thema, da er sich durch die Diagnosestellung und die daraufhin erfolgenden Maßnahmen meist nicht mit diesem Thema beschäftigt. Fragen in diesem Zusammenhang an den behandelnden Krankenhausarzt kommen meist zunächst von Seiten der Angehörigen und im weiteren Verlauf der Therapie dann auch vom Patienten selbst. Im Folgenden sollen nun die wissenschaftlich fundierten Möglichkeiten der Naturheilverfahren bei Therapie und Rehabilitation sowie deren Einfluss auf die Lebensqualität vorgestellt werden. Eine umfassende, ins Detail gehende Beschreibung kann hier nicht geleistet werden, dennoch sollte sich jeder verantwortungsbewusste (angehende) Arzt über die Möglichkeiten und Grenzen hierbei bewusst sein und im Interesse seiner Patienten tiefgreifender informieren.

Hydro- und Thermotherapie

U. a. Waschungen, Bürstungen, Kneipp-Anwendungen zur Modulation des Immunsystems und des Herz-Kreislauf-Atmungs-Systems. Gerade bei Patienten, die in reduziertem Allgemeinzustand in ein Krankenhaus aufgenommen werden, kann eine milde morgendliche Teil- oder Ganzwaschung angezeigt sein. Die Wärmetherapie wird bei onkologischen Erkrankungen nur bei gezielter Indikation zur Stoffwechselaktivierung und Durchblutungsförderung eingesetzt und besitzt analgetische und relaxierende Wirkung. Auch feuchtheiße Auflagen, heiße Rolle und Wickel (s. S. 18, Wickel und Auflagen) kommen zum Einsatz.

> Bei schmerzhaften Knochenmetastasen, besonders im Bereich der Wirbelsäule (z. B. bei Brustkrebs), und bei abdominellen Schmerzen werden Heusack-Auflagerungen, bis zu 3-mal tgl., als schmerzlindernd empfohlen.

Torf hat einen besonderen Stellenwert in der Behandlung onkologischer Erkrankungen, da er durch seine Inhaltsstoffe über seine thermische Wirkung hinaus auch einen hemmenden Effekt auf das Tumorzellwachstum haben soll. Das Öl Solum uliginosum comp. besteht aus Moorextrakt mit Lavendel-, Rosskastanien- und Ackerschachtelhalmauszügen und wird zur Detonisierung von Myalgien sowie zur milden Durchblutungsförderung eingesetzt.

Bewegungstherapie und Massage

Die Bewegungstherapie spielt vor allem in der Rehabilitation eine wichtige Rolle, z. B. nach operativer Entfernung von Tumoren. Durch gezielte bewegungstherapeutische Maßnahmen können der Bewegungsumfang von Gelenken wiederhergestellt, postoperative Schmerzzustände gelindert oder Narbengewebe gedehnt werden, um die Bewegungsfähigkeit zu erhalten. Selbstverständlich kann die Bewegungstherapie schon bei der Früherkennung hilfreich sein, da ein klinischer Tastbefund erhoben wird. So können z. B. entsprechende Tastroutinen erlernt werden, damit Frauen entsprechende Tastungen zur Vorbeugung des Mammakarzinoms vornehmen und interpretieren können.

Ernährungstherapie

Da etwa ein Drittel der Krebserkrankungen ernährungsbedingt sind (s. Beer, Stationäre Naturheilkunde, S. 341), ist eine Beratung zur primären und sekundären Prävention sinnvoll. Nach heutigen wissenschaftlichen Erkenntnissen ist keine Diät in der Lage, Krebs zu heilen. Die Ernährung von onkologischen Patienten sollte trotzdem bestimmte Kriterien erfüllen, wie z. B. die Entgiftung des Organismus, der Schutz der Leber, der Abbau von Tumortoxinen sowie die Stimulation der Immunabwehr. Kernstück ist die Empfehlung zu einer weitgehend naturbelassenen, vollwertigen Grunddiät (s. S. 26, Ernährungstherapie I), die eine hohe ernährungsphysiologische Qualität besitzt und bei ausgewogener Nährstoffzusammensetzung zur Langzeiternährungstherapie eingesetzt werden kann. Zusätzlich bestehen viele weitere Optionen, die Ernährung speziell anzupassen und durch Spurenelemente, Mineralien und Nahrungsergänzungen zu erweitern. Dabei sei auch auf die Mikrobiologische Therapie (s. S. 40) hingewiesen.

Phytotherapie

Für Patienten mit onkologischen Erkrankungen hat eine Umstimmung und Immunmodulation eine große Bedeutung für den Verlauf der Erkrankung und die Lebensqualität.
Misteltherapie: Eine sehr wichtige Rolle in der Behandlung onkologischer Erkrankungen spielt die Mistel (Viscum album, s. S. 100, Heilpflanzen II), die für die palliative unspezifische Reiztherapie positiv monographiert ist. Bei der Mistel wird zwischen rationalen, auf Mistellektine standardisierten Phytopharmaka sowie Anthroposophika unterschieden.

> Kontraindikationen bestehen bei akut-entzündlichen, hoch-fieberhaften Erkrankungen, allergischen Reaktionen, chronisch- entzündlichen Erkrankungen (Tuberkulose).

Neben der Mistel gelten auch Sonnenhut (Echinacea) und Lebensbaum (Thuja) als immunstimulierend. Sonnenhutpräparate (Herba Echinacea purpurae und Radix Echinacea pallida) können als unspezifische Reiztherapie auch oral eingesetzt werden, eine Monographie besteht aber nur für die Behandlung bei beginnenden Infekten im Hals-Nasen-Rachen-Raum. Eine weitere Gruppe von Arzneipflanzen, die zur Krebstherapie angewandt werden, wirkt durch pflanzliche Enzyme (z. B. aus Carica Papaya und der Ananas) immunmodulatorisch. Diese sollen den Abbau zirkulierender Antikörper-Antigen-Komplexe fördern. Die klinischen Erfahrungen in der Krebstherapie sind umstritten, die Monografie ist negativ (d. h., es liegen keine wissenschaftlichen Erkenntnisse dazu vor). Phytotherapeutika sind auch bei einer Reihe anderer Indikationen in der Onkologie durchaus sinnvoll einzusetzen. Hier sei auf die unterschiedlichen Tees und Drogenextrakte verwiesen, z. B. ist die leberzellprotektive Wirkung der Mariendistel (Silybum marianum, s. S. 102, Heilpflanzen III) unumstritten. Die Mariendistel ist durch ihren Einsatz bei Vergiftungen mit Knollenblätterpilzen bekannt. Ein Mariendistel-Präparat, z. B. Legalon 140, kann zur langfristigen Therapie bei Krebspatienten eingesetzt werden (s. S. 100, Heilpflanzen II). Auch die Anwendung von Hepar-Pascoe 3-mal 1 Tbl. pro Tag ist möglich. Zum Schutz vor übermäßiger Kelloidbildung und zur Gewebsstrukturverbesserung der Narben erfolgt eine Behandlung mit Ringelblumensalbe (Calendula Salbe) oder Johanniskrautöl (s. S. 98, Heilpflanzen I).

Ordnungstherapie

Die psychoonkologische Therapie, die hier die Ordnungstherapie bestimmt, dient der aktuellen Krisenbewältigung, der Verarbeitung der Diagnose, der Therapie von Anpassungsstörungen, dem Erlernen von Stressverarbeitungsmechanismen und der Angstbewältigung. Sie schafft Möglichkeiten zur Wiederherstellung des psychischen Gleichgewichts und dient dem Auffinden eigener Ressourcen, der Überprüfung von Selbst- und Fremdwahrnehmung und dem Realisieren neuer Aktivitätsmöglichkeiten zur Wiederherstellung einer neuen und sinnvollen Lebensführung. Die therapeutische Zielsetzung ist individuell auf den einzelnen Kranken ausgerichtet und umfasst die Förderung seiner Lebensqualität bzw. die Erweiterung seines Verhaltensspielraums.

Indikationen: Ängste, Depressionen, Anpassungsstörungen, Erlernen von Bewältigungsstrategien (Coping).

Kontraindikationen: Mangelnde Compliance des Patienten.

Die Angehörigen von Krebspatienten sollten möglichst in die Therapie mit einbezogen werden. Die praktische Umsetzung erfolgt in Form von Einzel- und Gruppengesprächen im interdisziplinären Team von Ärzten, Psychologen und Therapeuten. In der Behandlung des onkologischen Patienten haben sich viele allgemeine psychologische Therapieformen sowie Entspannungs- und Suggestionstechniken bewährt: z. B. Verhaltenstherapie/Verhaltensmedizin, Hypnotherapie/Hypnose, autogenes Training/progressive Muskelrelaxation nach Jacobson etc. Die Krebserkrankung stellt den Patienten existentiell in Frage. Daher ist gerade hier für die therapeutische Beziehung die Berücksichtigung der über die Physiologie hinausgehenden Aspekte grundlegend:

- Die sich aus dem Mensch-Sein ableitenden Ziel- und Sinnfragen
- Die seelisch-gefühlsmäßige Dimension des Betroffenen
- Das soziale und familiäre Umfeld

So überrascht es nicht, dass die psychologische Unterstützung bis ins Physische hinein wirkt.

Psychoonkologie: Psychologische Behandlung und Stärkung der Selbstregulation, Visualisierung, Schmerzbewältigungstraining. Bei Bedarf individuelle gezielte psychotherapeutische Intervention wegen: Angst/Depressionen, Schwierigkeiten mit der Krankheitsakzeptanz, Partnerschafts-/Familienkonflikten, sozialen Rückzugs.

Elektro- und Ultraschalltherapie

Bewährt hat sich die Kombination der Bewegungstherapie mit Elektrotherapie wie z. B. Infrarotstrahlen, Kurzwelle, Reizstromanwendungen. Zum Einsatz kommen überwiegend analgetisch wirkende Frequenzen von Interferenz-, Hochvolt- und Gleichstrom.

Neuraltherapie

Als adjuvante Schmerztherapie, kombiniert mit Störfeldsanierung.

Zusammenfassung

- Die Naturheilverfahren können und wollen nicht tumorzerstörende radiologisch/strahlentherapeutische, chirurgische und chemotherapeutische konventionelle Maßnahmen ersetzen!
- Die ergänzende, verantwortungsbewusste und individuell angepasste Anwendung von Naturheilverfahren hat großen unterstützenden Einfluss auf die Heilung/Linderung sowie auf die Lebensqualität des Patienten.
- Neben den klassischen Naturheilverfahren finden auch weitere Therapieverfahren wie Neuraltherapie, (Schmerz-)Akupunktur, Elektro- und Ultraschalltherapie etc. Eingang in die Behandlung.
- Jeder verantwortungsbewusste (angehende) Arzt sollte über die Möglichkeiten der Naturheilverfahren im Sinne seiner Patienten Bescheid wissen und informieren können.
- Für **Fallbeispiele** und zur Vorgehensweise bei der **Anamnese** s. BASICS Allgemeinmedizin bzw. BASICS Onkologie.

Geriatrie und Intensivmedizin

Naturheilverfahren in der Geriatrie

Geriatrische Patienten kommen mit verschiedenen Beschwerden und Leiden in ein Krankenhaus oder eine Rehabilitationsklinik. Somit ist eine indikationsbezogene Darstellung nur schwer möglich, entsprechen diese doch oft den Indikationen in den anderen Kapiteln. Für die im Alter häufig wiederkehrenden Erkrankungen und Symptome gibt es besonders wertvolle Therapiemethoden der Naturheilverfahren, die im Folgenden allgemein dargestellt werden (eine Vertiefung durch weiterführende Lehrbücher wird empfohlen).

Hydro- und Thermotherapie

Besonders angewendet in der Geriatrie bzw. von geriatrischen Patienten als besonders wirksam (und angenehm) empfunden sind u. a. die Kneipp'sche Waschung (Oberkörper- oder Ganzkörperwaschung), ggf. mit Rosmarintee oder Essigwasser, ein Fußbad, z. B. mit Lavendel bei Einschlafstörungen, sowie ansteigende Armbäder und wechselwarme Knie- und Wadengüsse. Eine Bürstung erfolgt 1-mal morgens selbst oder durch das Pflegepersonal unter Einbeziehung der Angehörigen, außerdem Frottierungen und Abreibungen, Heublumensackwickel, 2-mal tgl., Schafgarben-Bauchwickel (s. S. 18, Wickel und Auflagen), stimmungsaufhellende Bauchwickel mittags, Leberwickel und Quarkauflagen 2–3-mal tgl., z. B. auf schmerzende Gelenke, soweit Kälte vertragen wird.

Bewegungstherapie und Massage

Zur Gesunderhaltung des Bewegungsapparates stehen v. a. aktive krankengymnastische und bewegungstherapeutische Maßnahmen im Vordergrund. Diese haben auch einen stabilisierenden Einfluss auf Herz, Kreislauf, Atmung und das zentrale Nervensystem.
Die **krankengymnastische Einzeltherapie** dient der Mobilisierung und Erhaltung umschriebener Gelenk- und Muskelfunktionen, entweder zur Prävention oder auch zur Nachbehandlung bei operativen Eingriffen am Gelenkapparat. Ein wesentliches Ziel der Bewegungstherapie im Alter ist der Erhalt der Gehfähigkeit.
Gruppentherapeutische Maßnahmen spielen im Rahmen der Prävention eine wichtige Rolle. Der behandelnde Arzt sollte den Patienten und die Angehörigen auf ambulante Möglichkeiten aufmerksam machen. Es besteht eine Vielfalt von Möglichkeiten, wie z. B. Gruppengymnastik oder bewegungstherapeutische Aktivitäten im Rahmen der Gruppe. Hier kommen vor allem soziale Faktoren ins Spiel, um Lebensfreude und Lebensqualität zu vermitteln. Bei **Zustand nach längerer Bettlägerigkeit** ist die Mobilisation das Ziel. Dazu gehören Thromboseprophylaxe durch Krankengymnastik, Atmungsübungen, isometrisch-isokinetische Übungen, passive, assistive und aktive Übungen gegen Widerstand.
Die Mobilisation aus dem Bett erfolgt in drei Schritten: Sitzen, Stehen und Gehübungen.

Ernährungstherapie

Grundlage naturheilkundlicher Ernährungstherapie ist die Vollwertige Grunddiät nach Anemueller (s. S. 26, Ernährungstherapie I). Im Folgenden werden daher nur noch spezielle Aspekte erläutert. Der Nährstoffbedarf und die Nährstoffzufuhr älterer Menschen (laut WHO-Definition 61–75-Jährige) unterscheiden sich nur unwesentlich von anderen Erwachsenen. Alte und insbesondere sehr alte Menschen (laut WHO-Definition ab 76 bzw. 91 Jahren) leiden häufiger unter Malnutrition. Ursache ist in erster Linie die zu geringe Nahrungsaufnahme bei zusätzlich oft falscher und einseitiger Auswahl von Lebensmitteln. Gründe für die unzureichende Nahrungsaufnahme sind gesteigerte Aktivität von Sättigungsfaktoren (z. B. Cholezystokinin, Serotonin), Schmeck- und Riechstörungen (betrifft ca. 60% der 65–80-Jährigen), Schluck- und Kauprobleme, hoher Medikamentenkonsum mit Wirkung auf Appetit und Speichelproduktion, Immobilität, Diabetesdiäten etc. Um die Freude am Essen zu erhalten, sollten reichlich frische oder getrocknete Kräuter und Gewürze verwendet und die Mahlzeiten in einer angenehmen Atmosphäre liebevoll angerichtet werden. Aufgrund des oft deutlich reduzierten Durstempfindens ist auf eine ausreichende Trinkmenge von etwa 1,5 Litern pro Tag zu achten.

Phytotherapie

Es gibt keine spezifischen geriatrischen Phytopharmaka. Daher muss im Alter die Gesamtheit der phytotherapeutischen Behandlungsmöglichkeiten in Erwägung gezogen werden. Die jeweilige Erkrankung bestimmt die Auswahl der indizierten pflanzlichen Arzneimittel. Phytopharmaka haben den Vorteil, dass sie nicht nur singulär auf einen chemisch definierten Stoffwechselprozess wirken, sondern darüber hinaus mehrere essentielle Körperfunktionen beeinflussen, welche synergetisch zusammenwirken. Die Hauptgruppen pflanzlicher Arzneistoffe, die im Alter bevorzugt zum Einsatz kommen, sind:

- Bitterstoffe, Karminativa, Tonika
- Immunmodulanzien
- Antidementiva
- Herz-Kreislauf-Mittel
- Mittel gegen Atemwegserkrankungen
- Urologika
- Antirheumatika und Antiphlogistika
- Psychopharmaka
- Laxanzien
- Diuretika
- Diaphoretika

Diese Phytopharmaka haben außer den im Kapitel Phytotherapie (s. S. 30 und 32, Phytotherapie I und II, sowie Heilpflanzen ab S. 98) bereits erwähnten Indikationen noch jeweils für das Alter bzw. Alterserkrankungen besonders hervorzuhebende Bedeutung. Für entsprechende Details siehe weiterführende Lehrbücher zum Thema Naturheilverfahren bzw. Phytotherapie in der Geriatrie.

Ordnungstherapie

S. S. 24

Ausleitende Verfahren

Aderlass: In der Regel wird bei einem sogenannten kleinen Aderlass eine Blutmenge von ca. 200–300 ml entnommen. Im Alter ist die hypervolämische Hämodilutionstherapie sinnvoll, da meist zu wenig getrunken wird. Außerdem gibt es noch Indikationen für die Blutegel- sowie die Eigenbluttherapie.

Naturheilverfahren in der Intensivmedizin

Der beatmete Patient – Reiztherapie

Einsatzgebiete der maschinellen Beatmung sind vornehmlich die respiratorischen Insuffizienz und ein intensivmedizinisches Monitoring. Durch diese Maßnahme wird die physiologische Spontanatmung ersetzt. Die Indikation zur Beatmung ist bei den o. g. Erkrankungen frühzeitig zu stellen und hat hohe Priorität. **Cave:** Die schulmedizinische Versorgung des Intensivpatienten hat zunächst Vorrang vor allen naturheilkundlichen Therapieprinzipien!
Als **begleitende Maßnahmen** haben Naturheilverfahren dennoch ihre Berechtigung. Ziel des adjuvanten Einsatzes von Naturheilverfahren ist u. a.:

- Den Atemantrieb anzuregen
- Schmerzen zu lindern
- Sedierung und Analgetikabedarf zu reduzieren
- Die Selbstheilungskräfte des Körpers zu stimulieren
- Ein erhöhtes Maß an Zuwendung im direkten Patientenkontakt zu fördern

Hydro- und Thermotherapie

In der Intensivmedizin bieten sich Anwendungen mit leichten bis mittelstarken Reizen an. Ihr serieller Einsatz bewirkt regulative Effekte. Zu den leichten Reizen zählen u. a. Trockenbürstungen zur Anregung der Hautdurchblutung und des Lymphfluss sowie Kneipp'sche Waschungen. Leichte bis mittelstarke Reize sind u. a. Wickel und Auflagen (s. S. 18). **Cave:** Die Differenz zwischen der Temperatur des Wickels und der Körpertemperatur sollte max. 3 °C betragen. Ansonsten werden kalte Umschläge zur Hautdurchblutung und Stoffwechselanregung eingesetzt. Der Intensivpatient ist häufig schwach, seine Körpertemperatur niedrig. Es bieten sich deshalb wärmende Wickel und Auflagen zur passiven Zuführung von Wärme an. Für den Intensivpatienten ist außerdem der Einsatz des Heublumensackwickels hervorzuheben. Diese feuchtwarme Anwendung ist hautreizend, ausleitend und auflösend. Der Heublumensack ist indiziert bei Haut-, Muskel-, Gelenkerkrankungen, Rippenfellentzündungen und Krämpfen oder Katarrhen der Atemwege und des Verdauungssystems.

Ernährungstherapie

Die Ernährungstherapie in der Intensivmedizin beschränkt sich mit nur wenigen Ausnahmen auf eine künstliche Ernährung. Je nach Krankheitsbild und Schweregrad erfolgt dies über eine enterale oder eine parenterale Nahrungszufuhr. Eine Ernährung auf der Basis einer vollwertigen Grunddiät ist in der Intensivmedizin demnach nicht zu gewährleisten. Im Sinne der Naturheilkunde, in der die Selbstheilungskräfte des Körpers aktiviert und gestärkt werden sollen, ist eine möglichst frühe enterale Ernährung allerdings sehr zu unterstützen. In Abhängigkeit vom Ernährungszustand und der Mobilisation des Patienten ist ein schnellstmöglicher Übergang zur leichten, vollwertigen Grunddiät (s. S. 26, Ernährungstherapie I) anzustreben.

Akupunktur

Die Akupunktur (s. S. 44, Nicht-westliche Naturheilverfahren) hat sich hier als Reiztherapie u. a. zur Schmerzminderung als sehr effektiv erwiesen. Für genaue Punktlokalisationen und -kombinationen siehe weiterführende Lehrbücher zum Thema.

Zusammenfassung

Für die Anwendung von Naturheilverfahren in der Geriatrie gilt:

- Die angewendeten Naturheilverfahren entsprechen den üblichen Grundlagen, bei den Indikationen sind jedoch entsprechend dem biologischen Alter und der körperlichen Konstitution bestimmte Verfahren als besonders geeignet (oder angenehm) hervorzuheben.
- Die Naturheilverfahren dienen im geriatrischen Bereich insbesondere dem Erhalt einer adäquaten Lebensqualität, z. B. durch Ausgleich von Mangelzuständen in der Ernährung, Bewegungsmöglichkeiten und nebenwirkungsärmere Phytopharmaka.

Die Naturheilverfahren in der Intensivmedizin:

- Sie haben lediglich einen – wenn auch recht umfangreichen – adjuvanten Charakter!
- Im Vordergrund steht hier deren Anwendung als Reiztherapie zur Anregung der Atmung, Schmerzlinderung, Medikamentenreduktion sowie zur Förderung der Selbstheilungskräfte.
- Außerdem steht entsprechend den menschenorientierten Grundprinzipien der Naturheilverfahren die besondere Zuwendung – u. a. durch Einbindung der Verwandten – im Mittelpunkt.
- Für **Fallbeispiele** und zur Vorgehensweise bei der **Anamnese** s. BASICS Allgemeinmedizin bzw. BASICS Onkologie.

Heilpflanzen und ihre wirkungsgerechte Anwendung

D Kleines Heilpflanzenkompendium

Heilpflanzen I

Kompendium verordnungsfähiger Phytopharmaka bzw. deren Heilpflanzen nach den Monografien der Kommission E

Ginkgo (Ginkgo biloba)

Bestandteile

Die Droge besteht aus den getrockneten Blättern von Ginkgo biloba Linné sowie deren Zubereitungen.

Wirkstoffe

Trockenextrakt aus Ginkgo-biloba-Blättern, die durch ein bestimmtes Herstellungsverfahren zu einem Spezialextrakt mit folgenden Inhaltsstoffen verarbeitet wurden: 22–27% Flavanoidglykoside, 5–7% Terpenlactone, davon 2,8–3,4% Ginkgolide A, B, C, 2,6–3,2% Bilobalid sowie weniger als 5 ppm Ginkgolsäuren (Werte im Beipackzettel angegeben).

Darreichungsformen

Zerkleinerte Droge für Auszüge und Extrakte und andere Darreichungsformen zur inneren und parenteralen Anwendung.

Pharmakodynamische Wirkungen

Für standardisierte Extrakte aus Ginkgoblättern konnte sowohl tierexperimentell als auch in klinischen Studien Förderung der zerebralen oder peripheren arteriellen Durchblutung nachgewiesen werden. Bei Versuchstieren wurden die Hypoxietoleranz erhöht sowie die ATP und Glucoseutilisation verbessert. Darüber hinaus lassen sich membranstabilisierende Wirkungen sowie eine Senkung der Blutviskosität experimentell nachweisen.

Nebenwirkungen

Bei parenteraler Applikation wurden gelegentlich Kreislaufregulationsstörungen, allergische Hautreaktionen und Venenentzündungen beschrieben. Sehr selten traten leichte Magen-Darm-Beschwerden und Kopfschmerzen auf.

Wechselwirkungen

Wechselwirkung mit Arzneimitteln, die die Blutgerinnung hemmen, kann nicht ausgeschlossen werden.

Verwendung und Indikation

Hirnorganisch bedingte Leistungsstörungen im Rahmen eines therapeutischen Gesamtkonzeptes bei dementiellem Syndrom mit der Leitsymptomatik: Konzentrations- und Gedächtnisstörungen, depressive Verstimmungen, Ohrensausen, Schwindel, Kopfschmerzen; primär bei dementiellem Syndrom mit primär degenerativer Demenz, vaskulärer Demenz sowie Mischformen. Außerdem zur Verlängerung der schmerzfreien Gehstrecke bei peripherer arterieller Verschlusskrankheit bei Stadium II nach Fontaine (Claudicatio intermittens) sowie bei Schwindel und Tinnitus vaskulärer oder involutiver Genese.

Dosierung

Als wirksame Tagesdosis sollten 120 bis 240 mg des Extraktes verabreicht werden.

Kombination

Eine Kombination mit anderen pflanzlichen Drogen erscheint nicht sinnvoll (nur Monopräparate).

Gegenanzeigen

Überempfindlichkeit gegen Ginkgo-biloba-Extrakte.

Beispiele für Handelspräparate (rezeptpflichtige Arzneimittel für GKV-Verordnung)

Stets Trockenextrakt aus Ginkgo-biloba-Blättern 35–67 : 1, 60% Aceton:

- Gingium® Filmtabletten (Biocur)
- Gingopret® Lösung (Bionorica)
- Kaveri® 40 mg Tropfen (Lichtwer)
- Tebonin® forte 40 mg Filmtabletten (Schwabe)

Standardtherapeutikum: standardisierter Aceton-Wasser-Extrakt aus Ginkgo-biloba-Blättern nur zur Behandlung der Demenz (Quelle: Arzneimittel-Richtlinien nach § 34 Abs. 1 Satz 2 SGB V [F. Gesetzliche Verordnungsausschlüsse]).

Johanniskraut (Hypericum perforatum)

Bestandteile

Johanniskraut besteht aus den während der Blütezeit gesammelten Pflanzen oder getrockneten oberirdischen Teilen von Hypericum perforatum Linné sowie deren Zubereitungen.

Wirkstoffe

Die Droge enthält Gesamt-Hypericin, Flavanoide, ätherisches Öl sowie Gerbstoffe. Da die Wirkung von der pharmakologischen Wechselwirkung mehrerer Wirkstoffe bestimmt wird, können keine zuverlässigen Angaben über einen einzelnen Wirkstoff (z. B. Hypericin oder Hyperforin) gemacht werden.
Für die Qualität des Extraktes sind auch das DEV und das Extraktionsmittel entscheidend, die beide auf dem Beipackzettel vermerkt sein müssen.

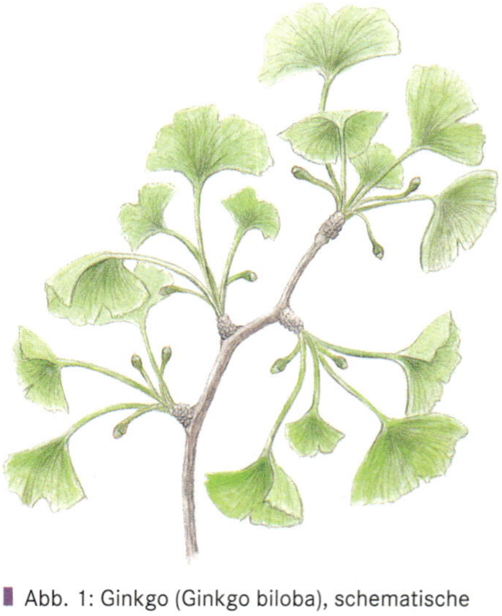

Abb. 1: Ginkgo (Ginkgo biloba), schematische Abbildung.

Darreichungsformen

Geschnittene Droge, Drogenpulver, flüssige und feste Zubereitungen zur oralen Anwendung. Flüssige und halbfeste Zubereitungen auch zur äußeren Anwendung. Mit fetten Ölen hergestellt Präparation zur äußeren und inneren Anwendung.

Pharmakodynamische Wirkung

Aufgrund tierexperimenteller Untersuchungen werden dem Hypericin Eigenschaften eines Monoaminooxidase-Hemmers zugeschrieben. Nach Ergebnissen klinischer Studien lassen Zubereitungen aus Johanniskraut mild sedierende, antidepressive und anxiolytische Wirkungen erwarten. Ölige Hypericum-Zubereitungen zur äußeren Anwendung wirken antiphlogistisch aufgrund des hohen Flavanoidgehalts.

Nebenwirkungen

Photosensibilisierung bei starker Sonnenexposition, selten Magen-Darm-Beschwerden, allergische Reaktionen der Haut, Müdigkeit oder Unruhe.

Wechselwirkungen

Kann die Wirkung von Antikoagulanzien vom Cumarin-Typ (z. B. Phenoprocoumon, Warfarin), Ciclosporin, Tacrolimus, Digoxin, Indinavir und anderen Proteaseinhibitoren in der HIV-Behandlung, Irinotecan und andere Zytostatika, Amitriptylin, Nortriptylin, Midazolan und Theophyllin abschwächen. Bei gleichzeitiger Einnahme oraler Kontrazeptiva sind in Einzelfällen Zwischenblutungen möglich, die Sicherheit der Kontrazeptiva kann herabgesetzt sein. Bei Nefazodon, Paroxetin und Sertralin Verstärkung der serotonergen Wirkungen.

Verwendung und Indikation

Leichte, vorübergehende depressive Störungen (psychovegetative Störungen, depressive Verstimmungszustände, Angst und/oder nervöse Unruhe). Einige Präparate (z. B. Jarsin® 300, s. u.) sind darüber hinaus für mittelschwere vorübergehende depressive Störungen zugelassen.

Dosierung

Als wirksam gelten Präparate, deren Tagesdosis 2–4 g Droge beinhaltet. Das entspricht – je nach Art der Herstellung – mindestens 500–900 mg Extrakt pro Tag.

Kombination

Eine Kombination mit anderen psychotropen Drogen wie Baldrian, Hopfen oder Passiflora erscheint sinnvoll.

Gegenanzeigen

Bekannte Lichtüberempfindlichkeit der Haut, gleichzeitige Gabe von Ciclosporin, Tacrolimus, Indinavir und anderen Proteaseinhibitoren in der HIV-Behandlung, Irinotecan und anderer Zytostatika, anderer Antidepressiva.

Beispiele für Handelspräparate (rezeptpflichtige Arzneimittel für GKV-Verordnung)

- Aristo®, Kapseln (Steiner) Trockenextrakt aus Johanniskraut 5–7 : 1, 60% Ethanol
- Jarsin® 300, Dragees (Lichtwer) Trockenextrakt aus Johanniskraut 3–6 : 1, 80% Methanol

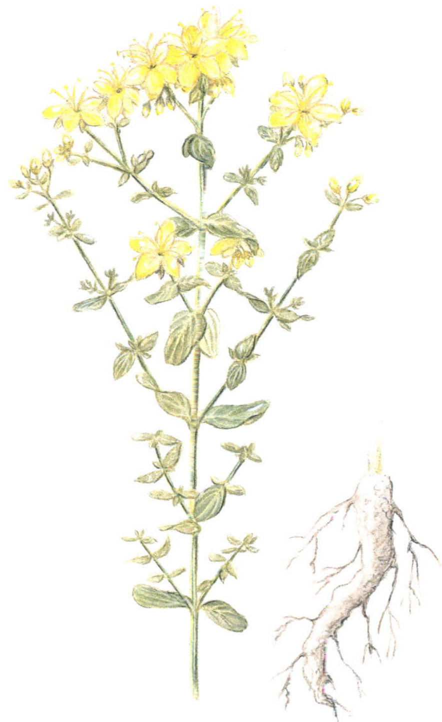

Abb. 2: Johanniskraut (Hypericum perforatum), schematische Abbildung.

- Libertin® Dragees (Robugen) Trockenextrakt aus Johanniskraut 4–7 : 1, 80% Ethanol

Standardtherapeutikum: hydroalkoholischer Hypericum-perforatum-Extrakt mit mind. 300 mg pro Applikationsform nur zur Behandlung mittelschwerer depressiver Episoden (Quelle: Arzneimittel-Richtlinien nach § 34 Abs.1 Satz 2 SGB V [F. Gesetzliche Verordnungsausschlüsse]).

Zusammenfassung

- Die Beschreibungen der Heilpflanzen entsprechen den **Monografien der Kommission E.**
- **Johanniskrautpräparate** sind als Antidepressiva gebräuchlich und bewährt.
- **Ginkgo-biloba-Präparate** sind als Antidementiva gebräuchlich und bewährt.
- Die Präparate von Johanniskraut und Ginkgo biloba gelten in bestimmten Dosierungen bei schwerwiegenden Erkrankungen als Standardtherapeutika.

Heilpflanzen II

Kompendium verordnungsfähiger Phytopharmaka bzw. deren Heilpflanzen nach den Monografien der Kommission E

Mistelkraut (Visci albi herba)

Bestandteile

Mistelkraut besteht aus den frischen oder getrockneten jüngeren Zweigen mit Blättern, Blüten und Früchten von Viscum album Linné sowie deren Zubereitungen.

Wirkstoffe

Die Droge enthält toxische Polypeptide (Viscotoxine), Lectine, Flavanoide, biogene Amine, Phenylpropanderivate und Lignane.

Darreichungsformen

Zerkleinerte Frischpflanze oder Droge zur Herstellung galenischer Darreichungsformen.

Pharmakodynamische Wirkungen

Tierexperimentell wurden für Mistelextrakte blutdrucksenkende und zytostatische Wirkungen nachgewiesen, darüber hinaus eine unspezifische Immunstimulation. Bei Injektionen ins Gewebe haben Viscotoxine nekrotisierende Eigenschaften.

Nebenwirkungen

Bei parenteraler Anwendung können Schüttelfrost, Fieber, Kopfschmerzen, pektanginöse Beschwerden, orthostatische Kreislaufstörungen und allergische Reaktionen auftreten.

Verwendung und Indikation

Palliativtherapie bei Tumorerkrankungen. Unspezifische Reiztherapie bei degenerativ-entzündlichen Gelenkerkrankungen. Die Misteltherapie geht bei Tumorerkrankungen auf Anregungen Rudolf Steiners zurück und gilt als Domäne der anthroposophischen Medizin (spezielle Herstellungsverfahren). In der Phytotherapie wurden diese Anregungen aufgegriffen und Plenosol® zur parenteralen Anwendung entwickelt. Im Vordergrund steht allerdings der Gebrauch zur lokalen Injektionstherapie bei degenerativen Gelenkerkrankungen (Arthrosen), wobei mit einem starken, lokal-entzündlichen (gewünschten!) Effekt zu rechnen ist.

Kombinationen

Keine sinnvollen Kombinationen bekannt.

Gegenanzeigen

Chronisch-progrediente Infektionserkrankungen (Tbc, Kollagenosen), allergische Diathese.
Standardtherapeutikum: Mistel-Präparate, parenteral, auf Mistellektin standardisiert, nur in der palliativen Therapie von malignen Tumoren zur Verbesserung der Lebensqualität (Quelle: Arzneimittel-Richtlinien nach § 34 Abs. 1 Satz 2 SGB V [F. Gesetzliche Verordnungsausschlüsse]).

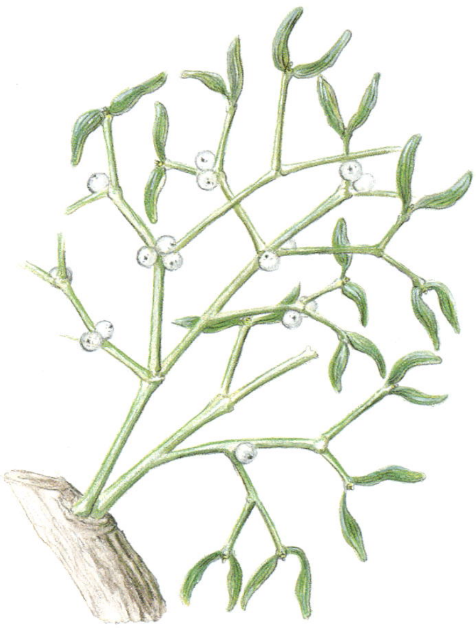

Abb. 1: Mistelkraut (Visci albi herba), schematische Abbildung.

Baldrian (Valeriana officinalis)

Bestandteile

Die Baldrianwurzel besteht aus den unterirdischen frischen und bei Temperaturen unter 40 °C sorgfältig getrockneten Pflanzenteilen der Sammelart Valeriana officinalis Linné sowie deren Zubereitungen.

Wirkstoffe

Trockenextrakte aus Baldrianwurzel. Die Wurzeln enthalten ätherisches Öl mit Mono- und Sesquiterpenen (Valerensäuren). In den therapeutisch verwendeten Darreichungsformen (Extrakten, aber auch Infuse, Fluidextrakte, Tinkturen) sind die thermo- und chemolabilen genuinen Valepotriate nicht mehr enthalten. Für die Qualität des Extraktes sind die Menge der verwendeten Droge (Heilpflanze) im Verhältnis zum Extrakt (Drogen-Extrakt-Verhältnis = DEV) und das Extraktionsmittel (Methanol oder Ethanol) entscheidend, die beide auf dem Beipackzettel vermerkt werden müssen.

Darreichungsformen

Zerkleinerte Droge für Extrakte, aber auch Aufgüsse, Tinkturen oder andere galenische Zubereitungen zur inneren Anwendung. Als Frischpflanze für Presssäfte, äußerlich als Badezusatz.

Pharmakodynamische Wirkungen

Die sedativen und angstlösenden Effekte des Baldrians werden den Abbauprodukten der Valepotriate wie Baldrinal und Homobaldrinal sowie dem α-Methylpyrrylketon zugeschrieben. Daneben besitzen die Sesquiterpene wie Valerensäure und Derivate spasmolytische und muskelrelaxierende Wirkungen.

Nebenwirkungen

Keine bekannt.

Verwendung und Indikation

Bei nervösen Unruhezuständen und zur Förderung der Schlafbereitschaft. Baldrian ist eine der bekanntesten Heilpflanzen, dessen Wirkungsmechanismus trotz zahlreicher Untersuchungen bis heute nicht restlos geklärt werden konnte. Er kann sicherlich nicht als ein pflanzliches Schlafmittel bezeichnet werden, eher als Beruhigungs- und Entspannungsmittel, wodurch er den Tranquilizern nahe steht. Dies kommt auch in der Formulierung „fördert die Schlafbereitschaft" deutlich zum Ausdruck. Eine Kombination mit anderen sedativ wirkenden Pflanzendrogen wie Hopfen oder Melisse sowie Passionsblume ist ebenso sinnvoll wie die Kombination mit dem mild thymoleptisch wirkenden Johanniskraut.

Dosierung

Als wirksam gelten Präparate, deren Tagesdosis 2–3 g Droge beinhaltet. Je nach Art der Herstellung entspricht dies 450–750 mg Extrakt pro Tag. Bei Kombinationsarzneimitteln können auch geringere Tagesdosen der einzelnen Kombinationspartner ausreichend sein.

Kombination

Eine Kombination mit Johanniskraut als Tagessedativum und Anxiolytikum, anderen mild wirkenden pflanzlichen Sedativa sowie mit Crataegus bei nervös bedingten, funktionellen Herzbeschwerden erscheint sinnvoll.

Gegenanzeigen

Keine bekannt.

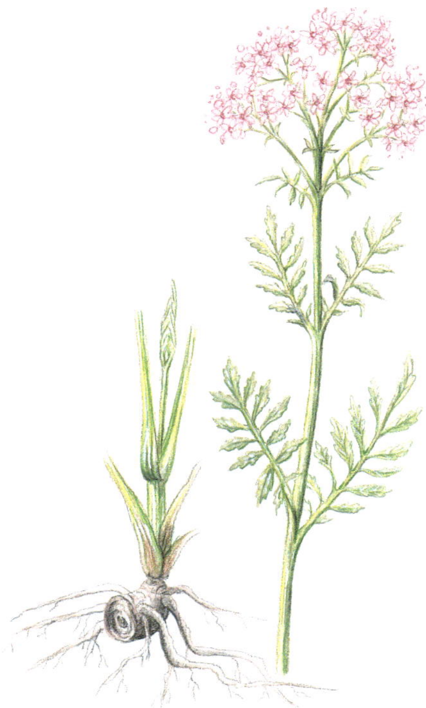

Abb. 2: Baldrian (Valeriana officinalis), schematische Abbildung.

Beispiele für Handelspräparate (rezeptpflichtige Arzneimittel für GKV-Verordnung)

- Dolestan® Baldrian 450 mg, Filmtabletten (Krewel Meuselbach), Baldrianwurzel-Trockenextrakt 3–6 : 1, 70% Ethanol
- Euvegal® Entspannungs- und Einschlaftropfen (Schwabe), Baldrianwurzel-Trockenextrakt 4–5% : 1, 62% Ethanol & Melissenblätter-Trockenextrakt 4–6 : 1, 30% Ethanol
- Sedacur® forte, Beruhigungsdragees (Schaper & Brümmer) Baldrianwurzel-Trockenextrakt 6 : 1, 70% Ethanol, Hopfenzapfen-Trockenextrakt 5,5 : 1, 40% Methanol & Melissenblätter-Trockenextrakt 5 : 1, Wasser
- Sedariston® Konzentrat, Kapseln (Steiner), Trockenextrakt aus Johanniskraut 5–7 : 1, 60% Ethanol & Baldrianwurzel-Trockenextrakt 4–7 : 1, 60% Ethanol

Zusammenfassung

- Die Beschreibungen der Heilpflanzen entsprechen den **Monografien der Kommission E**.
- **Mistel(präparate)** gelten nach den Arzneimittelrichtlinien als Standardtherapeutikum bei der palliativen Therapie maligner Tumoren zur Verbesserung der Lebensqualität.
- Die Therapie mit Mistelpräparaten war ursprünglich eine Domäne der anthroposophischen Medizin durch Rudolf Steiner, wurde jedoch von der Phytotherapie übernommen.
- **Baldrianpräparate** sind als Sedativa und Hypnotika gebräuchlich und bewährt.
- Baldrian bzw. seine Präparate zeichnen sich besonders durch fehlende Nebenwirkungen, Wechselwirkungen und Gegenanzeigen aus.

Heilpflanzen III

Kompendium verordnungsfähiger Phytopharmaka bzw. deren Heilpflanzen nach den Monografien der Kommission E

Mariendistel (Silybum marianum)

Bestandteile

Mariendistelfrüchte bestehen aus den reifen, vom Pappus befreiten Früchten von Silybum marianum (L.) Gaertner sowie deren Zubereitungen.

Inhaltsstoffe

Trockenextrakte aus Mariendistelfrüchten. Die Droge enthält Flavonolderivate wie Silibinin, Silydianin und Silychristin, zusammengefasst als Silymarin. Die Menge des im Präparat enthaltenen Silymarins (als Silibinin berechnet) ist qualitätsentscheidend für das Präparat und muss auch pro Einzeldosis auf dem Beipackzettel angegeben werden. Weitere auf dem Beipackzettel zu vermerkende Qualitätsmerkmale sind die Menge der verwendeten Droge (Heilpflanze) im Verhältnis zum Extrakt (DEV = Drogen-Extrakt-Verhältnis) und das lipophile Extraktionsverhältnis.

Darreichungsform

Zerkleinerte Droge für Extrakte, Aufgüsse und Tinkturen für flüssige und feste Darreichungsformen.

Pharmakodynamische Wirkungen

Silymarin wirkt protektiv gegenüber experimentellen Leberschädigungsmodellen, insbesondere der Knollenblätterpilzvergiftung. Seine Wirkungen werden auf membranstabilisierende und Radikalfängereigenschaften zurückgeführt, die auch für andere Flavanoide nachgewiesen wurden. Darüber hinaus stimuliert Silymarin die Aktivität der Polymerase A im Zellkern der Hepatozyten mit der Konsequenz einer gesteigerten ribosomalen Proteinsynthese und Regenerationsfähigkeit der Leber. Dieser Mechanismus kommt insbesondere bei der Antidotwirkung gegenüber der Knollenblätterpilzvergiftung zum Tragen, da das Knollenblätterpilzgift α-Amanitin dieses Enzym im Zellkern hemmt (auch Prüfstoff Biochemie im Physikum!). Der Droge werden darüber hinaus auch cholagoge Wirkungen nachgesagt.

Nebenwirkungen

Vereinzelt leicht laxierende Wirkung, die in seltenen Fällen in Form einer Stuhlverflüssigung beobachtet wurde.

Wechselwirkungen

Keine bekannt.

Verwendung und Indikation

Zur unterstützenden Behandlung bei chronisch-entzündlichen Lebererkrankungen und Leberzirrhose, toxischen Leberschäden. Dyspeptische Beschwerden: Für die Droge werden als Indikationen dyspeptische Beschwerden aufgrund der cholagogen Wirkungen genannt. Für Silymarin in Form von Fluidextrakten und festen Zubereitungen sind günstige Wirkungen auf den Krankheitsverlauf toxischer Hepatosen zu erwarten; bei chronisch-entzündlichen, insbesondere virusbedingten Hepatitiden hat die Therapie mit Silymarin lediglich adjuvanten Charakter, ebenso bei der Leberzirrhose.
Der isolierte Inhaltsstoff Silibinin wird heute in injizierbarer Form als Antidot bei der Knollenblätterpilzvergiftung eingesetzt.

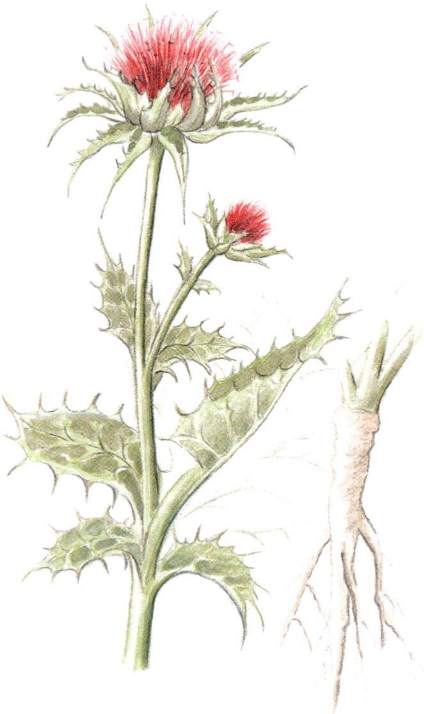

Abb. 1: Mariendistel (Silybum marianum), schematische Abbildung.

Dosierung

Als wirksam gelten Präparate, deren Tagesdosis 200–420 mg Silymarin beinhaltet.

Kombinationen

Bei dyspeptischen Beschwerden sind Kombinationen mit anderen Magen-Darm-Mitteln sinnvoll.

Gegenanzeigen

Anwendung bei Kindern unter 12 Jahren, in der Schwangerschaft und Stillzeit nur nach strenger Indikationsstellung durch den Arzt.

Beispiele für Handelspräparate (rezeptpflichtige Arzneimittel für GKV-Verordnung)

- Hepar-Pasc®, Filmtabletten (Pascoe), Trockenextrakt aus Mariendistelfrüchten 20–35:1, Aceton
- Legalon® 70 Protect, Kapseln (Madaus) Trockenextrakt aus Mariendistelfrüchten 36–44:1, 96,7% Ethylacetat;
- Silimarit®, Kapseln (Bionorica), Trockenextrakt aus Mariendistelfrüchten 40–70:1, Aceton

Artischocke (Cynara scolymus)

Bestandteile

Artischockenblätter bestehen aus den frischen oder getrockneten Laubblättern von Cynara scolymus Linné sowie deren Zubereitungen.

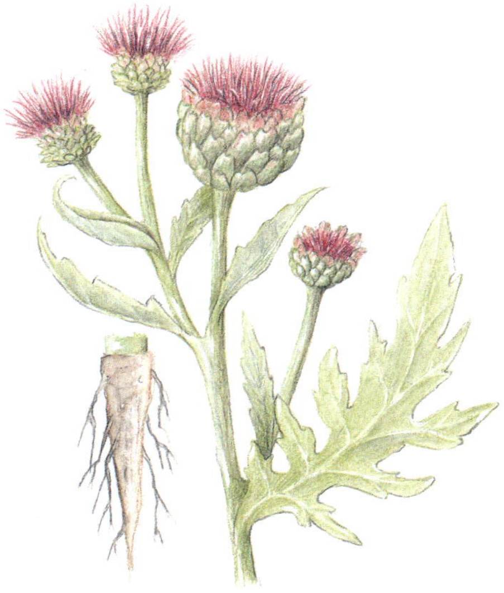

Abb. 2: Artischocke (Cynara scolymus), schematische Abbildung.

Wirkstoffe

Trockenextrakte aus Artischockenblättern. Die Droge enthält Kaffeoylchinasäurederivate wie Cynarin und Bitterstoffe. Für die Qualität des Extraktes sind die Menge der verwendeten Droge (Heilpflanze) im Verhältnis zum Extrakt (DEV = Drogen-Extrakt-Verhältnis) und das Extraktionsmittel (Wasser) entscheidend. Beide Angaben müssen im Beipackzettel vermerkt werden.

Darreichungsformen

Getrocknete, zerkleinerte Droge, Frischpflanzenpresssaft sowie andere galenische Zubereitungen zum Einnehmen.

Pharmakodynamische Wirkungen

Für die Droge wurden experimentell cholagoge, hepatoprotektive und lipidsenkende Wirkungen nachgewiesen.

Nebenwirkungen

Sehr selten können allergische Reaktionen auftreten.

Wechselwirkungen

Keine bekannt.

Verwendung und Indikation

Dyspeptische Beschwerden, die sich als Völlegefühl, Übelkeit, Blähungen oder krampfartige Oberbauchbeschwerden äußern und durch gestörte Fettverdauung infolge funktioneller Störungen des ableitenden Gallensystems bedingt sind. Kann auch vorbeugend gegen ein Rezidiv bei Gallensteinleiden angewendet werden.

Dosierung

Als wirksam gelten Präparate, deren Tagesdosis im Mittel 900–1500 mg Trockenextrakt beinhaltet, was ungefähr 6 g Droge entspricht.

Kombinationen

Eine Kombination mit anderen pflanzlichen Cholagoga erscheint sinnvoll.

Gegenanzeigen

Bekannte Allergien gegen Artischocken oder andere Korbblüter, Verschluss der Gallenwege. Bei Gallensteinleiden nur nach Rücksprache mit einem Arzt anwenden.

Beispiele für Handelspräparate (rezeptpflichtige Arzneimittel für GKV-Verordnung)

- Cholagogum Nattermann Artischocke, Kapseln (Cassella-med), Trockenextrakt aus Artischockenblättern 4–6 : 1, Wasser
- Hepar SL® flüssig, Tropfen (Lichtwer), Fluidextrakt aus Artischockenblättern 0,9–1,1 : 1, 35 % Ethanol
- Lipei®, Hartkapseln (Steiner), Trockenextrakt aus Artischockenblätter 4–6 : 1, Wasser

Zusammenfassung

- Die Beschreibungen der Heilpflanzen entsprechen den **Monografien der Kommission E.**
- **Mariendistel(präparate)** sind als Lebertherapeutika gebräuchlich und bewährt.
- Mariendistel-Zubereitungen haben sich bei Knollenblätterpilzvergiftungen durch die Polymerase-A-stimulierende Wirkung des Silymarins als besonders effektiv erwiesen.
- Außerdem wirken die Inhaltsstoffe der Mariendistel membranstabilisierend und haben Radikalfängereigenschaften.
- **Artischockenblätter(präparate)** sind als Magen-Darm-Mittel gebräuchlich und bewährt.
- Die Artischockenherzen finden auch in der Ernährung Verwendung, z. B. in Salaten.
- Besonders die lipidsenkenden und hepatoprotektiven Eigenschaften der Artischockenextrakte sprechen für ihre Anwendung bei einer Zivilisationsernährung mit hohem Fettgehalt.

Heilpflanzen IV

Kompendium verordnungsfähiger Phytopharmaka bzw. deren Heilpflanzen nach den Monografien der Kommission E

Kamille (Matricaria recutita)

Bestandteile

Kamillenblüten bestehen aus den frischen oder getrockneten Blütenköpfen von Matricaria recutita Linné (Syn.: Chamomilla recutita [L.] Rauschert) sowie deren Zubereitungen.

Inhaltsstoffe

Extrakte aus Kamillenblüten. Die Blüten enthalten mindestens 0,4% ätherisches Öl. Hauptbestandteile des ätherischen Öls sind (–)-α-Bisabolol oder Bisabololoxide A und B, zudem Matricin, Flavonderivate wie Apigenin und Apigenin-7-glucosid. Für die Qualität des Extraktes sind die Menge der verwendeten Droge (Heilpflanze) im Verhältnis zum Extrakt (DEV = Drogen-Extrakt-Verhältnis) und das Extraktionsmittel (Wasser) entscheidend. Beide Angaben müssen im Beipackzettel vermerkt werden.

Darreichungsform

Flüssige und feste Darreichungsformen zur inneren und äußeren Anwendung.

Pharmakodynamische Wirkungen

Das ätherische Öl aus Kamilleblüten besitzt antiphlogistische und spasmolytische Wirkungen, darüber hinaus fördert es die Wundheilung und wirkt antibakteriell.

Nebenwirkungen

Überempfindlichkeitsreaktionen sind möglich.

Wechselwirkungen

Keine bekannt. Am Auge jedoch nicht gleichzeitig mit anderen Augenarzneimitteln anwenden.

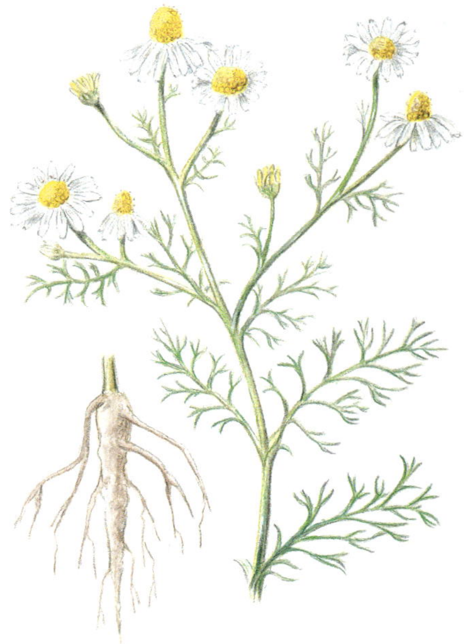

Abb. 1: Kamille (Matricaria recutita), schematische Abbildung.

Verwendung und Indikation

Entzündliche Haut und Schleimhauterkrankungen (z. B. Ekzeme, Auge, Pulpitis, Gingivitis) sowie bakterielle Hauterkrankungen (z. B. Nachbehandlung offener Abszesse, eröffnete Furunkel) und infizierte Wunden. Außerdem Krämpfe und entzündliche Erkrankungen im Magen-Darm-Trakt – auch mit Spastik – und in der Mundhöhle, aber auch im Anal- und Genitalbereich.
Bei Reizzuständen der Atemwege zur Inhalation.
Die Kamille ist eines der ältesten und bekanntesten Heilmittel überhaupt.
Die Kombination von antiphlogistischen und spasmolytischen Eigenschaften macht sie zu einem wertvollen Heilmittel zur Behandlung entzündlicher, schmerzhafter Erkrankungen im Bereich von Haut, Schleimhäuten oder deren Übergangsgebieten. Bei Gastritiden oder der Ulkuskrankheit ist die morgendliche Rollkur mit Kamillentee eine wichtige unterstützende Maßnahme. Dies gilt ebenso für die Inhalation bei Katarrhen der Luftwege. Lokale Umschläge oder auch Spülungen und (Bleibe-)Klistiere können bei leichten, unspezifischen Entzündungen von Haut und Schleimhäuten das therapeutische Konzept vervollständigen.

Dosierung

Die Tagesdosis beträgt 9 – 12 g Droge. Bei Fertigpräparaten richtet sich die Dosierung nach den unterschiedlichen Anwendungsgebieten und ist im Beipackzettel angegeben.

Kombinationen

Eine Kombination mit anderen Magen-Darm-Mitteln erscheint sinnvoll.

Gegenanzeigen

Überempfindlichkeit gegenüber Korbblütern und Verletzungen am Auge.

Beispiele für Handelspräparate (rezeptpflichtige Arzneimittel für GKV-Verordnung)

- Kamille® Spitzner N Lösung (Spitzner), Fluidextrakt aus Kamillenblüten 1:1, 48% Ethanol, 10% Ammoniak
- Kamillin-Extern-Robugen®, Lösung (Robugen), Auszug aus Kamillenblüten 1:2–2,8, 48% Propanol
- Sidroga Camomilla®, Augenspülung (Sidroga), 0,1%ige wässrige Lösung eines hypoallergenen, auf Augenverträglichkeit geprüften Trockenextraktes aus Kamillenblüten, 70% Ethanol
- Kamillin Robugen® Konzentrat (Robugen), Auszug aus Kamillenblüten 1,7–2,6:1, 48% Ethanol
- Markalakt® Pulver (Pascoe), Trockenextrakt aus Kamillenblüten 6,1 –7, 2:1, 50% Ethanol

Brennnessel (Urtica dioica bzw. urens)

Bestandteile

Brennnesselkraut (herba) und Brennnesselblätter (folium) bestehen aus den während der Blüte gesammelten frischen oder getrockneten oberirdischen Teilen, Brennnesselwurzel (radix) aus den unterirdischen Teilen von Urtica dioica Linné, Urtica urens Linné und/oder deren Hybriden sowie deren Zubereitungen.

Wirkstoffe

Brennnesselkraut und Brennnesselblätter enthalten Mineralsalze, darunter vor allem Kalzium- und Kaliumsalze sowie Kieselsäure. In den Haaren der Blätter sind biogene Amine wie Histamin und Serotonin enthalten. Die Droge der Brennnesselwurzel enthält 3-β-Sitosterin in freier und glykosidischer Form sowie Scopoletin. Für die Qualität des Extraktes sind die Menge der verwendeten Droge (Heilpflanze) im Verhältnis zum Extrakt (DEV = Drogen-Extrakt-Verhältnis) und das Extraktionsmittel (Wasser) entscheidend. Beide Angaben müssen im Beipackzettel vermerkt werden.

Darreichungsformen

Zerkleinerte Droge für Aufgüsse sowie andere galenische Zubereitungen zur Einnahme. Als Brennnesselspiritus zur äußerlichen Anwendung.

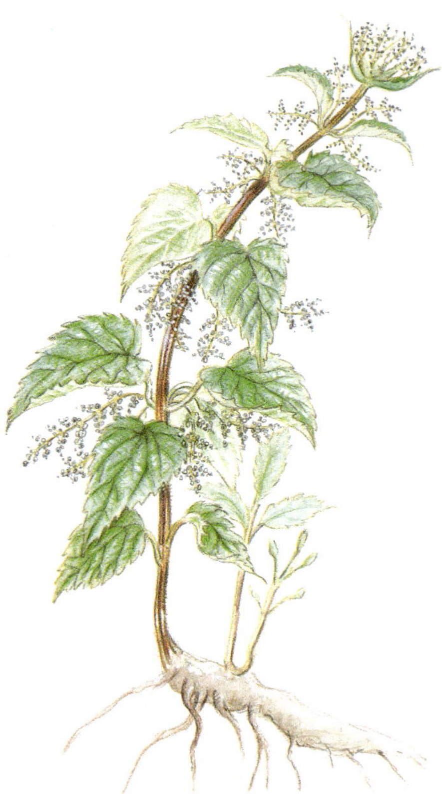

Abb. 2: Brennnessel (Urtica dioica bzw. urens), schematische Abbildung.

Pharmakodynamische Wirkungen

Brennnesselkraut und -blätter: Experimentell belegt ist eine gewisse diuretische Wirkung, die offenbar auf den hohen Kaliumgehalt der Droge zurückzuführen ist und in Kombination mit ausreichender Flüssigkeitszufuhr zum Tragen kommt.
Brennnesselwurzel: Aufgrund klinisch-experimenteller Untersuchungen sind günstige Wirkungen bei benigner Prostatahypertrophie mit erhöhter Restharnmenge zu erwarten; diese therapeutischen Wirkungen sind auf den Gehalt an Phytosterolen zurückzuführen.

Nebenwirkungen

Gelegentlich leichte Magen- bzw. Magen-Darm-Beschwerden oder auch Überempfindlichkeitsreaktionen.

Wechselwirkungen

Keine bekannt.

Verwendung und Indikation

Innere Anwendung: Beschwerden beim Wasserlassen infolge einer gutartigen Prostatavergrößerung (benigne Prostatahyperplasie, BPH) in den Stadien I und II nach Alken oder Stadium I bis III nach Vahlensieck. Zur Durchspülungstherapie bei entzündlichen Erkrankungen der ableitenden Harnwege, vorbeugend bei Nierengrieß. Dabei ist auf eine ausreichende Flüssigkeitszufuhr zu achten (mindestens 2 l tgl.).
Äußere Anwendung: unterstützende Behandlung rheumatischer Beschwerden.

Dosierung

Als wirksame Präparate von Brennnesselkraut und -blättern gelten Dosierungen von 8 g täglich, was etwa 1200 mg Extrakt entspricht. Bei Brennnesselwurzel-Präparaten beträgt die wirksame Dosis 4–6 g Droge täglich, das entspricht bei Fluidextrakten 5 ml. Bei Trockenextrakten liegt die wirksame Tagesdosis – je nach Art der Herstellung des einzelnen Präparates – zwischen 300 und 1000 mg. Alle Angaben sind im Beipackzettel vermerkt.

Kombinationen

Eine Kombination mit anderen pflanzlichen Prostatamitteln oder Urologika erscheint sinnvoll.

Gegenanzeigen

Ödeme infolge eingeschränkter Herz- oder Nierenfunktion.

Beispiele für Handelspräparate (rezeptpflichtige Arzneimittel für GKV-Verordnung)

- Flexal® Brennnessel, Hartkapseln (Biocur), Trockenextrakt aus Brennnesselblättern 5–10 : 1, 50% Ethanol
- Rheuma-Hek®, Hartkapseln (Strathmann), Trockenextrakt aus Brennnesselblättern 8–10 : 1, 50% Ethanol
- Lipei®, Prostaherb® N, Dragees (Cesra), Trockenextrakt aus Brennnesselwurzel 7,1–14,3 : 1, 20% Methanol

Zusammenfassung

- Die Beschreibungen der Heilpflanzen entsprechen den **Monografien der Kommission E.**
- **Kamillenblüten(präparate)** sind als Antiphlogistika, Externa sowie auch als Magen-Darm-Mittel gebräuchlich und bewährt.
- **Brennnesselblätter(präparate)** sind als Antirheumatika, Analgetika sowie Prostatamittel gebräuchlich und bewährt.

Heilpflanzen V

Kompendium verordnungsfähiger Phytopharmaka bzw. deren Heilpflanzen nach den Monografien der Kommission E

Weidenrinde (Salix bzw. Solicis cortex)

Bestandteile

Weidenrinde besteht aus den zu Beginn des Frühjahrs von jungen, kräftigen 2- bis 3-jährigen Zweigen gesammelten und getrockneten Rinden von Salix alba Linné, Salix purpurea Linné, Salix fragilis Linné und anderen gleichwertigen Rinden anderer Salixarten sowie deren Zubereitungen.

Inhaltsstoffe

Die Rinde enthält mindestens 1% Gesamtsalicin, berechnet als Salicin und bezogen auf die wasserfreie Droge. Für die Qualität des Extraktes sind die Menge der verwendeten Droge (Heilpflanze) im Verhältnis zum Extrakt (Drogen-Extrakt-Verhältnis = DEV) und das Extraktionsmittel (Methanol oder Ethanol) entscheidend, die beide auf dem Beipackzettel vermerkt werden müssen.

Darreichungsform

Flüssige und feste Darreichungsformen zur inneren Anwendung.

Pharmakodynamische Wirkungen

Die aus Salicin und anderen Vorstufen letztendlich freigesetzte Salicylsäure besitzt antipyretische, antiphlogistische und analgetische Wirkungen.

Nebenwirkungen

Die für Acetylsalicylsäure bekannten Nebenwirkungen sind für Weidenrindenextrakte nicht zu erwarten, da sie auf einer Hemmung der Prostaglandinsynthetase beruhen. Hemmwirkungen sind weder für Salicylsäure noch für die in Weidenrindenextrakten vorhandenen Vorstufen wie Salicin und Saligenin nachgewiesen worden. Selten Übelkeit und Magenschmerzen, gelegentlich Überempfindlichkeitsreaktionen (Urtikaria, Erythem).

Wechselwirkungen

Wirkungsverstärkung von Antikoagulanzien und oralen Antidiabetika, Wirkungsabschwächung von Urikosurika.

Verwendung und Indikation

Rheumatische Beschwerden, Kopfschmerzen, fieberhafte Erkrankungen.

Dosierung

Als wirksam gelten Präparate, deren Tagesdosis 60–120 mg Gesamtsalicin beinhaltet. Die europäische Monografie der ESCOP (European Scientific Cooperative on Phytotherapy) empfiehlt eine Tagesdosis von 240 mg Gesamtsalicin.

Kombinationen

Kombinationen mit Koffeindrogen erscheinen sinnvoll.

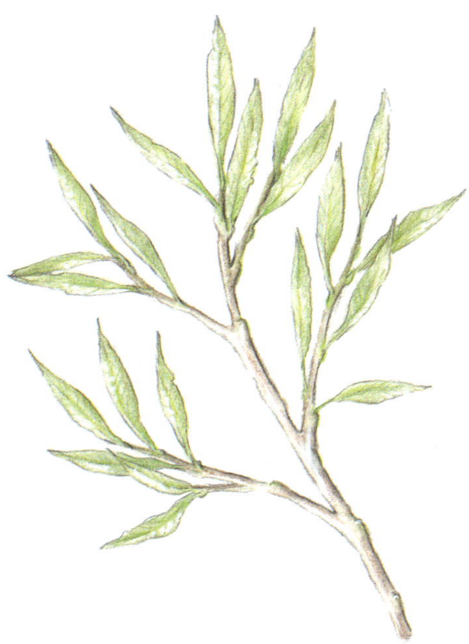

Abb. 1: Weidenrinde (Salix), schematische Abbildung.

Gegenanzeigen

Überempfindlichkeit gegenüber Salicylaten, Magen-Darm-Ulzera sowie Neigung zu spastischen Bronchitiden, Asthma bronchiale.

Beispiele für Handelspräparate (rezeptpflichtige Arzneimittel für GKV-Verordnung)

- Assalix®, überzogene Tabletten (Bionorica), Trockenextrakt aus Weidenrinde 8–14:1, 70% Ethanol
- Rheumakaps, Kapseln (Steigerwald), Trockenextrakt aus Weidenrinde 16–23:1, Wasser

Thymian (Thymus vulgarin bzw. zygis)

Bestandteile

Thymiankraut besteht aus den abgestreiften und getrockneten Laubblättern und Blüten von Thymus vulgarin Linné, Thymus zygis Linné oder von beiden Arten sowie deren Zubereitungen.

Wirkstoffe

Thymianpräparate werden entweder als Trocken- oder als Fluidextrakte bzw. Tinkturen aus Thymiankraut und den Kombinationspartnern gewonnen. Das Kraut enthält mindestens 1,2% ätherisches Öl und mindestens 0,5% Phenole, berechnet als Thymol und bezogen auf die wasserfreie Droge. Für die Qualität des Extraktes sind die Menge der verwendeten Droge (Heilpflanze) im Verhältnis zum Extrakt (DEV = Drogen-Extrakt-Verhältnis) und das Extraktionsmittel (Wasser) entscheidend. Beide Angaben müssen im Beipackzettel vermerkt werden.

Darreichungsformen

Geschnittene Droge, Drogenpulver, Flüssigextrakt oder Trockenextrakt für Aufgüsse und andere galenische Zubereitungen, flüssige und feste Darreichungsformen zur inneren und äußeren Anwendung.

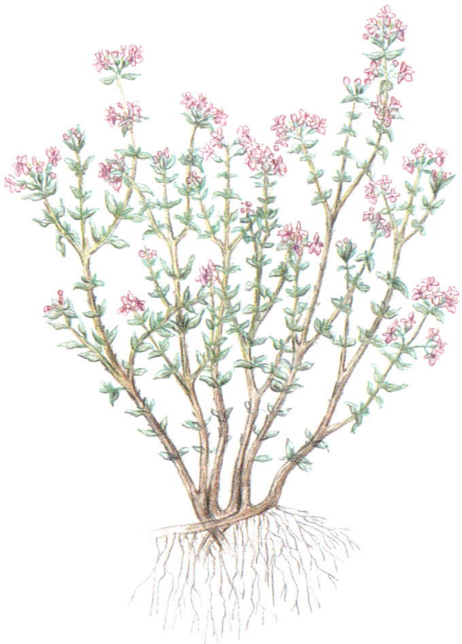

Abb. 2: Thymian (Thymus vulgarin bzw. zygis), schematische Abbildung.

Pharmakodynamische Wirkungen

Thymianöl besitzt vor allem expektorierende Eigenschaften, die über bronchospasmolytische und sekretomotorische Wirkungen zustande kommen. Das in der Droge enthaltene Thymol hat darüber hinaus auch starke antibakterielle Eigenschaften.

Nebenwirkungen

In sehr seltenen Fällen Magenbeschwerden und Übelkeit.

Wechselwirkungen & Gegenanzeigen

Keine bekannt.

Verwendung und Indikation

Thymian kann als ein Expektorans mit krampfstillender Wirkung charakterisiert werden, deshalb ist er ein wichtiges symptomatisches Mittel bei Keuchhusten. Er sollte hoch genug dosiert werden, wobei seine Verträglichkeit ausgezeichnet ist. Zur Behandlung von Katarrhen der oberen Lustwege und Bronchitis, insbesondere mit starkem Hustenreiz.

Dosierung

Die wirksame Dosis beträgt 10 g Droge täglich, das entspricht (je nach Art der Herstellung des einzelnen Präparats) Extrakten von 1000–1250 mg, bei Fluidextrakten 3–6 g. Die Tagesdosis muss jeweils im Beipackzettel angegeben werden. Bei Kombinationspräparaten können auch niedrigere Dosen der einzelnen Kombinationspartner ausreichend sein.

Kombinationen

Eine Kombination mit anderen pflanzlichen Expektoranzien erscheint sinnvoll. Bei trockenem Husten ist z. B. eine Kombination aus ätherischen Öldrogen mit Schleimdrogen (u. a. Eibisch, Huflattich), bei Erkrankungen der unteren Atemwege und feuchtem Husten hingegen eine Kombination von ätherischen Öldrogen mit Saponindrogen (u. a. Efeu, Schlüsselblumen) angezeigt.

Beispiele für Handelspräparate (rezeptpflichtige Arzneimittel für GKV-Verordnung)

- Bronchicum® Elixir S, Lösung (Nattermann), Thymianfluidextrakt 1:3, Mischung aus 10% Ammoniaklösung, 85% Glycerol, 90% Ethanol, Wasser, Primelwurzelfluidextrakt 1:2, 70% Ethanol
- Bronchipret® Saft (Bionorica), Flüssigextrakt aus Thymian 1:2–2,5, Auszugsmittel gemäß DAB, Flüssigextrakt aus Efeublättern 1:5, 70% Ethanol
- Phytobronchin® Filmtabletten (Steigerwald), Trockenextrakt aus Thymiankraut 8,1–12,3:1, Wasser, Trockenextrakt aus Primelwurzel 5,3–7,8:1, 47,4% Ethanol

Zusammenfassung

- Die Beschreibungen der Heilpflanzen entsprechen den **Monografien der Kommission E.**
- **Weidenrinden(präparate)** sind als Antirheumatika sowie Analgetika gebräuchlich und bewährt.
- **Thymian(präparate)** sind als Antiphlogistika, Antitussiva, Broncholytika und Expektoranzien gebräuchlich und bewährt.

E Anhang

Quellenverzeichnis

[1] Beer, A.-M.: Stationäre Naturheilkunde, Elsevier Urban & Fischer, 1. Aufl. 2005.

[2] Matejka, R.: Ausleitende Therapieverfahren, Elsevier Urban & Fischer, 2. Aufl. 2003.

[3] Mit freundlicher Genehmigung von Pfizer Pharma GmbH.

[4] Sitzmann, F. C.: Duale Reihe Pädiatrie, Thieme, 3. Aufl. 2006.

[5] Forschende Komplementärmedizin und Klassische Naturheilkunde Editorial 2002; Die Naturheilkunde in Forschung und Lehre: Neue Perspektiven?, 9: 136–137.

F Register

Register

A

B

C

D

Register

I

J

K

L

M

N

O

Register